T0270440

El arte del descanso

CLAUDIA HAMMOND

El arte del descanso

Cómo encontrar un respiro
en la era del estrés

ARCOPRESS • Colección SALUD Y BIENESTAR
Dirección editorial: PILAR PIMENTEL
Traducción: REBECA RUEDA
Diseño y maquetación: FERNANDO DE MIGUEL

www.arcopress.com
pedidos@almuzaralibros.com - info@almuzaralibros.com

Editorial Almuzara
Parque Logístico de Córdoba. Ctra. Palma del Río, km 4.
C/8, nave L2, n.º 3, 14005, Córdoba.

Imprime: Romanyà Valls
ISBN: 978-84-10354-06-7
Depósito legal: CO-1006-2024
Hecho e impreso en España - *Made and printed in Spain*

Para Jo y Grant.

Índice

UNA LLAMADA AL DESCANSO

EL DÉFICIT DEL DESCANSO

Imagínese una hamaca, una de esas de rayas multicolores. Se balancea suavemente de un lado a otro con una ligera brisa tropical. El aire es deliciosamente cálido. Muy por debajo del balcón del hotel, el mar (turquesa, por supuesto) reluce bajo los rayos del sol. Para muchos de nosotros, esta es la imagen clásica del descanso, donde nadie nos exige nada. Pero alcanzar este ideal no es tan sencillo como parece, pues tumbarse en una hamaca puede resultar algo enrevesado. Hay que meterse dentro sin balancearse demasiado y nivelar el peso por el otro lado. Tiene que subir o bajar de la hamaca para encontrar un punto en el que pueda tumbarse cómodamente. Puede que tenga que levantarse a buscar un cojín para la cabeza y luego volver a pasar por todo ese complicado proceso. A pesar de todo, finalmente logra el equilibrio adecuado. Una sensación de serenidad le invade.

Está empezando a relajarse.

¿O no?

Incluso una vez que está cómodo en su hamaca puede ser difícil mantener la sensación de descanso. Esta sensación refleja nuestra relación con el descanso en general. Tenemos una ambivalencia hacia él. Anhelamos el descanso, pero luego nos angustia pensar que estamos siendo perezosos y que, tal vez, no aprovechamos al máximo nuestra vida.

Una de las cosas que nos distinguen a los seres humanos de muchos otros animales es nuestra curiosidad. Incluso ahora que muchos de nosotros tenemos todo lo que necesitamos para seguir vivos, seguimos queriendo ver qué hay más allá de la siguiente colina, o al otro lado del océano, o en un planeta lejano. Tenemos el impulso de explorar, de descubrir más, de encontrar un significado. Nuestra curiosidad ha sido clave para nuestra supervivencia y nuestro éxito como especie, pero el inconveniente de esta curiosidad es que puede volvernos inquietos. Siempre sentimos que debemos estar haciendo algo. Y hemos llegado a definir «hacer algo» de forma muy estricta. Significa, para la mayoría de nosotros, estar ocupados. Y no solo parte del tiempo, sino todo el tiempo.

Sin embargo, Sócrates nos dijo que tuviéramos cuidado con la esterilidad de una vida ocupada. Si estamos ocupados todo el tiempo, la vida carece de ritmo esencial. Nos perdemos los contrastes entre hacer y no hacer. Esta oscilación es natural y saludable. Como si volviéramos a la hamaca, deberíamos oscilar entre la actividad y el descanso, tomándonos este último tan en serio como el primero. Necesitamos descansar más. Y descansar mejor. Por su propio bien, por supuesto, pero también por el bien de nuestra vida en general. Descansar no solo es bueno para el bienestar, sino también para la productividad. Una rápida búsqueda en Internet revela que esta es la era del autocuidado. Independientemente de lo que piense del término, el concepto es algo bueno. Y el mejor tipo de autocuidado, como argumentaré, es el descanso.

Sin embargo, en la actualidad sufrimos un déficit de descanso. Este fue quizá el hallazgo más significativo de la gran encuesta de la que dará cuenta este libro. La encuesta se llamó la Prueba del Descanso, y 18.000 personas que vivían en 135 países diferentes decidieron participar en ella. Volveré sobre la Prueba del Descanso más adelante, pero, como digo, entre sus hallazgos más importantes estaba que muchos de nosotros sentimos que no descansamos lo suficiente. Dos tercios de los encuestados dijeron que esto era verdad y que les gustaría descansar más. Las mujeres declararon tener una media de diez minutos menos de tiempo para descansar al día que los hombres, y las personas con responsabilidades asistenciales también descansaban poco. Pero fueron los más jóvenes, tanto hombres como mujeres, que trabajaban por turnos o con un horario tradicional a tiempo completo los que consideraron que descansaban menos.

Esto concuerda con la sensación general de que los más jóvenes están estresados y luchan por hacer frente a las presiones de la vida. En enero de 2019, un artículo de BuzzFeed titulado «Cómo los *millennials* se convirtieron en la generación del agotamiento» se hizo viral.[1] La periodista Anne Helen Petersen comenzaba explicando que su lista de tareas pendientes era tan larga que había desarrollado una «parálisis de los recados», lo que la dejaba incapaz de realizar ninguna de las tareas. Algunas personas mayores desprecian esta angustia y tachan a los *millennials* despectivamente de «copos de nieve». Pero creo que Petersen y su generación tienen algo entre manos. Ciertamente, me identifico con el hecho de que llamara a su acumulación de correos electrónicos su «bandeja de entrada de la vergüenza», ya que actualmente tengo 50.449 correos electrónicos en mi bandeja de entrada. Pero la cuestión va más allá.

No hay duda de que estar en la veintena hoy en día es todo un reto, con una intensa competencia por las plazas universitarias y los puestos de trabajo, junto con una perspectiva demasiado real, dependiendo del lugar donde viva, de que los precios de la vivienda puedan significar que se verá obligado a vivir para siempre la vida itinerante de un inquilino. Por si fuera poco, la perspectiva de que esta generación sea más próspera que la de sus padres se está desvaneciendo, y los *millennials* no pueden esperar beneficiarse de los generosos planes de pensiones que aún existen para algunos miembros de la generación de más edad. Pero, por cada una de estas presiones, los miembros de la generación X y los *baby boomers* tienen las suyas propias. Puede que los *millennials* sean más abiertos a la hora de confesarlo, pero la mayoría, si no todos, nos sentimos a menudo estresados por un flujo de tareas que parece no tener fin. Las prácticas laborales modernas, los estilos de vida modernos y la tecnología moderna se han combinado y conspirado para hacer que la vida a principios del siglo XXI sea incesantemente exigente. Gracias a nuestros teléfonos inteligentes, nos sentimos siempre de guardia, sabiendo que, incluso cuando descansamos, ese descanso puede ser interrumpido por cualquiera en cualquier momento.

Queremos descansar más, podríamos descansar más, quizás descansamos más de lo que creemos, pero desde luego no nos sentimos descansados.

Yo misma no soy especialmente buena descansando, o no lo era hasta que empecé a centrarme en el tema. Cuando contaba a mis amigos que, después de escribir libros sobre las emociones, la percepción del tiempo y la psicología del dinero, había empezado a escribir uno sobre el descanso, su primera reacción solía ser: «Pero si siempre estás trabajando. Nunca descansas».

Si alguien me pregunta cómo me va, tiendo a responder: «Bien, ocupada, demasiado ocupada de hecho». Y realmente, es así, pero ¿hasta qué punto supone también una reivindicación de estatus? Si uno dice que está ocupado, implica que se le quiere. Se le demanda. Como dice el investigador del uso del tiempo Jonathan Gershuny, estar ocupado se ha convertido en «una insignia de honor». A diferencia del siglo XIX, en el siglo XXI es el trabajo, y no el ocio, lo que nos da estatus social. Nuestro ajetreo ilustra lo importantes que somos, pero al mismo tiempo nos lleva a sentirnos agotados.

Y sin embargo, no es cierto que esté trabajando todo el tiempo, ni siquiera cuando supuestamente estoy trabajando.

Mientras he estado investigando y escribiendo este libro, las más de las veces no he estado investigando y escribiendo. Me distraigo fácil y frecuentemente con Facebook o Twitter. Bajo constantemente a prepararme una taza de té. He colocado mi escritorio en mi estudio de arriba para que dé al exterior y siempre me complace ver a otros vecinos charlando en la calle. Naturalmente, no puedo resistirme a unirme a ellos; odio perderme las noticias.

Cuánto descanso obtengo de estas distracciones constantes es otra cuestión. Evidentemente, hay un gran elemento de actividad de desplazamiento en ellas. Anhelo llegar a un lugar en el que haya hecho todo lo que tenía que hacer, en el que todos los puntos de mi lista de «cosas pendientes» estén perfectamente tachados y por fin pueda relajarme. Tareas hechas. Se acabaron las preocupaciones. El problema es que fracaso una y otra vez a la hora de alcanzar este bendito estado, lo que me deja sintiéndome inquieta y ansiosa incluso cuando en realidad no estoy haciendo ninguna de las muchas tareas a las que me enfrento.

Este déficit de descanso, tanto percibido como real, es perjudicial en muchos sentidos. Hoy en día, en el Reino Unido, medio millón de personas sufren estrés laboral.[2] En Estados Unidos, el 13 % de las lesiones sufridas en el trabajo pueden atribuirse a la fatiga. Más de una cuarta parte de las personas se ha quedado dormida en el trabajo y el 16 % se ha dormido recientemente mientras conducía.[3] Si a esto le añadimos las responsabilidades del cuidado de otras personas, las tareas domésticas y la administración general de la vida moderna, quizá no nos sorprenda que tres cuartas partes de nosotros hayamos estado tan estresados en algún momento del último año que nos hayamos sentido abrumados o incapaces de hacer frente a la situación.[4] El cansancio puede tener un grave impacto en nuestras capacidades cognitivas. Una tarea que parece fácil cuando se está fresco, pero que se vuelve mucho más difícil cuando se está fatigado. El cansancio provoca fallos de memoria, embotamiento de las emociones, falta de concentración, malentendidos más frecuentes y deterioro del juicio. No es el estado que desea a un piloto de avión o a su propio médico.

Y el déficit de descanso no es solo un problema de los adultos. En las dos últimas décadas se han reducido los tiempos de recreo en la escuela para dar cabida a más clases. Por ejemplo, solo el 1 % de las escuelas secundarias británicas tienen ahora un recreo por la tarde.[5] Sin embargo, existen pruebas fehacientes de que los recesos favorecen la concentración,[6] por lo que es probable que recortarlos sea contraproducente para maximizar los resultados de los exámenes, además de que se privaría a los niños de la oportunidad de socializar o hacer ejercicio.

Los efectos de un déficit de sueño son ahora bien conocidos y la lista de problemas que causa es larga: un mayor riesgo de diabetes tipo 2, enfermedades cardíacas, derrames cerebrales, hipertensión, dolor, respuestas proinflamatorias, trastornos del estado de ánimo, dificultades de memoria, síndrome metabólico, obesidad y cáncer colorrectal; la mayoría de los cuales pueden acortar su esperanza de vida.[7] El descanso no ha recibido, hasta ahora, la misma atención que el sueño, pero existen pruebas de que pasar tiempo relajándonos nos ayuda a tomar mejores decisiones, disminuye nuestro riesgo de depresión, potencia nuestra memoria y significa que nos resfriamos menos.

Por eso defenderé que es tan importante descansar bien como dormir bien. Este libro es una llamada al descanso. Tenemos que empezar a valorarlo, a validarlo, a vanagloriarlo. El descanso no es un lujo, sino una necesidad. Es esencial.

Pero, de todos modos, ¿qué es el descanso?

LA ESENCIA DEL DESCANSO

Libre Cumplidor Cálido Reparador Oscuro Recostado
Soñador Delicioso Frío Clarificador Tranquilo Necesario
Inconsciente Sublime Seguro Sereno Curativo Precioso
Privado Anhelado Irreflexivo Edificante

Estas son algunas de las palabras que las 18.000 personas que participaron en la Prueba del Descanso utilizaron en respuesta a la pregunta «¿Qué significa para usted el descanso?».

Pero he aquí otros conceptos que también se utilizaron:

Débil Frágil Inquieto Desafiante Molesto Culpable
Injustificado Ocioso Irritante Indulgente Egoísta
Esquivo Preocupado Pérdida de tiempo

Está claro que el descanso significa cosas diferentes para cada persona. Los trabajos de investigación médica suelen utilizar los términos *sueño* y *descanso* indistintamente. Pero el descanso es más complejo que el sueño porque hay muchas formas diferentes de hacerlo. Para ser claros, el descanso del que hablo implica cualquier actividad reparadora que hagamos mientras estamos despiertos. Por supuesto, la lista podría ser interminable, así que este libro solo se centrará en algunas de las formas más populares de descanso. En cuanto al sueño, es posible que se quede dormido mientras descansa. Puede que incluso se quede dormido mientras lee este libro, lo que no es necesariamente algo malo. Pero está claro que dormir y descansar no son lo mismo.

Para empezar, el descanso puede implicar un esfuerzo físico, a veces de tipo extenuante, como jugar al fútbol o correr. Para algunas personas, es el cansancio del cuerpo mediante el ejercicio vigoroso lo que permite que la mente descanse, y es durante la actividad física cuando se logra el descanso.

Dicho esto, para muchos otros la sensación de descanso tiende a llegar una vez finalizada la actividad física. Todos habremos disfrutado alguna vez de la deliciosa satisfacción que produce el descanso tras un duro día de trabajo o la consecución de un objetivo. Al igual que «el sueño del hombre laborioso es dulce», como dice el Eclesiastés, también lo es, me gusta decir, el descanso de la mujer enérgica.

Pero, aunque el descanso puede ser animado, también puede ser sedentario. Sentarse en un cómodo sillón o tumbarse en un baño caliente son formas populares de descansar, como veremos. Y no es solo la relajación física lo que se valora tanto; muchas personas consideran que no es hasta que sus cuerpos están completamente descansados cuando sus mentes son capaces de descansar. Pero también en este caso las opiniones difieren. Para algunas personas, el descanso implica no realizar ningún esfuerzo mental, mientras que otras se relajan leyendo *Finnegans Wake* o haciendo crucigramas crípticos.

Para la mayoría de nosotros, otra cosa que dista mucho del descanso es el trabajo. Dos tercios de las personas creen que el descanso es lo contrario del trabajo. Pero esta opinión puede depender de cómo defina usted el trabajo. Es posible que prefiera una jornada en la oficina o en el taller si la alternativa fuera pasar el día cuidando a los niños pequeños en casa o atendiendo a un familiar enfermo. Y luego están esas personas a las que parece que los fines de semana y las vacaciones lejos del ajetreo rutinario les resultan de todo menos tranquilos. Muchos de nosotros podríamos preguntarnos si estas personas necesitan un mejor equilibrio entre trabajo y vida privada, pero dónde se encuentra exactamente el equilibrio adecuado siempre será una cuestión subjetiva. Ciertamente, el descanso forzado por desempleo o enfermedad, cuando la balanza se inclina demasiado hacia la inacción, no nos deja descansados, sino inquietos. Queremos estar en pie y fuera, pero estamos atrapados por las circunstancias en una miserable inactividad. Y piense en el dolor de la depresión, que puede dejar a la gente incapaz de levantarse de la cama, hundida en una lasitud física que es a la vez implacable y agotadora. O piense en los presos, tumbados en las literas de sus celdas hora tras hora. No hay verdadero descanso en semejante estado.

Para llegar a la esencia del descanso (*rest*, en inglés) merece la pena considerar su origen como palabra. La palabra *ræste* del inglés antiguo deriva de la palabra *rasta* del alto alemán antiguo y de la palabra *rost* del nórdico antiguo, que, además de «descanso», en el sentido que entendemos, también significaba «legua de millas» o «distancia tras la cual se descansa». Así que la etimología refuerza la noción de que el descanso viene después o a través de la actividad. Si todo lo que hace es descansar, no se sentirá descansado; pero, a partir de cierto punto, el descanso es necesario y merecido. Entonces se encuentra en un estado de reposo adecuado.

La investigación que presento en este libro lo confirma. Las personas que nos dijeron que se sentían plenamente descansadas obtuvieron puntuaciones de bienestar dos veces más altas que las que dicen necesitar más descanso. Pero, al parecer, existe una cantidad óptima de descanso que es buena para nosotros. Por encima de este punto, los niveles de bienestar empiezan a descender de nuevo. Y como ya he comentado, el efecto nutritivo del descanso parece desaparecer por completo una vez que se impone. Todo es cuestión de alcanzar el equilibrio.

Podría ayudar si todos pudiéramos tener una prescripción personalizada de la dosis adecuada de descanso para nuestras necesidades individuales; pero, aunque los médicos a menudo prescriben descanso, son imprecisos sobre el tipo y la cantidad.

«Descanse», dicen. Pero ¿significa eso quedarse en la cama? ¿O deberíamos dedicarnos a nuestra afición favorita, o salir a ver a nuestros amigos, si eso es lo que consideramos «descansar»?

El hecho es que estamos solos en esto. Se trata de un caso de autodiagnóstico y autoprescripción. Pero eso no significa que no podamos aprender de los demás. Cada uno descansa a su manera, pero hay muchos elementos comunes en las distintas formas que elegimos para hacerlo.

LA PRUEBA DEL DESCANSO

Ya me he referido a ello, pero en la base de algunas de mis ideas expuestas en este libro están los resultados de una importante encuesta llamada la Prueba del Descanso. Surgió de los dos años que pasé formando parte de un equipo multidisciplinar, muchos de cuyos miembros procedían de la Universidad de Durham, que estudiaba el descanso. «Eso será pan comido», bromearon unos amigos al enterarse de que habíamos tenido la suerte de ganar una subvención para convertirnos en los primeros residentes de la quinta planta de la Wellcome Collection de Londres. «Podremos sentarnos y holgazanear».

No lo hicimos, por supuesto (aunque conseguimos una hamaca que resultó muy popular entre los visitantes). En nuestro grupo había historiadores, poetas, artistas, psicólogos, neurocientíficos, geógrafos e incluso un compositor: todos ellos, personas con talento, motivación y mucha energía. Nos volcamos en el proyecto y, a lo largo de dos años, produjimos una exposición, un libro, muchos actos públicos, artículos académicos, poemas y composiciones musicales originales, una de las cuales se estrenó en Radio 3 de la BBC. Nuestra casa estaba en la constantemente transitada Euston Road, en pleno centro de Londres. Llamábamos a nuestro equipo Hubbub.

Nuestro nombre fue elegido cuidadosamente. Reconocía que para muchos de nosotros el centro y la burbuja de la vida, el ajetreo, ahogan la paz y la tranquilidad, así como la oportunidad de descansar. También aludía al hecho de que en el mundo moderno el descanso significativo no viene de abandonar nuestras ajetreadas vidas, sino de hacer ajustes y lograr un mejor equilibrio entre el trabajo, el descanso y el ocio.

Fue a mitad de nuestra estancia cuando el equipo de Hubbub lanzó nuestra encuesta en línea, la llamada Prueba del Descanso, en los dos programas de radio de la BBC que presento: *All in the Mind* en Radio 4 y *Health Check* en el World Service. En la primera parte de la encuesta, la gente respondía a preguntas sobre cuánto descansaban, cuánto deseaban hacerlo y qué actividades les resultaban más reparadoras. En la segunda rellenaron cuestionarios que medían la personalidad, el bienestar y la tendencia a divagar de la mente.

Cuando publicamos la encuesta, nos la jugamos. No teníamos ni idea de cuántas personas estarían lo suficientemente interesadas en el tema del descanso como para dedicar hasta cuarenta minutos a rellenar el cuestionario. Pero resultó que el descanso era un tema acuciante para un gran número de personas en todo el mundo. Como ya he mencionado, participaron 18.000 personas de 135 países diferentes. Nos quedamos asombrados y encantados con este nivel de respuesta.

Para este libro, lo que he hecho desde entonces es investigar en detalle cada una de las diez principales actividades que las personas que participaron en la encuesta nos dijeron que consideraban reparadoras. Hubo algunas sorpresas. Pasar tiempo con los amigos y la familia, por ejemplo, no figuró entre las diez primeras. Quedó en el número 12. Esto puede parecer extraño, teniendo en cuenta que mucha gente dice que conectar con los demás es de lo que trata la vida humana. Décadas de investigación en psicología positiva han demostrado que no es el éxito en el trabajo, la salud, el dinero o la inteligencia lo que hace a las personas más felices, sino las relaciones agradables con otras personas. William Morris dijo: «El compañerismo es el cielo y la falta de compañerismo es el infierno: el compañerismo es la vida y la falta de compañerismo es la muerte». Pero tenga en cuenta que no buscábamos las actividades que la gente encontraba más agradables, o que les hacían más felices, o que más valoraban; buscábamos lo que encontraban más reparador. Y es notable, en ese contexto, que las cinco actividades más descansadas se realicen a menudo en solitario. Parece que, cuando descansamos, muy a menudo queremos escapar de otras personas.

Otra actividad que no entró en el *top ten* de la Prueba del Descanso es mi favorita personalmente: la jardinería. Aunque no es físicamente pasiva, la jardinería permite a mi mente desconectar como ninguna otra actividad y es como mejor descanso. Con la jardinería consigo pasar tiempo al aire libre y sentir la tierra entre los dedos y, a veces, el sol en la espalda. Me gusta el hecho de que, aunque pongo mucho pensamiento y esfuerzo en mi jardín, la mayor parte del trabajo lo hace la naturaleza cuando yo no estoy. Y puedo disfrutar de los maravillosos y satisfactorios resultados. Aunque no siempre. El tiempo hace que la jardinería sea siempre impredecible. La experiencia ayuda, por supuesto. Con el tiempo aprende poco a poco lo que funciona en su suelo y lo que no. Los expertos pueden aconsejarle, pero una racha de calor, de frío o de humedad, o bien la presencia de babosas, caracoles, ardillas o zorros, puede significar que su esfuerzo se eche a perder. Nunca se consigue que el jardín sea perfecto, pero siempre da la sensación de que, si todo se alinea —y puede que así sea—, existe la posibilidad de rozar la perfección. Esto es lo que lo hace tan atractivo; como todos los mejores juegos, es la exquisita combinación de habilidad (planta y lugar adecuados) y suerte (clima y momento adecuados).

Pero, como digo, la jardinería no entró entre los diez primeros, ni tampoco las manualidades, ni tener mascotas. Y hay otra omisión que podría sorprenderle. Cuando la gente tenía libertad para anotar cualquier actividad, según sus propias palabras, pasar tiempo *online* o en las redes sociales no figuraba en los primeros puestos de la lista como algo descansado. Puede que pasemos cada vez más tiempo navegando por Internet, subiendo *selfies* o consultando las redes sociales. Pero, aunque lo hacemos mucho, y a menudo lo disfrutamos, parece que sabemos que no nos hace sentir descansados. En los siguientes capítulos verá qué es lo que sí lo ha conseguido.

Con esta lectura, espero estimularle para que se replantee el descanso y considere el lugar que ocupa en su propia vida. Al final del libro, me gustaría que cada lector individual se haya llevado una receta o una nueva forma de pensar sobre cómo emplear su tiempo.

Así que, en el resumen de nuestras diez mejores actividades en todo el mundo, me fijaré mucho en las pruebas. Pasar tiempo en la naturaleza, entre los árboles, puede sonar encantador, pero ¿podemos demostrar que es reparador? Y por demostrarlo me refiero a medir de algún modo los beneficios positivos de una forma científica sólida. Por el camino, el libro echará por tierra algunas suposiciones contemporáneas: que la atención plena puede ayudar a la mayoría de las personas con depresión, que ver la televisión es una pérdida de tiempo o que soñar despiertos es algo contra lo que siempre debemos luchar.

Estas actividades representan las elecciones de la amplia mayoría que decidió completar la Prueba del Descanso y, por supuesto, las mismas actividades no funcionarán para todo el mundo, pero este libro le ayudará, espero, a ver cuáles podrían ser útiles para usted. No todas las actividades nos gustarán a todos, pero todas tienen algo que enseñarnos sobre cómo lograr el descanso. Y cuanto más sepa sobre la importancia de estos ejercicios, más fácil le resultará realizarlos deliberadamente y sin sentimiento de culpa. Al igual que las listas de éxitos musicales, el *top ten* de la Prueba del Descanso se cuenta en orden inverso, empezando por la décima actividad de descanso más popular y terminando con el número uno. Me complace decirle desde el principio que la actividad más popular resultó ser la lectura. Ya sabe lo que dicen de la sabiduría de las multitudes: 18.000 personas no pueden estar equivocadas.

Disfrute del libro. Como he mencionado, parece que no hay nada más reparador que la lectura, ¿y qué mejor si este trata sobre el descanso?

10.

MINDFULNESS

Pregunta: «¿Cuál es la comida favorita de un profesor de *mindfulness*?». Respuesta: «Las pasas».

No, no se trata de un chiste, como seguramente haya pensado. Si asiste a clases de atención plena, es probable que en algún momento se saque una caja de pasas y se le entregue una, solo una. Me han ofrecido pasas varias veces cuando he entrevistado a expertos en *mindfulness* para programas de radio. Cuando esto sucede, no puedo evitar pensar: «Ya estamos otra vez. Me dan una uva pasa y no me permiten comérmela sin más». Y sin embargo, tengo que admitir que el experimento funciona siempre. A pesar de mi escepticismo en cuanto a que la atención plena pueda resolverlo todo, no puedo negar que el ejercicio de las pasas es fascinante.

He aquí cómo funciona generalmente. En primer lugar, sujete la pasa entre dos dedos y examínela con mucho cuidado, fijándose en las arrugas de su piel, el tono de los pliegues y la forma en que brillan los bordes superiores de las crestas al captar la luz. Dele la vuelta hasta que haya observado todos los tonos de color. Apóyela sobre la palma de la mano. ¿Siente su peso? Sosténgala contra su oído. Escúchelo como si fuera una concha marina. Si la aprieta, ¿puede oír algo? No, no se oyen las olas rompiendo contra la orilla. ¿Cómo se siente entre las yemas de los dedos? Probablemente ya esté un poco caliente y blanda. ¿Puede sentir sus crestas y grietas? Cámbiela a la otra mano. ¿Se siente igual o diferente? Si es así, ¿cómo exactamente?

Ya se habrá dado cuenta de que esta minuciosa inspección de una pasa le lleva a través de los sentidos de uno en uno. Tómela bajo la nariz. ¿Huele? Los profesores de *mindfulness* pueden alargar esto durante unos buenos cinco minutos antes de que, por fin, se le permita llevarse la pasa a la boca. (Suponiendo que aún quiera hacerlo). Pero, incluso entonces, no puede comérsela sin más. Primero, debe colocar la pasa en su lengua y notar cómo se siente. Haga esto durante treinta segundos, aproximadamente. Entonces, y solo entonces, y lentamente, por supuesto, puede empezar a masticar la pasa, asimilando todo lo que ocurre en su boca: el sabor dulce, cómo fluye su saliva, las sensaciones de masticar y tragar.[1]

Ya puede parar. Enhorabuena. Acaba de comerse una pasa de uva de forma consciente. Puede aplicar esta técnica a cualquier cosa: viajar en tren con atención, pasear al perro con atención, fregar los platos con atención (sin necesidad de llegar a probar el detergente), etc.; todo ello, poniendo el foco en todos sus sentidos y, principalmente, en su respiración. Si otros pensamientos empiezan a aparecer en su cabeza para distraerle, observe esos pensamientos sin juzgarlos y acéptelos, en lugar de intentar suprimirlos.

Puede que usted sea de los que practican la atención plena todos los días, o quizá ha estado pensando en darle una oportunidad. O tal vez piense que se trata de un montón de galimatías de la nueva era y que encuentre la idea de comerse una pasa lentamente una tontería. Como ya he dicho, soy algo escéptica sobre la atención plena como cura para todo. Y he de decir que, aunque la atención plena es ahora un negocio multimillonario, solo ocupó el décimo lugar en la Prueba del Descanso. Está claro que no es para todo el mundo y, como descubriremos, desde luego no es la panacea que a veces se pretende que sea. Pero, aunque no quiera sumergirse en ella con regularidad, lo cierto es que la atención plena puede enseñarnos mucho a cualquiera de nosotros sobre cómo descansar.

Por supuesto, existe un argumento de peso que sostiene que la atención plena no es nada nuevo, que diversas prácticas de meditación budistas de hace 2500 años han sido reempaquetadas para la era moderna sin las partes éticas, espirituales y centradas en la compasión, y luego reutilizadas como algo que solo nos ayuda a nosotros personalmente en lugar de ayudar a los demás. Y también es cierto que el concepto «atención plena» se utiliza como comodín para abarcar una gran cantidad de prácticas. Incluso una sola rama de la meditación, la del budismo tántrico por ejemplo, incluye multitud de técnicas de meditación diferentes, cualquiera de las cuales podrían adaptar los practicantes y promotores de la atención plena. Si a esto le sumamos las muchas otras prácticas de meditación tradicionales, más los programas terapéuticos desarrollados para mejorar la salud mental, las aplicaciones de *mindfulness*, los libros y las clases en su gimnasio local o en el trabajo, no es de extrañar que en lo único en lo que todo el mundo está de acuerdo sobre *mindfulness* es en que no es una sola cosa.

Si alguien dice que practica la atención plena, puede que haya pasado muchos miles de horas practicando una forma antigua de práctica de la meditación; puede que incluya o no elementos de pensamiento compasivo sobre sí mismo o sobre otras personas; puede que sea alguien que utiliza regularmente una aplicación en casa, o puede que simplemente intente mantenerse en el aquí y ahora y prestar atención a las sensaciones que le rodean en su cuerpo. E incluso esta lista de diferentes formas de ser consciente no araña la superficie de todas las posibles encarnaciones del arte, ciencia, filosofía, religión o régimen de la atención plena.

Me interesan menos los debates sobre las distintas formas y definiciones de *mindfulness* que las investigaciones sólidas y fiables sobre cuándo es eficaz y cuándo no. Así que, por el bien de este capítulo, voy a definirla de forma sencilla. De un modo infantil, quizá. El *Ladybird Book of Mindfulness*, que alguien me regaló por Navidad, lo describe como la «habilidad de pensar que estás haciendo algo mientras no estás haciendo nada», lo cual me gusta bastante. Una definición más seria, y la que más se utiliza hoy en día, proviene de alguien que es un héroe para muchos en este campo, Jon Kabat-Zinn. Él encabezó un resurgimiento del interés por la atención plena en Occidente, que comenzó en 1979 con el desarrollo del programa de reducción del estrés basado en la atención plena. Según él, la atención plena es «la conciencia de prestar atención de una manera particular: a propósito, en el momento presente, sin juzgar».

Pero ¿cómo puede ayudarnos exactamente hacer esto a descansar?

EL CAMINO HACIA LA QUIETUD DEFINITIVA

Como todos sabemos, cuando nuestra mente se deja a su aire tiende a divagar. A veces disfrutamos dejando que nuestros pensamientos vaguen, pero en otras ocasiones estos pensamientos son más problemáticos: nos encontramos siendo autocríticos, le damos vueltas al pasado o nos preocupamos por el futuro. Aquí es cuando la atención plena resulta más útil: nos ayuda a mantenernos en el presente. Cuanto más practican esto las personas, antes descubren que pueden volver a este estado, incluso en los momentos más difíciles, cuando se sienten estresadas o emocionalmente afectadas.

El filósofo y psicólogo del siglo xix William James dijo: «Los seres humanos, al cambiar las actitudes internas de sus mentes, pueden cambiar los aspectos externos de sus vidas». Algunos comparan el entrenamiento de la atención plena con el fortalecimiento de un músculo y, por supuesto, eso requiere trabajo. Es cierto que la práctica temprana de la atención plena puede estar lejos de ser descansada. Cuando asistí a un fin de semana de meditación en un centro budista cuando era estudiante, pasé la mayor parte de los dos días pensando en lo mal que se me daba la meditación, en lo mucho que me dolían las rodillas y en que todos los demás parecían ser realmente buenos en ello. Al final del fin de semana, no me sentía feliz, sino estresada. Deduzco que mi experiencia no es inaudita.

Pero sus defensores instan a perseverar: «Siga practicando y la atención plena le traerá el descanso al final». Ocurre lo mismo con muchas actividades eventualmente reparadoras. Cuando empecé a dedicarme seriamente a la jardinería, implicaba concentración, planificación, toma de decisiones y, por supuesto, mucho esfuerzo físico, todo lo cual suena más a trabajo que a descanso. Sin embargo, ahora encuentro cualquier parte de ese proceso, incluso las que resultan más extenuantes —que, desde luego, en jardinería se repiten cada año—, inmediatamente descansada. A los pocos minutos de entrar en mi diminuto invernadero, me siento mejor. Casi tan pronto como estoy cavando tierra o plantando en mi pequeño jardín delantero, estoy relajada y feliz.

Jon Kabat-Zinn no se disculpa por el duro trabajo que implica la práctica de la atención plena. El influyente curso que ideó consiste en sesiones semanales de dos horas durante ocho semanas, junto con un retiro de todo un día cerca del final del curso. Pero la parte más exigente son los deberes: «El reto es que tiene que dedicar cuarenta y cinco minutos al día, seis días a la semana a practicar el no hacer. No nos importa de dónde saque esos cuarenta y cinco minutos, pero tiene que dedicarlos a no hacer nada, aunque no le parezca oportuno. Simplemente, hágalo».[2] Cumplir con este objetivo requiere dedicación. Lo he intentado muchas veces, curiosamente a menudo en masa, cuando presido actos públicos sobre el tema de la atención plena, pero también por mi cuenta en casa. Aunque empecé con la intención de practicar con regularidad, nunca lo he mantenido. Sospecho que los formadores de *mindfulness* a los que he entrevistado desaprueban a los aficionados como yo, aunque son demasiado amables para decirlo.

Alcanzar un estado de paz requiere mucho trabajo, pero Jon Kabat-Zinn tiene sin duda razón al insistir en que merece la pena: «El mero hecho de experimentar exteriormente una quietud elemental tan sostenida y el silencio interior que puede acompañarla es razón más que suficiente para disponer la propia vida para cultivar y bañarse de vez en cuando en esta posibilidad».

¿POR QUÉ ES RELAJANTE LA ATENCIÓN PLENA?

La quietud definitiva suena supremamente descansada, pero sigue habiendo una paradoja aquí. Si es un trabajo tan duro al principio, ¿cuenta realmente como descansado? ¿No debería ser algo descansado desde primera hora? Puede que otras nueve actividades hayan vencido al *mindfulness* en la Prueba del Descanso, pero aun así más de 4000 de 18.000 personas lo consideran reparador. ¿A qué se debe este nivel de apoyo?

Para empezar, la atención plena impone una disciplina estricta. Obliga a detenerse. Si practica la atención plena correctamente, mientras lo lleva a cabo, eso es todo lo que está haciendo. Nada más. Ni radio ni televisión. Su teléfono está en silencio. Su ordenador portátil está apagado. No hay música de fondo. El ruido, la insistencia y la distracción de la vida cotidiana moderna están apagados. Eso en sí mismo puede ser reparador, aunque se esfuerce por ser verdaderamente consciente.

Los practicantes pueden dejar de revivir conversaciones en las que creen haber dicho algo equivocado o imaginar la reunión que temen al día siguiente. Se vuelven menos conscientes de sí mismos y dejan de preocuparse brevemente por la opinión que los demás puedan tener de ellos. La atención plena les permite reconocer el parloteo de su cabeza en lugar de luchar contra él. Está ahí, pero lo desconectan. Los pensamientos que van y vienen se observan y se aceptan, en lugar de juzgarse. No son pensamientos malos ni buenos; son solo pensamientos. La atención plena también puede permitir a las personas un descanso de sus propias emociones.

Con una lista de beneficios como esta, no es de extrañar que para algunos la atención plena pueda parecer la mejor forma de descanso.

A pesar de practicar la atención plena de forma disciplinada menos de una vez al año, no puedo negar que he sentido el poder que puede tener prestar atención al momento presente. Una vez me pidieron que entrevistara a la cómica Ruby Wax en el escenario ante un numeroso público en el teatro Barbican de Londres. A diferencia de mucha gente, me gusta y estoy bastante acostumbrada a estar sobre las tablas. He realizado decenas de miles de entrevistas, aunque la mayoría en estudios de radio. Esto iba a ser diferente. Iba a entrevistar a alguien que no solo era una celebridad, sino una persona excepcionalmente ingeniosa.

Antes de que comenzara el acto, salimos a un escenario lo suficientemente grande como para que cupiera un coro y una orquesta completa. En el centro del escenario había dos sillas para nosotros, y enfrente había 1500 asientos. Empecé a sentirme nerviosa. ¿Por qué había aceptado hacer esto? ¿Había alguna forma de librarse? Volvimos a la sala verde mientras dejaban entrar al público. Cuando estábamos a punto de salir al escenario, nos quedamos esperando junto a la fila más larga de espejos verticales que he visto nunca, que permiten a toda una orquesta mirarse en el espejo y ajustarse la ropa a la vez antes de salir a escena, y había una pantalla en la que se podía ver y oír a la gente acomodándose en sus asientos. Cientos y cientos , sí, y cientos más.

Estábamos allí para hablar de la depresión y de cómo Ruby Wax había estudiado *mindfulness* para atenuarla, así que en mitad del acto un profesor de *mindfulness* iba a unirse a nosotras en el escenario para llevar al público a través de algunos ejercicios. El director nos dijo que teníamos un minuto antes de salir a escena, así que para calmarnos a las dos (y fue tranquilizador saber que la gente muy famosa también se pone nerviosa) la profesora nos llevó a través de una breve rutina de *mindfulness* de pie junto a la puerta del escenario. Dirigimos nuestra atención a nuestros pies y a la forma en que su contacto con el suelo nos proporcionaba una base firme. Centramos nuestra conciencia en las sensaciones que podíamos sentir en nuestras piernas y en el tronco de nuestro cuerpo. Observamos nuestras respiraciones entrando y luego saliendo. Hicimos una pausa. Aguardamos unos segundos, respirando, esperando, siendo. Entonces llegó el momento de continuar. El efecto fue notable. De sentir una ansiedad rayana en el pánico por hablar con una celebridad ante un público tan numeroso, pasé a sentir que me invadía una sensación de calma. Subí al escenario, tomé asiento y me sentí lo que solo puedo describir como «en reposo».

Además de que la atención plena aporta una sensación de descanso a las situaciones difíciles, hay un punto más amplio. También puede enseñarnos cuándo necesitamos descansar. Al sintonizar con su cuerpo y mente, podría ser capaz de captar indicios; tal vez mantenga los hombros rígidos o quizá se sienta irritado con todos los que le rodean. Una mayor conciencia podría decirle que la razón de su impaciencia no tiene nada que ver con ellos; es una señal de que se siente cansado o agobiado. Cuanto antes se dé cuenta de estas cosas, antes podrá decidir dedicar tiempo a descansar de alguna manera, que no tiene por qué ser consciente (aunque no olvide que ser consciente le ha traído hasta este punto).

ATENTOS A LAS PRUEBAS

La historia de Ruby Wax fue una anécdota, pero para medir el impacto de la atención plena en nuestras mentes necesitamos datos. A lo largo de los años ha habido un auge de la atención plena en los lugares de trabajo, las escuelas e incluso las prisiones. Como todo lo que se hace tan popular, inevitablemente ha sido objeto de un gran escrutinio. Aunque hay buenos datos que demuestran que algunas intervenciones específicas de *mindfulness* funcionan bien con grupos concretos, el *mindfulness* se presenta con demasiada frecuencia como una panacea, cuando las pruebas sugieren que no lo es. Se han realizado miles de estudios, pero muchos son pequeños e implican a personas que han elegido aprender *mindfulness* en lugar de personas que han sido asignadas al azar para aprenderlo, por lo que no podemos estar seguros de que los estudios no hayan atraído a un determinado tipo de personas, sesgando los resultados.

Dicho esto, en los últimos veinte años en particular se han realizado algunos ensayos muy buenos, con algunos resultados impresionantes. El problema es que estos resultados se utilizan a menudo para respaldar la utilidad de cualquier práctica de *mindfulness*, ya sea sola o en una clase, cuando en realidad solo se aplican a los cursos formales y estructurados que estaban probando. Hay tantas cosas que caen bajo el paraguas general de la atención plena que no podemos estar seguros de que todos los tipos de clases y prácticas sean igual de eficaces.

Incluso un informe muy positivo del All-Party Parliamentary Group on Mindfulness (sí, realmente existe tal cosa), que pedía un aumento de la disponibilidad del *mindfulness* en la sanidad, la educación, las oficinas, las fábricas y las prisiones, admitía que los ejercicios en el lugar de trabajo son «parciales», que hay lagunas en las pruebas en las escuelas y que la actual popularidad del *mindfulness* va por delante de la investigación. Los parlamentarios también lamentaron la falta de pruebas en general. Lo que necesitamos, por supuesto, es más investigación realmente buena, en particular sobre a quién le sienta bien y a quién no el *mindfulness*.

La buena noticia es que esto está empezando a ocurrir. El profesor Richard Davidson, del Laboratorio Waisman de Imágenes Cerebrales y Comportamiento de la Universidad de Wisconsin, dirige un equipo de más de cien personas que intentan colmar las lagunas de la investigación, pero reconoce que aún hay muchas preguntas para las que no tienen respuesta.[3] Actualmente se están llevando a cabo ensayos de mayor envergadura, incluido un ensayo de cinco años en el que participarán 7000 adolescentes de escuelas británicas, la mitad de los cuales aprenderán *mindfulness*.

Algunas de las investigaciones más influyentes en este campo hasta la fecha se han llevado a cabo en el Centro de Atención Plena de la Universidad de Oxford, que desarrolló un programa terapéutico específico denominado Terapia Cognitiva Basada en la Atención Plena o MBCT (por sus siglas en inglés). Al igual que la intervención estadounidense, esta también consiste en sesiones semanales durante ocho semanas. Los ensayos controlados aleatorios muestran que, si alguien ha tenido tres o más episodios de depresión, la MBCT puede reducir a la mitad el riesgo de que su depresión vuelva.[4] Tuvo más éxito en las personas con mayor riesgo de recaída. No ha demostrado ser tan eficaz con las personas que solo han tenido depresión una o dos veces. Puede que esto le sorprenda, porque a menudo oímos que la atención plena es buena para todas las formas de depresión. El director del Oxford Mindfulness Centre, Willem Kuyken, se pregunta si la razón por la que tiene más éxito con las personas con depresión persistente es que estas tienen más tendencia a la rumiación, a dar vueltas y vueltas a las cosas negativas en su cabeza, y esto parece ser algo para lo que la atención plena es particularmente buena.

También hay algunas pruebas de que el *mindfulness* puede ayudar con el dolor crónico, aliviar la ansiedad y reducir los antojos en personas adictas a las drogas, aunque otros estudios concluyen que el *mindfulness* no es necesariamente mejor que otras intervenciones psicológicas. Estos estudios ponen, con razón, el listón muy alto. Están probando si el *mindfulness* puede aliviar afecciones graves. Lograr la relajación a través del *mindfulness* es más fácil. Algunos exámenes también han encontrado mejoras en la memoria, la atención, el estado de ánimo, la creatividad y los tiempos de reacción, así como la disminución de la presión arterial y refuerzos del sistema inmunológico. Según un estudio, utilizar la atención plena puede incluso convertirle en una persona más agradable. Tras dos semanas de uso de una aplicación u ocho semanas de clases, era más probable que las personas ofrecieran ayuda a alguien que utilizaba muletas.[5]

Cuando se trata de descansar en serio y escapar tanto de nuestros sentimientos como del incesante parloteo de nuestra mente, los estudios más interesantes proceden de la neurociencia. Se han demostrado reducciones en la actividad de la amígdala, la zona con forma de nuez en lo más profundo del cerebro que está en el centro de nuestra respuesta de luchar o huir cuando tenemos miedo.[6] Pero aquí debemos recordar que estos estudios se han realizado a menudo con meditadores budistas experimentados que han pasado miles de horas meditando durante muchas décadas. El equipo de Richard Davidson ha estudiado a los yoguis, que tienen una media de 27.000 horas de meditación a lo largo de su vida, y los investigadores descubrieron algo extraordinario. Cuando sus cerebros están en reposo y tumbados en un escáner cerebral sin meditar ni hacer nada en particular, muestran el mismo tipo de actividad que alguien que está meditando. Para estos yoguis la plenitud mental se ha convertido en un estado sin esfuerzo.

Si no dispone de 27.000 horas libres para dedicarlas a la meditación, anímese con el descubrimiento de que algunas diferencias en la actividad cerebral son evidentes tras solo dos semanas de práctica de la atención plena. En un estudio realizado en 2013, Davidson y su equipo asignaron aleatoriamente a personas a seguir una de dos audioguías diarias de treinta minutos. La primera los guiaba a través de una forma de meditación centrada en la compasión. Pensaban en un amigo cercano, imaginaban su sufrimiento y se concentraban en desearle que se librara de ese sufrimiento, antes de intentar lo mismo consigo mismos, luego con un desconocido y después con alguien que les resultara difícil. La otra audioguía utilizaba técnicas clásicas de la terapia cognitivo-conductual en las que se instruía a las personas para que recordaran un acontecimiento estresante y describieran detalladamente sus sentimientos y pensamientos sobre el mismo, antes de pasar a ver el acontecimiento desde la perspectiva de las otras personas implicadas. Al cabo de dos semanas se escaneó el cerebro de cada individuo mientras observaban imágenes de personas sufriendo. El grupo que había practicado la meditación mostró una actividad alterada en varias zonas del cerebro, entre ellas el córtex parietal inferior y el córtex prefrontal dorsal; ambas zonas, implicadas en la comprensión de los sentimientos de los demás y en la regulación de las propias emociones. Y por si fuera poco, los meditadores también se comportaron de forma más generosa en un juego en el que se podía decidir cómo asignar dinero a otras personas. Pero Davidson advierte que este tipo de mejoras son frágiles y desaparecerán si no se sigue meditando.[7]

Y la atención plena no es para todo el mundo. Incluso entre los que se sienten atraídos por la idea en primer lugar, aproximadamente el 15 % de las personas que se embarcan en un curso de ocho semanas lo abandonan, y es de suponer que algunos otros lo dejan al cabo de unos meses o años. Sería útil saber qué tipo de persona se beneficia más de la técnica, para poder valorar si usted es del tipo que debería darle una oportunidad, pero se ha investigado muy poco al respecto.

En primer lugar, cada persona varía en cuanto a su grado de atención. Se puede medir utilizando cuestionarios en los que se pregunta a las personas, por ejemplo, cuánta atención prestan a sonidos como el tic-tac de los relojes o el paso de los coches, o si «permanecen atentos a la sensación del agua» sobre su cuerpo cuando se duchan o se bañan.[8] Parece que se reduce al tipo de personalidad. Las personas que puntúan alto en concienciación tienen niveles más altos de *mindfulness* que las que puntúan alto en neuroticismo (personas que tienden a preocuparse mucho).[9] Por supuesto, no podemos saber qué es lo primero. ¿Ser consciente hace que las personas sean menos neuróticas, o el sentimiento de preocupación interfiere en la atención plena porque a las personas no les gusta prestar atención a sus propios pensamientos de duda? Algunos estudios han demostrado que las personas con un nivel bajo de atención plena se benefician más de un curso de atención plena.[10] Otros han demostrado lo contrario.[11]

Así que, hasta que se realicen más investigaciones, la única forma real de averiguar si la atención plena es para usted es intentarlo.

David Creswell, de la Universidad Carnegie Mellon de Pittsburgh, ha estudiado mucho la atención plena y la considera un amortiguador contra el estrés. Inevitablemente, todos experimentamos acontecimientos estresantes, pero los afrontamos de forma diferente. Cree que, si las personas ya se han entrenado en *mindfulness*, entonces cuando ocurre algo malo les resulta más fácil que al resto de nosotros dar un paso atrás y ver la situación desde una perspectiva más amplia, lo que a su vez facilita el afrontamiento. Esto encaja con un estudio en el que participaron estudiantes universitarios de posgrado de la Universidad de Cambridge, que demostró que los que habían hecho un curso de *mindfulness* eran más tenaces y se enfrentaban mejor al estrés de los exámenes.[12]

ATENCIÓN PLENA COTIDIANA

Lo mejor de la atención plena es que puede incorporarla fácilmente a la vida cotidiana. Una vez recibí una encantadora lección de un entrenador de *mindfulness* sobre cómo caminar hasta la parada del autobús de forma consciente. Al principio tuve que pararme y tomar tierra, sintiendo la conexión entre mis pies, las suelas de mis zapatos y el pavimento. Luego empezamos a caminar, centrándonos en un sentido cada vez, observando el ruido del tráfico de fondo, los chillidos de los niños en un parque infantil a lo lejos, los olores urbanos, las manchas grises en las losas del suelo. Lo he hecho a menudo desde entonces, sobre todo si me espera un día ajetreado. Estas sencillas técnicas de reducir la velocidad, centrarse en la tarea que se está realizando pero, a la vez, estar abierto a todos los sentidos pueden aplicarse a casi cualquier cosa que haga.

Mi técnica favorita de respiración consciente se llama «respiración cuadrada» y me la enseñó Mandy Stevens. Ella era una enfermera jefe de salud mental que dirigía a mucho personal, además de tratar con pacientes muy enfermos. Un día se vio superada por la ansiedad y la depresión, y se encontró ingresada en una sala de salud mental. Había enseñado muchas veces a sus pacientes la respiración cuadrada y ahora la utilizaba consigo misma. A mí también me resulta útil. Así es cómo funciona:

Si siente que aumenta el pánico, busque un cuadrado. O un rectángulo. Si está en la parte trasera de un coche, quizá sea el marco de la ventanilla. Si está en una oficina, puede ser un cartel en la pared. En casa, puede ser un cuadro. Esté donde esté, suele haber algún tipo de cuadrado o rectángulo cerca. Mire fijamente el cuadrado y, empezando en la esquina superior izquierda, imagine que traza una línea a lo largo de la parte superior hasta la esquina de la derecha, mientras inspira. Luego contenga la respiración mientras traza hacia abajo por el lado derecho; suéltela mientras traza mentalmente a lo largo de la parte inferior del cuadrado; contenga la respiración mientras traza de nuevo hacia arriba, y vuelva a empezar, inspirando a lo largo de la parte superior. Puede hacer esto tantas veces como quiera hasta que se sienta más tranquilo.

Aunque no reservo tiempo para practicar la atención plena, sino que busco mi descanso en la jardinería y corriendo, sí que intento replantearme los tiempos de espera frustrantes como oportunidades para practicar la atención plena. Si el tren se retrasa, o me mantienen a la espera en el teléfono, o esa pequeña rueda de la muerte empieza a girar en el ordenador, entonces intento tomarlo como una señal para practicar algo de atención plena, centrándome en mi respiración, recorriendo cada uno de mis sentidos de uno en uno y atendiendo a lo que encuentro, mientras noto que otros pensamientos distractores llegan y espero que se vayan. Lo intento. No siempre lo consigo. Al teléfono puede que esté preparada con mi consulta, o queja, y quiero retenerla en la mente, para poder explicarla lo mejor posible. Pero, si puedo superarlo, la atención plena transforma la sensación de que estoy perdiendo el tiempo o, peor aún, de que otra persona lo está perdiendo, en una grata oportunidad para hacer una pausa y descansar un poco.

La psicóloga social estadounidense Ellen Langer cree que hacer incluso menos que esto puede seguir aportando beneficios. En su opinión, no necesitamos quedarnos sentados haciendo meditación formal. En su lugar, «el simple acto de notar las cosas» puede mejorar nuestro bienestar. Prestando deliberadamente nuestra atención a cualquier cosa que cambie —en el trabajo, en la gente que vemos o en las calles por las que caminamos—, nos mantenemos comprometidos e interesados. También cree que esto nos ayuda a sentirnos más tranquilos y menos frustrados porque empezamos a aceptar que pocas cosas son constantes; la mayoría cambian.[13]

Hace diez años ponía en duda que la atención plena hubiera entrado en nuestro *top ten*, pero no me ha sorprendido verla ahora en la lista. Las pruebas de que el *mindfulness* funciona tan bien como afirman sus numerosos defensores son dispares. Si es o no una buena forma de lograr el descanso, también está abierto a discusión. Pero la ventaja de que la atención plena ocupe el décimo lugar en nuestra encuesta y, por tanto, el primero en este libro es que tiene lecciones relacionadas con muchas de las otras actividades que consideraremos. Muchas de estas actividades provocan algún tipo de cambio en nuestra conciencia. Salimos al campo, escuchamos música, nos enfrascamos en una novela y, como resultado, ajustamos nuestro enfoque. Nuestras mentes parlanchinas empiezan a aquietarse. Nuestros cuerpos comienzan a relajarse. Vamos más despacio. No estamos practicando la atención plena *per se*, pero aun así hay algo de atención plena en estas actividades. Y hay otra poderosa lección que podemos aprender de los practicantes de *mindfulness*: que reservar tiempo para el descanso es beneficioso. Al poner el teléfono en silencio y viviendo sin interrupciones durante quince minutos puede empezar a encontrar el descanso.

La atención plena puede o no ser para usted. En general, le diría que lo pruebe, pero no espere que necesariamente le cambie la vida.

9.
VER LA TELEVISIÓN

- «Es una cámara de descompresión, la inmersión en un mundo de fantasía durante unos momentos, unas horas. Un placer».

- «No pienso en nada. No pienso en mis hijos, ni en mi mujer, ni en nada. No estoy allí. No estoy en la escuela ni en casa. Estoy en la pantalla del televisor. Estoy ahí con ellos».

- «Me siento renovada. Llevo dos horas sin hacer nada, salvo descansar los huesos y la mente. Luego salgo... Estoy listo para hacer otras cinco horas de trabajo».

- «Me vuelvo serena y relajada. Es casi como si tomara un tranquilizante».

¿Se identifica con estos comentarios? Proceden de cuatro personas diferentes que participaron en grupos de discusión organizados hace un cuarto de siglo por los investigadores estadounidenses Barbara Lee y Robert Lee.[1] Aunque la tecnología ha cambiado la forma de ver la televisión desde entonces, muchos de nosotros seguimos encontrando una o dos horas frente al televisor igual de reparadoras y relajantes.

Si le soy sincera, la televisión es la forma de cultura que más me gusta y también la principal forma que tengo de relajarme. Cuanto más cansada me siento, más probable es que encienda la televisión y me siente con los pies en alto. No requiere ningún esfuerzo físico ni prácticamente mental. Y cuando el programa es bueno, me absorbe absolutamente. Me sumerjo en la vida de otras personas y me olvido de la mía. Me transporto por todo el mundo sin salir del salón de mi casa. Y encima puedo compartir la experiencia con mi pareja. Podemos sentarnos en feliz compañía, sin hablar, a menos que nos apetezca. En muchos sentidos, es la forma perfecta de descanso.

Este es el secreto de la perdurable popularidad de la televisión: induce al descanso. Sí, los hábitos de visionado están cambiando. Sí, es cierto que ahora utilizamos teléfonos inteligentes y ordenadores portátiles, además de pantallas grandes. Sí, ahora podemos elegir qué ver y cuándo, tardando segundos en invocar programas de vastas videotecas. Pero, ya sea en BBC One, Al-Jazeera, Netflix o YouTube, sigue siendo esencialmente lo mismo: imágenes en movimiento que se despliegan ante nosotros mientras simplemente miramos y escuchamos. Y a efectos de este capítulo, a todo esto lo llamo «televisión».

Se calcula que en todo el mundo consumimos 3500 millones de horas de televisión al año. De hecho, el drama televisivo en particular está viviendo una época tan dorada que las principales estrellas de cine de Hollywood se sienten de repente felices de dirigirse a la pequeña pantalla, junto con los mejores guionistas y directores.

Estoy segura de que no soy la única que ve la televisión como modo de descanso por defecto. Dígame si esto no le parece un plan de tarde de lo más normal: llegar a casa del trabajo, preparar la cena, acostar a los niños, recoger y, por fin, tumbarse en el sofá y encender la televisión. E incluso después de una noche fuera, haciendo algún otro tipo de actividad —una copa con los amigos, una cena en un restaurante, una salida al cine—,

¿qué hace cuando vuelve a casa? Ver una comedia rápida para relajarse antes de ir a la cama. Encender la tele es lo que uno hace al final de un largo día, si se encuentra mal o se siente un poco decaído. Recurre a ella cuando está solo o con la familia. Es fácil, es omnipresente.

Por eso me intrigó ver que la televisión solo ocupaba el noveno lugar en la Prueba del Descanso. Quizá se deba a que ver la televisión no goza de buena reputación. No tiene el caché cultural de otras formas de arte. Crecí viendo el programa infantil *¿Por qué no?*, un programa que se emitió durante más de veinte años y cuyo título completo era *¿Por qué no apagas el televisor y sales a hacer algo menos aburrido?* Hay algo gloriosamente paradójico en este título: un programa de televisión de la BBC que sugiere de forma altisonante que la televisión es mala para los niños.

Cuando el cómico Bob Mortimer participó recientemente en el famoso programa de radio *Desert Island Discs*, dijo que una de las cosas que más echaría de menos cuando estuviera abandonado en la isla sería ver la televisión. El formato de este emblemático programa de Radio 4, que no ha cambiado en casi ochenta años, lo dice todo. Los invitados pueden llevarse ocho discos y un libro, además de las *Obras completas* de Shakespeare y la Biblia, y también pueden elegir un lujo. Aunque sospecho que la mayoría de los náufragos famosos disfrutan de la televisión tanto como Bob Mortimer, y tanto como de los discos y el libro que han elegido, pocos la mencionan y casi ninguno la elige como su lujo.

Durante mucho tiempo hemos asumido que la televisión es mala para nosotros. Nos han dicho que, si nos entregamos a ella en exceso, acabaremos convertidos en teleadictos con los ojos cuadrados y el cerebro podrido.

Groucho Marx dijo una vez: «La televisión me parece muy educativa. Cada vez que alguien enciende el televisor, me voy a la otra habitación y leo un libro». Así que quizá este tipo de negatividad sobre la televisión ha hecho que la gente se muestre recelosa a la hora de admitir que disfruta con ella y que la encuentra relajante. Aunque es interesante que más mujeres que hombres pusieran la televisión como una de sus tres principales actividades de descanso, al igual que más jóvenes que mayores (lo que podría tranquilizar a las empresas de televisión que temen constantemente no atraer a la próxima generación).

Pero, independientemente de lo que podamos admitir, las cifras de audiencia cuentan la verdadera historia. Sin duda, la televisión sigue siendo una forma enormemente popular de pasar nuestro tiempo libre. Estudios sobre el uso del tiempo realizados en EE. UU. revelan que a la edad de setenta y cinco años la mayoría de la gente habrá pasado un total de nueve años viendo la televisión, es decir, más tiempo del que pasamos haciendo cualquier otra cosa, aparte de dormir y trabajar, lo cual es un pensamiento aleccionador, incluso para personas que, como yo, defienden la televisión.

Pero, entonces, ¿no ha pasado ese tiempo frente a la pantalla de forma bastante placentera? ¿Y quién dijo que debemos aprovechar al máximo cada minuto de nuestra vida haciendo cosas activas y desafiantes, que merezcan la pena y sean memorables? El argumento central de este libro es que es bueno descansar y que deberíamos intentar hacerlo más a menudo. En los próximos capítulos, examinaremos formas de descansar que son menos sedentarias y posiblemente más satisfactorias. Podríamos practicar la atención plena, pero no hay nada malo en un poco de falta de atención. No pasa nada si desconectamos en lugar de concentrarnos. Ver la televisión es escapista y fácil. No es necesario ir a clases para aprender a hacerlo. No hay que pagar para ir a un *spa*. No se necesita práctica. Basta con encender la pantalla y apagar el cerebro. Dese un atracón de televisión. Es una inmersión total. Absolutamente hipnotizante. Profundamente relajante.

LA TELEVISIÓN COMO TRANQUILIZANTE

Curiosamente, el extenso corpus de investigación sobre ver la televisión rara vez se centra en el descanso. Tiende a concentrarse en el impacto borroso de ver la televisión. Pensándolo bien, quizá no sea sorprendente. Solicitar una beca para investigar si la televisión es relajante puede parecer un poco «No jodas, Sherlock» (una gran serie de televisión reciente, por cierto: *Sherlock*, quiero decir; aunque en esta ocasión lo utilizo como expresión para indicar obviedad con cierto sarcasmo). Hablando en serio, entiendo por qué los financiadores prefieren invertir en estudios sobre si ver o no violencia en la televisión afecta a los niños. Es algo importante de establecer. En cambio, si la televisión nos relaja o no, y en qué medida, puede parecer más bien trivial. Afortunadamente, sin embargo, existen algunos estudios a los que podemos recurrir.

El psicólogo Mihaly Csikszentmihalyi ha tenido una enorme influencia en la investigación de las formas en que elegimos pasar nuestro tiempo libre y los tipos de actividades que nos proporcionan alegría. En 1981 reclutó a un gran grupo de personas de cinco empresas diferentes de Chicago y las llamó al azar cincuenta y cuatro veces en una semana durante las horas de vigilia. Cada vez que sonaba el buscapersonas, los participantes debían anotar lo que estaban haciendo en ese momento y responder a una serie de preguntas sobre cómo se sentían. Las investigaciones anteriores habían tendido a asumir que la televisión era, en el mejor de los casos, aburrida y, en el peor, perjudicial, pero eso no fue lo que descubrió Csikszentmihalyi. La gente afirmaba que ver la televisión era más relajante que hacer deporte o ir a discotecas. Lo cual es comprensible. Pero también les resultaba más relajante que comer, o incluso que holgazanear. Les hacía sentir somnolientos y pasivos, pero también moderadamente alegres. ¡Qué más se puede pedir después de un duro día de trabajo! La gente decía que les gustaba pasar el tiempo viendo la tele porque no se sentían obligados a hacerlo. Y dijeron que la razón por la que lo encontraban agradable era que no había prácticamente nada en juego. Todo esto parece una descripción perfecta del descanso.

Desde Estados Unidos hasta Kirguistán, los estudios demuestran que uno de los principales atractivos de ver la televisión —y en muchos casos, el primero— es relajarse. Como dice un trabajo de investigación, utilizamos «la televisión como una especie de Valium».[2] Aparte de no hacer nada, que, como descubriremos más adelante en el libro, es más difícil de lo que parece, hay pocas actividades que puedan suponer menos esfuerzo.

La televisión nos proporciona una vía de escape de nosotros mismos. Evita que nuestra mente reviva un mal día o se preocupe por el mañana. Solo durante un rato, ver la televisión puede distraernos lo suficiente como para apartar esos pensamientos de nuestra mente. Un estudio de 2008 sugiere que este tipo de escapismo emocional funciona especialmente bien para las personas que a menudo tienen el ánimo bajo o experimentan ansiedad social. Estas personas se sentían más transportadas viendo la televisión, además de sentirse más cercanas a los personajes.[3]

Quizá podamos aprender algo sobre la televisión y el descanso fijándonos en el programa que más veces se descargó en 2018. Fue *Friends*, la comedia de situación (o *sitcom*) sobre unos veinteañeros que viven en pisos inviablemente caros en Manhattan. Empezó en 1994, cuando los actores tenían el pelo más largo y no lucían tan arreglados como llegaron a estarlo una vez que se hicieron superfamosos. Mientras escribía esto, se acababa de conocer la noticia de la continua popularidad de *Friends*. Todos los programas de radio hablaban de la serie, y los presentadores se preguntaban por qué seguía siendo tan popular, a pesar de los años que han pasado desde su primera emisión. Me llamó la atención que los críticos dijeran que la razón por la que *Friends* perdura es que es el programa de evasión perfecto que uno puede tumbarse a ver cuando está cansado, sin hacer ningún esfuerzo. Además de simplificar la popularidad de *Friends*, me pregunto si estos críticos han resumido también el éxito de la televisión en general en que se trata de un medio para lograr el descanso.

(Por cierto, en el estudio de 2008 que mencioné en la página anterior, se pidió a los participantes que nombraran a su personaje favorito de la televisión, real o imaginario, y el preferido de las mujeres fue Rachel, de *Friends*, mientras que los hombres eligieron a Homer Simpson, lo que estoy segura de que revela algo interesante sobre la diferencia entre las personalidades de hombres y mujeres, aunque ¡vaya usted a saber qué!).

En 1959, cuando ya se temía por los riesgos de ver la televisión, un sociólogo llamado Leonard Pearlin se adelantó a su tiempo. Entrevistó a más de setecientas personas de una ciudad industrial de un estado del sur de EE. UU. sobre sus experiencias televisivas. Más del 90 % afirmaron que les gustaban los programas de televisión que les ayudaban a olvidar sus problemas. Cuanto más estresada se sentía la gente, más disfrutaba de este tipo de visionado escapista. El Dr. Pearlin llegó a la conclusión de que ver la televisión puede proporcionar una «válvula de seguridad cotidiana» para ayudar a la gente a afrontar la vida.[4] Tres décadas después, más investigaciones han confirmado que a menudo recurrimos a la televisión para distraernos cuando nos sentimos ansiosos.[5]

GRASA SOCIAL

La televisión nos proporciona un escape no solo de nuestros propios pensamientos, sino también de las exigencias de tratar con otras personas, incluso cuando están con nosotros. Las personas que no viven solas tienden a ver la televisión con otras personas, pero lo hacen sin ninguna presión para mantener una conversación. No se requiere ningún esfuerzo. Es perfectamente aceptable no decir nada durante largos ratos. Ni siquiera es necesario establecer contacto visual. Sin embargo, además de la propia actividad, se comparten emociones y humanidad mientras se reacciona ante lo que se esté viendo.

Cuando participé en un gran proyecto de investigación sobre la soledad el año pasado, observé que varias personas que vivían solas comentaban que el elemento que más echaban de menos de no vivir con otra persona era no tener a nadie con quien ver la televisión. Echaban de menos esa sensación de compañía reparadora.

La televisión ha sido bautizada como el «hogar electrónico».[6] Mientras nuestros antepasados se sentaban alrededor del fuego a compartir relatos, nosotros nos reunimos alrededor de una pantalla para compartir historias que han sido filmadas para nosotros. Las discutimos y debatimos mientras las vemos, y las volvemos a discutir al día siguiente en la cocina. Y ahora que a menudo vemos los programas en días diferentes, es habitual oír gritos de «¡No hagas *spoilers*! Aún no he visto el último capítulo. ¡No me cuentes nada!».

Los Lee, que dirigieron los grupos de discusión de los que he hablado antes, creen que la televisión es una forma de «grasa social». Proporciona debate sin exigencias. El placer de ver la televisión en compañía se descuida; los anuncios de pantallas grandes han tendido a hacer hincapié en la intimidad individual y la personalización de la experiencia del cine en casa. Y durante mucho tiempo los estudiosos han dado por sentado que ver la televisión significaba no socializar, cuando en realidad ya en 1990 una investigación había demostrado que a la gente le gusta aún más ver la televisión cuando está acompañada, y que, lejos de sentarse en total silencio, el 20 % del tiempo la gente también hablaba mientras veía la televisión.[7]

El programa de televisión *Gogglebox*, en el que vemos a gente viendo los mismos programas que nosotros, nos recuerda los comentarios que se hacen en las salas de estar de todo el país.

> ¡¿Qué lleva puesto?!
> Ahhhhhhh. El pobre mono se siente excluido. Sabe que los demás no le quieren.
> ¿Por qué los detectives de la televisión siempre bajan a los sótanos sin encender la luz? ¡No baje! ¡No lo hagas! ¡¿Por qué harías eso?!

Y, por supuesto, hoy en día existe Twitter. Si un político dice algo particularmente detestable en el turno de preguntas, o un drama *noir* escandinavo tiene un final ridículamente inverosímil, sí, puede gritarle al televisor, y sí, puede compartir su indignación con su pareja, pero también puede contárselo al mundo (o sentir que lo está haciendo).

La televisión puede ser una distracción reparadora incluso en los momentos más traumáticos de nuestras vidas. Nuestro vecino y amigo Jerry tenía un alto cargo en el NHS. Iba a menudo en bicicleta y jugaba al bádminton. Le encantaba la literatura, sobre todo la poesía, en particular Seamus Heaney, y era un socialista comprometido. Le encantaba la buena comida y el vino. Amaba a su familia y era parlanchín y divertido; siempre resultaba agradable estar con él. Entonces, a los cincuenta y cinco años, le diagnosticaron un cáncer de intestino. Al principio parecía haber muchas posibilidades de que sobreviviera, pero con el tiempo supo, y luego nosotros, que su cáncer era terminal. Hablaba muy abiertamente sobre la muerte y normalmente nos guiaba en las conversaciones, intentando facilitarnos el sentirnos cómodos al tratar acerca de un tema tan angustioso.

En los dos últimos meses de su vida, un amigo íntimo de la familia lo visitaba los sábados por la tarde. No pasaban el tiempo manteniendo conversaciones profundas y significativas sobre la muerte o el sentido de la vida. En su lugar, toda la familia, incluidos los hijos adultos, veían *Strictly*. Se convirtió en un punto focal para todos ellos, una nueva rutina de sábado, una nueva indulgencia que los unía. En el funeral de Jerry, este amigo recordó cómo comentaba las decisiones de puntuación de los jueces en los concursos de televisión y les gritaba como si pudieran oírle. Y estoy hablando de un hombre completamente cerebral, conocido por leer la *London Review of Books* de cabo a rabo, que simplemente encontraba consuelo en el placer compartido de ver un concurso de famosos. Y para todos ellos, era la distracción perfecta de su pronóstico, un descanso de su cáncer.

Al final, inevitablemente, llegó la noche del sábado en la que Jerry estaba demasiado enfermo para abandonar su cama y ver la televisión en el sofá de abajo. Estaba claro que solo le quedaban unos días de vida. Como dijo su amigo en su memorial, «Fue extraño. Indignante».

No es infrecuente que la televisión empiece a llenar los días de la gente cerca del final de la vida. En las residencias de ancianos, el televisor siempre encendido y con el volumen al máximo es un elemento fijo de la sala de día. Por término medio, los jubilados de cualquier edad siguen viendo más la televisión que los jóvenes. Podríamos pensar que los *millennials* inventaron los maratones de series, y es cierto que han sido la primera generación que ha crecido con la oportunidad de ver una serie entera o tres de una sentada, sin tener que esperar una semana a la siguiente entrega. Pero muchos jubilados son expertos en estos maratones desde hace décadas, enfrascados en muchas horas de televisión diurna intercaladas con alguna cabezadita ocasional. Las investigaciones demuestran que, por término medio, la televisión puede ocupar la mitad del tiempo de ocio de una persona mayor.[8]

Por eso me interesa que en la Prueba del Descanso las personas mayores no calificaran la televisión de tan reparadora como los jóvenes. Me pregunto si esto se debe a que para ellos la televisión es una parte importante del día, más que una forma de descansar al final de la jornada. Esto está relacionado con una cuestión a la que volveremos una y otra vez en este libro: ¿hasta qué punto el descanso de una actividad depende de la actividad que la precede? Quizá para los más jóvenes y las personas de mediana edad la televisión resulte más descansada porque llega después de un ajetreado día de trabajo. El ajetreo precedente concede permiso para holgazanear y darse un lujo, ¿y qué mejor manera de hacerlo que viendo la tele? Por el contrario, para muchas personas mayores la televisión es todo lo que tienen, por lo que no es un capricho o un lujo tan agradable.

TIEMPO VACÍO

Hasta ahora hemos hecho un llamamiento a celebrar o al menos defender el descanso a través de la televisión en lugar de sentirse culpable por ello. Pero no puedo eludir el hecho de que los psicólogos tienden a ser más negativos con respecto a ver la televisión, sobre todo si se convierte en algo compulsivo.

Uno de los temores expresados por algunos psicólogos es que la televisión hace demasiado trabajo por nosotros. Si estamos leyendo un libro o escuchando la radio, tenemos que pintar cuadros en nuestra mente para crear un mundo imaginado. En cambio, la televisión lo hace todo por nosotros, lo que nos da la sensación de que puede atrofiar nuestra imaginación, impidiéndonos soñar despiertos o conjurar imágenes propias. Y como descubriremos más adelante, si quiere alcanzar el descanso, soñar despierto puede ayudarle en su camino, así que sería una pena que la televisión le pusiera fin. Pero no tema. Las pruebas no apoyan realmente esta idea. De hecho, somos perfectamente capaces de dejarnos llevar a otro mundo mientras vemos la televisión.[9] No es sorprendente si lo pensamos. Si podemos arreglárnoslas para entrar en las redes sociales, chatear, comer o planchar mientras vemos la televisión, entonces dejar que su mente divague un poco no debería ser difícil. Y dividir su atención entre el televisor y otra actividad no es un fenómeno del siglo XXI. En el estudio de 1981, se descubrió que las personas realizaban una segunda actividad el 67 % del tiempo mientras veían la televisión. Puede que no estuvieran multipantalla, pero estaban comiendo, haciendo tareas domésticas o incluso leyendo.

Otra preocupación que se expresa es que ver la televisión puede tener un impacto negativo en nuestra percepción del paso del tiempo. Las horas dedicadas a ver la televisión se denominan a veces «tiempo vacío». Parte del problema parece ser que, en términos de recuerdos creados, las horas que pasamos viendo la televisión tienen poco valor. Puede que disfrutemos de los programas en ese momento, pero, a menos que sean excepcionales (aquí voy a defender las muchas horas que he dedicado a ver *Breaking Bad* e insistir en que había escenas que se quedarán conmigo durante años, no necesariamente en el buen sentido), olvidamos la mayoría de ellos. Esto es problemático porque utilizamos el número de nuevos recuerdos que hemos creado como una forma de juzgar cuánto tiempo ha pasado. Así que, si vemos mucha televisión y no retenemos gran cosa de ella, entonces el tiempo se acelerará y sentiremos que la vida pasa de largo, algo que a ninguno de nosotros nos gusta.

Quizás la mayor preocupación es que la televisión es tan adictiva que tendemos a abusar de ella. Por supuesto, pasar todas las tardes o fines de semana enteros dándonos un atracón de aparatos no es bueno para nosotros, entre otras cosas porque ver la televisión es una actividad pasiva y sedentaria. Sin embargo, ver la televisión parece juzgarse con más dureza que otros pasatiempos culturales. Nadie que pase todo un fin de semana leyendo *Guerra y paz* de principio a fin sería acusado de lector compulsivo. Y pasar quince horas enteras asistiendo al ciclo de *El anillo* de Wagner no es condenado como un atracón de ópera. No cabe duda de que sigue existiendo cierto esnobismo cultural ante el hecho de ver la televisión, junto con la suposición de que se trata de una actividad superficial y sin sentido. De nuevo, hablamos de la misma ansiedad que ha acompañado a cada nuevo desarrollo tecnológico. Las novelas pudrieron el cerebro; luego, fueron las películas; después, la televisión. Ahora son los juegos y las redes sociales los que nos preocupan.

Pero una investigación muy reciente llevada a cabo con estudiantes estadounidenses descubrió que, cuando estos realizan un maratón de series, las horas y horas de visionado no los sumen en un estupor pasivo. Al contrario, los estudiantes se implican con los personajes y se absorben en la acción.[10] Como resumen los autores del estudio,

[...] los telespectadores de maratón son activos cognitiva y emocionalmente, durante y después de la exposición a los medios. Forman vínculos significativos con los personajes más allá del momento de la exposición. No están meramente entretenidos, sino que se sienten obligados a seguir viendo mientras se involucran en una profunda reflexión.

Me parece que es el tipo de descripción que también podría aplicarse a la lectura de una novela, aunque leer, en su mayor parte, escapa al mismo tipo de juicio moral.

Y este compromiso con los personajes podría explicar uno de los beneficios que se ha demostrado que aporta la televisión. Al igual que la lectura, mejora la empatía y nos hace ver mejor las cosas desde el punto de vista de los demás.

Otras investigaciones han descubierto que, cuanto más solas se sienten las personas, más propensas son a darse atracones de televisión, lo que típicamente los investigadores tienden a ver de forma negativa.[11] Pero me pregunto si no deberíamos replantearnos esas sesiones maratonianas de televisión como una estrategia de afrontamiento emocional. No es una solución a largo plazo para la soledad, por supuesto; pero a menudo la soledad es temporal, y en esos casos la televisión podría ayudarnos distrayéndonos de los sentimientos dolorosos y proporcionándonos una sensación de compañía.

¿VER LA TELEVISIÓN NOS HACE INFELICES, INSANOS Y ANTISOCIALES?

Si se pide a la gente que puntúe una lista de diferentes actividades según la felicidad, alegría y simpatía que suscitan, la televisión aparece en los últimos puestos de la lista. Esto parece una mala noticia para los aficionados a la televisión, aunque la lectura y el ocio, que también son formas populares de descansar, recibieron puntuaciones igualmente bajas.[12] Pero recuerde que nuestra principal preocupación aquí es lo que nos ayuda a sentirnos descansados, no lo que nos motiva o nos hace estar más contentos.

No obstante, sería una pena entregarse a una actividad que, por muy reparadora que sea, nos hace infelices. Pero ¿realmente esto se aplica a la televisión? Una respuesta obvia a la pregunta es que depende de lo que se vea. No es probable que consumir *thrillers* violentos o historias de crímenes reales le levante el ánimo o le haga ver el mundo con optimismo. Uno de mis programas favoritos en este momento es la serie documental *Hospital*, que sigue a médicos y enfermeras que luchan por salvar a los pacientes frente a los recortes presupuestarios. Aunque en cierto sentido disfruto con estos programas, inevitablemente lloro cuando un paciente no sobrevive y me siento mal cuando veo los esfuerzos que tiene que hacer el personal para encontrar una cama libre. Ver las noticias también puede hacernos sentir desgraciados. Tanto, de hecho, que los autores de un estudio recomiendan que hagamos ejercicios de relajación después de cada telediario para ayudarnos a recuperarnos. Quizá se podría dar una clase rápida después del telediario. Los autores admiten que puede parecer excesivo sugerir técnicas de relajación para sobrellevar el visionado de las noticias, pero insisten en que, si no se hacen, pueden quedar secuelas negativas, una especie de desagradable resaca informativa.[13]

Pero todos podemos elegir lo que vemos, así que me interesa más cualquier relación general entre nuestro bienestar y el número de horas que pasamos viendo la televisión cada día. La mala noticia es que muchos estudios concluyen que las personas que ven mucha televisión tienen, de media, niveles más bajos de bienestar. Por poner solo un ejemplo, un importante estudio de más de 60.000 adultos brasileños descubrió que ver más de cinco horas de televisión al día estaba asociado a un mayor riesgo de depresión.[14]

Pero, por supuesto, esto no prueba que la televisión *per se* sea el problema. No le sorprenderá saber que las personas desempleadas o atrapadas en casa porque no se encuentran bien tienden a ver más la televisión por término medio.[15] Es barata, cambia constantemente, no requiere una buena forma física y puede proporcionar horas de distracción. Esas mismas personas también tienen niveles de bienestar más bajos que las que gozan de buena salud o tienen trabajo. Así que nos encontramos con un eterno problema de investigación: correlación frente a causalidad. No sabemos qué fue primero, si la infelicidad o ver la televisión.

Quedarse todo el día viendo la televisión bien podría aislar a personas y hacer que se sientan peor. Otra posibilidad es que ya se sientan infelices y utilicen la televisión para sobrellevarlo, como las personas solitarias de las que hemos oído hablar antes que se dan atracones de telebasura. Si esta dependencia de la televisión se convierte en habitual, puede almacenar otros problemas para el futuro. Pero como medio temporal para combatir el aislamiento no debería condenarse. Un interesante y alentador estudio entre personas mayores demostró que no solo utilizaban la televisión como estrategia de afrontamiento, sino que también aprendieron a emplear sus propios hábitos de visionado como forma de controlar su bienestar personal. Los investigadores revelaron que, cuando las personas mayores se daban cuenta de que empezaban a ver la televisión muchas más horas de lo habitual, sabían por experiencia que debían desconfiar.[16] Así pues, en este estudio, algunas personas utilizaban la televisión de forma eficaz para mejorar su estado de ánimo, como la viuda de setenta y un años que comentó: «Ves la televisión y te pones contenta, te entra hambre. Tienes muchas emociones cuando enciendes la tele. En mi caso, normalmente pongo las noticias y voy experimentando sensaciones, así me olvido de mis problemas».

Debo añadir que en el estudio brasileño que mencioné los investigadores descubrieron que había otro grupo de personas que parecían tener un mayor riesgo de depresión: las personas que veían menos de una hora al día la televisión. Parece un resultado curioso, pero es casi seguro que la culpa la tenían otros factores, no la falta de televisión. Quizá estas personas eran tan pobres que no podían permitirse un televisor, o estaban tan ocupadas trabajando y cuidando de los demás que nunca tenían tiempo para descansar y verlo; en cuyo caso, por supuesto, era la falta de tiempo libre y el abrumador estrés de sus vidas lo que les hacía infelices y no la falta de una hora de televisión. Para resolver la cuestión de la correlación frente a la causalidad, investigadores estadounidenses examinaron los datos de 50.000 enfermeras a las que se hizo un seguimiento durante un periodo de diez años. ¿Las largas horas pasadas frente al televisor precedieron a la depresión varios años después? Para muchas de las enfermeras, sí. ¿Y la razón? Ver mucha televisión significaba que hacían menos ejercicio, y los autores creen que era eso y no nada relacionado con ver la televisión en sí lo que constituía el principal problema.[17]

Es obvio que ver mucha televisión no es bueno para nosotros físicamente porque generalmente implica pasar mucho tiempo sentado. Así que no le sorprenderá oír que se ha encontrado una fuerte asociación entre un elevado número de horas dedicadas a ver la televisión y la obesidad, las enfermedades cardíacas, la hipertensión, la diabetes y las enfermedades intestinales.[18] De nuevo, tenemos que ser un poco cautelosos aquí en caso de que las personas ya estén indispuestas antes de convertirse en televidentes empedernidos. Después de todo, si uno está demasiado enfermo para salir, no es de extrañar que la televisión se convierta en uno de sus principales pasatiempos. Pero hay que decir que un estudio japonés de 2016 descubrió que, si las personas veían más de cinco horas de televisión al día, su riesgo de morir de una embolia pulmonar se duplicaba, un efecto que era independiente de cuánta otra actividad física hicieran. Y una investigación muy reciente que utilizó datos de más de 3500 personas mayores de cincuenta años reveló que los que veían la televisión más de 3,5 horas al día presentaban un mayor declive en sus puntuaciones en tareas de memoria seis años después frente a los que no lo hacían. Lo que no sabemos, por supuesto, es si las personas se encontraban ya en las primeras fases del declive cognitivo, lo que les impulsó a disminuir su actividad y llenar su tiempo con la televisión. Y el estudio no ha durado lo suficiente como para que sepamos si los que veían la televisión tenían más probabilidades de desarrollar demencia. Como comentó el eminente profesor Til Wykes, «se necesita mucha más investigación antes de que entremos en pánico y midamos de cerca el tiempo frente a la televisión como si fuera un contador de pasos».[19]

Otro problema asociado a ver mucha televisión es que la gente se siente tentada a quedarse despierta hasta tarde. No es sorprendente que los estudios hayan descubierto que esto puede tener un impacto perjudicial en la cantidad de sueño que la gente consigue, aunque Internet se considera ahora un factor más perturbador en este caso.[20] Tener un televisor en el dormitorio se ve a menudo como algo malo. Pero estudios realizados en la India y EE. UU. han puesto de manifiesto que, aunque las personas acababan durmiéndose más tarde si tenían un televisor en su dormitorio, también tendían a levantarse más tarde al día siguiente para compensar.[21] Por supuesto, las luces brillantes de una pantalla de televisión y los programas excitantes que le estimulan, haciéndole sentir completamente despierto a altas horas de la noche, tampoco van a ayudarle a conciliar el sueño. Pero su tendencia a ver la televisión a altas horas de la noche como algo negativo puede depender de su actitud hacia las noches tardías y las mañanas tempranas.

Por supuesto, los aficionados a la televisión podemos aprender de esta investigación. Sí, sin duda debemos evitar convertirnos en teleadictos, devorando platos precocinados mientras estamos pegados a la caja durante horas. Y quizá no sea mala idea evitar ver la televisión en la cama. Pero no tenemos por qué renunciar por completo a ese drama brillante o a esa gran comedia que nos gusta. Quizá podríamos ver nuestro programa favorito mientras hacemos algo de ejercicio vigoroso en la máquina de correr o de remar. O de forma menos extenuante, como hago yo a veces, podríamos levantarnos y planchar.

En cuanto a las repercusiones sociales más amplias de ver la televisión, en el libro *Bowling Alone*, el profesor Robert Putnam, politólogo de Harvard, acusó a la televisión del efecto devastador que, en su opinión, había tenido sobre el capital social en Estados Unidos. En pocas palabras, Putnam descubrió que el aumento del consumo de televisión provoca que cada vez más estadounidenses se queden en casa por la noche en lugar de dedicarse a actividades sociales, como jugar a los bolos, o, lo que es más grave, al activismo cívico y la política local. Y cualquier defensor de los beneficios de ver la televisión no puede eludir el hecho de que numerosos datos han demostrado una asociación entre una baja satisfacción vital y un alto consumo de televisión. Tenemos que reconocer que poseer una caja que nos aporta tanta información y entretenimiento es probable que nos tiente a quedarnos en casa, en lugar de participar en más actividades sociales fuera, en comunidad. Pero un nuevo análisis de los datos sobre el consumo de televisión y la satisfacción vital de más de ochenta países muestra que las horas de televisión siguen teniendo un impacto mucho menor en la satisfacción que factores como su salud, su libertad o el desempleo.[22]

CONSEGUIR EL EQUILIBRIO ADECUADO

A estas alturas probablemente ya pueda adivinar mi conclusión sobre el uso de la televisión como ayuda para descansar. Lo que se necesita es moderación en el visionado. Un par de horas de televisión pueden sin duda ayudarle a relajarse, pero cinco horas al día es casi con toda seguridad demasiado. Aunque puede depender de las circunstancias. El truco está en darse la dosis adecuada en el momento adecuado y no permitir que le disuada de salir.

Hay ocasiones en las que una buena dosis de tele es justo lo que se necesita. Csikszentmihalyi descubrió que, si alguien estaba de mal humor por la tarde, unas horas de tele lo dejaban sintiéndose mucho mejor por la noche.[23] Hemos visto que ver mucho la tele de forma habitual es malo para nosotros, pero debemos resistirnos a la creencia, aún prevalente, de que la tele *per se* es un problema, que sería mejor no verla directamente. Un estudio de 2005 sí incluyó a individuos que no consumían nada de televisión, un grupo de personas ahora tan raro que los investigadores tuvieron que hacer publicidad para localizarlas. Lo que el equipo halló fue que, en términos de soledad, timidez, autoestima, depresión o satisfacción con la vida, no había diferencias entre las personas que no veían la televisión y las que veían cantidades moderadas (unas dos horas al día).[24]

Por tanto, no hay motivo para sentirse preocupado por ver la televisión con moderación. De hecho, si queremos ver la televisión, debemos evitar activamente sentirnos culpables cuando cogemos el mando a distancia. Un estudio alemán titulado «The Guilty Couch Potato» («La patata de sofá culpable») concluyó que, cuanto más agotados mentalmente estamos, más culpables nos sentimos por consumir televisión y menos refrescados nos vemos después.[25] Así que nos encontramos con una situación en la que un medio que puede relajarnos nos está causando estrés debido a una reputación que en realidad ni siquiera se merece.

Quizá nos ayudaría replantearnos el hecho de ver la televisión por las tardes como la debida recompensa por un duro día de trabajo, en lugar de como una manifestación de nuestra ociosidad. Sí, probablemente haya cosas que deberíamos estar haciendo en su lugar, pero siempre las habrá. No veamos la televisión toda la noche, pero, para obtener los beneficios y sentirnos renovados, no podemos prescindir absolutamente de ella.

8.
SOÑAR DESPIERTO

EL CAZADOR DE SUEÑOS

Puedo recordar especialmente bien el 11 de enero de 2016. Fue un lunes. Puede que esté esperando que diga que fue un día especial o que ocurrió algo inusual. No fue mi cumpleaños, ni el día de mi boda, ni un día de fiesta o celebración. Y tampoco una de esas fechas señaladas de las que nos quedan recuerdos que los psicólogos llaman *flashbulb*, en los que uno sabe exactamente dónde estaba cuando escuchó la noticia de que la princesa Diana había muerto (yo estaba en la cama), o que el Reino Unido había votado a favor del Brexit (en la cama también), o que Donald Trump había ganado las elecciones presidenciales de EE. UU. (y, de nuevo, en la cama). No, fue un día ordinario; el tipo de día que normalmente olvidaría por completo. Sin embargo, varios años después, puedo contarles que nuestra caldera se estropeó, lo que significó que tuve que darme una ducha fría; que, afortunadamente, el tiempo era bastante suave para la época del año; que me ofrecieron elegir entre zumo de naranja y de manzana mientras estaba sentada en una cabina leyendo en voz alta para la versión en audio de mi anterior libro;

que corrí parte del camino a casa desde el estudio de grabación y, por el camino, me colé por un estrecho hueco entre un muro y un contenedor; que, más tarde, en el tren, miré la textura hexagonal de la tela roja de mi bolsa de deporte; al llegar a casa, bailé al ritmo de *Starman* de David Bowie mientras ordenaba mi habitación,[1] y que luego, por fin, mi marido llegó a casa y me saludó con un beso.

Vale, pasaron cosas bastante mundanas y por alguna razón puedo recordarlas todas. Pero ¿qué tiene esto que ver con soñar despierto? Aquí es donde mi recuerdo de ese día se vuelve más impresionante. Porque puedo recordar no solo las cosas que hice o los incidentes que ocurrieron, sino también los pensamientos que tuve en esos momentos. Esta es la lista:

Me decepcionó que el técnico no hubiera sido más comprensivo cuando le dije que no teníamos agua caliente. Me pregunté si se me mancharía la camiseta al colarme por un estrecho hueco entre una pared y un contenedor, y luego pensé si eso importaba, si, al fin y al cabo, mi ropa tendría que ir a la lavadora de todos modos. En el tren me pregunté si la textura hexagonal de mi mochila fue la primera idea del diseñador, o si pasaron por varias iteraciones de cuadrados y octágonos y tuvieron una reunión final en la que se decidieron por los hexágonos como patrón ideal. Estaba en una escalera mecánica, maravillada por la cantidad de gente que subía en sentido contrario que me resultaba familiar, y me preguntaba si se debía a que llevaba tanto tiempo por aquí y había conocido a tanta gente que al final casi todo el mundo me recordaba a alguien. Pensaba en lo triste que era que David Bowie hubiera muerto y en las canciones que podría haber escrito en el futuro y que ahora nunca oiríamos. Me preguntaba si mi contador de pasos cuenta los bailes. La vida y la muerte, y lo insignificante, todo a la vez. Me asombró cómo, en el preciso instante en que los labios de mi marido tocaron los míos, las luces se apagaron. ¿Cómo lo hizo?

La razón por la que recuerdo tanto —ya sean las cosas que hice como lo que pensé— fue porque estaba participando en un experimento diseñado para captar lo que normalmente se pierde de nuestros recuerdos cuando nuestras mentes se precipitan de una cosa a otra. El psicólogo Russell Hurlburt me había dado una pequeña caja negra para que me la enganchara al cinturón. Había venido desde la Universidad de Nevada en Las Vegas para investigar con el equipo de Hubbub en Londres. La caja estaba unida por un cable rosa pálido a un auricular del mismo color. A intervalos aleatorios durante el día, una serie de pitidos agudos se transmitían desde la caja a mi oído. Mi tarea consistía en escribir con la mayor precisión posible lo que había estado pensando o experimentando en el momento anterior a que se produjera el pitido. Al día siguiente, Hurlburt me entrevistó sobre cada momento, refiriéndose a ellos como «pitido 1», «pitido 2», etc. Hizo preguntas detalladas. Preguntas interminables. Cada vez que pensaba que había terminado, me interrogaba más.

¿Podía ver el pensamiento? ¿El pensamiento estaba en palabras? ¿Era en color? ¿Dónde estaba en mi cabeza? ¿Podía verlo delante de mí? ¿Podía ver alguna palabra escrita? ¿Podía oírlas? ¿De quién era la voz que pronunciaba las palabras? ¿Me veía a mí misma en estos pensamientos o miraba desde mi cabeza?

A menudo eran preguntas difíciles de responder, y la tentación consistía a veces en inventarse algo o embellecer ligeramente una respuesta. Pero, siempre que lo intentaba, Hurlburt lo detectaba de inmediato. Lleva cuarenta años haciendo esto; cuarenta años interrogando a la gente en detalle sobre momentos únicos en el tiempo. Poco a poco, me encontré dando respuestas más sinceras, aunque aburridas. Y así era como debía ser. Es un proceso iterativo y, como todos, mejoré en ello.

Su método se llama Muestreo Descriptivo de Experiencias o DES (*Descriptive Experience Sampling*), y a través de él ha descubierto que cinco elementos concretos aparecen mucho en los vagabundeos mentales de la gente. Los llama los «cinco fenómenos frecuentes»: imágenes visuales, habla interior, sentimientos, conciencia sensorial y pensamiento no simbolizado. Al parecer, obtuve una puntuación alta en imágenes visuales: ver los pensamientos en imágenes. Hurlburt dijo que mis patrones de pensamiento eran casi caleidoscópicos, con pensamientos que llegaban uno tras otro de una forma más compleja de lo que la mayoría de la gente describe (por la forma en que lo dijo, esto probablemente no sea algo bueno). Aprendí que tengo algunos pensamientos sin palabras, que en algunas personas ocurre mucho y en otras, como él, nunca.

¿Por qué lo hace? A mí me gusta pensar que Hurlburt es un cazador de ensoñaciones. A través de un proceso exhaustivo, captura esa cosa tan esquiva que es un pensamiento aleatorio, que aparece en nuestras cabezas por un momento, sin razón aparente, y luego desaparece, y algunos de estos pensamientos son ensoñaciones.

Piénselo de esta manera. Hurlburt tiene una gran red. En ella captura acontecimientos penosos, como ducharse o volver corriendo del trabajo. Son presas fáciles y no le interesan. Son solo contexto. También atrapa en su red pensamientos grandes y valiosos. Las cosas en las que nos gusta pensar que estamos pensando, como el trabajo que estamos haciendo en ese momento o un problema con el que llevamos mucho tiempo luchando. Pero también quiere atrapar lo que normalmente cae por los agujeros: los pensamientos fugaces, intermitentes, inconexos, que surgen de la nada, que desaparecen tan rápido como aparecen, movedizos, que todos tenemos. Todo el tiempo.

Escucha con un nivel de atención asombroso. Al final me aburría con la decepcionante banalidad de mis propios pensamientos (ni una sola vez pensaba en algo profundo, ni siquiera pensaba en el trabajo, que habría supuesto que ocupaba gran parte de mis pensamientos), pero él escuchaba como si cada palabra que yo decía fuera fascinante. Para él, nuestros pensamientos son como un tesoro: ventanas a nuestra vida interior.

Estos pensamientos no son raros, ni valiosos, ni interesantes en sí mismos, pero son difíciles de coleccionar, que es lo que los hace fascinantes para un coleccionista como Hurlburt. El principal problema con el que tiene que lidiar es la contaminación. La contaminación que proviene del hecho de que los pensamientos le son comunicados por la persona que los experimentó. La tendencia natural de los participantes en sus experimentos —como me ocurrió a mí— es intentar pulir el pensamiento, hacer que suene más interesante de lo que realmente es. Hurlburt utiliza los pitidos aleatorios para atrapar nuestros pensamientos desprevenidos, por así decirlo; en el estado más puro posible de inconsciencia. Y lo banal es bueno, lo intrascendente es como debe ser, ya que esta es la materia de la mayor parte de nuestro pensamiento. Una de las cosas que ha estado investigando es la experiencia que tenemos en nuestra cabeza en esos momentos en los que se supone que no estamos haciendo nada, descansando.

Sin embargo, sigue habiendo problemas. El psicólogo del desarrollo, profesor y escritor Charles Fernyhough, que formó parte del equipo que creó la Prueba del Descanso, es alguien a quien considero un gran admirador del DES, pero incluso él advierte que el mero hecho de observar sus pensamientos en cuanto oye el pitido puede cambiar la experiencia de pensamiento que acaba de tener, mientras que discutir esas experiencias más tarde puede cambiarlas de nuevo.[2] Es cierto que este tipo de introspección adolece del problema de la subjetividad que Hurlburt reconoce, pero lo que me fascina es que, aunque al principio era escéptica sobre el método de Hurlburt, cuando me encuentro con alguien que lo ha probado, descubro que los patrones que aparecieron en mi pensamiento son completamente diferentes a los suyos, lo que sugiere que Hurlburt está, como mínimo, captando algo sobre la forma en que pensamos que ningún otro método puede. No se propone estudiar las ensoñaciones en particular, pero aun así las atrapa en su red.

LA INQUIETUD DEL ESTADO DE REPOSO

Por supuesto, el DES no es la única forma de estudiar la ensoñación. Existe un método que evita depender de las experiencias subjetivas. En lugar de anotar sus experiencias mentales y luego ser interrogado detalladamente sobre ellas, se tumba en un colchón de hospital con tapones introducidos profundamente en los oídos mientras se le introduce en un escáner cerebral.[3] A continuación, se mira fijamente una pequeña cruz blanca sobre un fondo negro. La idea es que la cruz permita a la gente no pensar en nada en particular, limpiando la mente de pensamientos anteriores y dejándola como una pizarra vacía. A lo largo de los años, esta cruz se ha utilizado en miles de estudios neurocientíficos para volver a poner el cerebro en estado neutro, listo para la siguiente tarea. En un estudio típico se le puede encomendar algún tipo de tarea mientras está en el escáner: aritmética mental, por ejemplo, o mirar fotografías diseñadas para provocar diferentes emociones. El escáner puede revelar entonces qué partes del cerebro se activan más al realizar dicha tarea y cuáles menos. Así es como en los últimos años ha sido posible averiguar qué partes del cerebro o combinaciones de partes del cerebro se utilizan para diferentes actividades, y qué le ocurre al cerebro cuando descansamos.

Yo también lo probé, como parte de un ensayo en el Instituto Max Planck de Ciencias Cognitivas y Cerebrales Humanas de Leipzig. La gente me había advertido sobre los periodos de sonidos de golpeteo en un escáner cuando se enciende el imán, ráfagas de martilleo repetitivo. Algunas personas odian tanto el ruido como la sensación de claustrofobia, pero yo había optado por hacerme el escáner, en lugar de necesitarlo debido a una enfermedad grave, lo que debía hacerlo más fácil. Y aunque el martilleo era fuerte, los ruidos eran tan rítmicos que me parecieron casi hipnóticos, como una pieza del compositor minimalista Steve Reich, salvo que ese cambio gradual en la repetición de los ritmos nunca llegó. Como resultado, lo encontré bastante acogedor y relajante. Fue agradable que me permitieran tumbarme en medio de un día de trabajo y no pensar en nada en particular.

No es que esto continuara durante mucho tiempo. Aunque no había ningún interrogatorio detallado, después de cada sesión de no pensar en nada en particular, y mientras seguía en el escáner, tenía que responder a un cuestionario sobre mis divagaciones mentales que se proyectaba en la pantalla delante de mis ojos. Una vez más, descubrí que no tenía pensamientos profundos; de nuevo, lo que pensaba era aparentemente banal e intrascendente. Pero, a pesar de toda la vaporosidad de mis pensamientos, definitivamente me sentía relajada; de hecho, me costaba mantenerme despierta.

Dentro de la neurociencia, esto se conoce, apropiadamente, como «estado de reposo». En realidad, no estaba pensando, desde luego no de forma enfocada o concentrada, solo soñando despierta, y eso es presumiblemente reposar, ¿verdad?

Hay un problema con esta tesis. Hace veinte años, un estudiante llamado Bharat Biswal cursaba estudios de doctorado en el Colegio Médico de Wisconsin, en Milwaukee. Estaba investigando cómo obtener una señal más pura de un escáner cerebral cuando se dio cuenta de que el llamado «cerebro en reposo» no parecía estar descansando. De hecho, estaba tan ocupado como siempre. Y a menudo, más de lo habitual.

A las personas del escáner se les había pedido que miraran fijamente la cruz blanca, despejaran sus mentes y no pensaran en nada. Y al igual que yo, a menudo experimentaban una sensación de relajación y descanso. Estaban soñando perezosamente. Pero sus cerebros no habían dejado de funcionar en ningún sentido. De hecho, su actividad cerebral ni siquiera era aleatoria. Los escáneres cerebrales revelaron cierto grado de coordinación entre distintas partes del cerebro.[4]

Por la misma época, se produjo otro descubrimiento. Esta vez procedía de un tipo diferente de escáner conocido como escáner PET.[5] Un investigador llamado Gordon Shulman combinó los resultados de nueve estudios, con la esperanza de encontrar la red cerebral que cobra vida cuando las personas prestan atención. Pero descubrió lo contrario: la red que se activa cuando no hacemos nada. En estos estudios, cuando los participantes dejaban de descansar y empezaban a concentrarse en una tarea, en lugar de que el cerebro volviera a la vida, algunas partes incluso mostraban una disminución de la actividad.

Para empezar, hubo cierta resistencia a estos descubrimientos en la comunidad neurocientífica. Durante muchos años, los neurocientíficos habían creído que los circuitos cerebrales se desconectaban cuando no eran necesarios. Después de todo, ¿por qué malgastar energía en procesos mentales innecesarios? Algunos escépticos incluso pensaron que debía de haber un error, y un árbitro rechazó un artículo escrito en 1998 por el neurocientífico Marcus Raichle, actualmente uno de los líderes en este campo, porque consideró que la aparente actividad debía deberse sin duda a un error en los datos.[6]

Ahora, sin embargo, la idea de que el cerebro está siempre ocupado es la opinión estándar. Mark Lauckner, neurocientífico del Instituto Max Planck, lo expresó sin rodeos durante mi visita a Leipzig: «El cerebro solo descansa realmente cuando uno está muerto».

Por eso, aunque muchos de los encuestados en la Prueba del Descanso afirmaron que encontraban o buscaban el descanso en «un estado de calma del pensamiento», o en «la quietud mental», o en «despejar la cabeza», o en «aquietar, ralentizar, vaciar o apagar la mente», o en «no ejercer ningún esfuerzo mental», o en «dejar de pensar», o en «apagar mi cerebro»,[7] puede que no exista ningún estado mental en el que esto ocurra literalmente.

En lugar de «soñar despierto», los científicos tienden a utilizar el término «vagar mentalmente». Deambular (y, de hecho, maravillarse) es el estado natural del cerebro, no el descanso. Sale en busca de cosas, inquisitivo sin cesar, a por otro pensamiento que se le ocurra, otra idea interesante que perseguir. ¿Le parece agotador? Solo si lo persigue sin cesar, siguiéndolo y tratando de imponerle un orden. Pero no si lo deja ir, como un niño pequeño o un cachorro corriendo por el jardín mientras usted se relaja en una tumbona.

Creo que a esto nos referimos cuando decimos que soñar despiertos es reparador. La mente nunca se detiene, pero, si cedemos el control, la dejamos ir a donde quiera, nos sentimos menos estresados, menos agobiados. Tradicionalmente, desde pequeños se nos insta a no soñar despiertos, sino a concentrarnos. La reciente moda de la atención plena es una variación de esto y no hay duda de que a algunas personas les resulta relajante. Eso está bien. Un *leitmotiv* de este libro es «lo que a usted le funcione». Pero, si usted se encuentra entre aquellos a los que soñar despierto les resulta reparador, no se martirice por ello. Entre otras cosas, porque, como se ve, aunque usted no esté haciendo nada mientras sueña despierto, su cerebro sigue ocupado en tareas útiles, y eso a su vez puede beneficiarle.

Como hemos visto, el llamado «estado de reposo» es un término un poco equívoco, por lo que algunos científicos prefieren referirse a las zonas del cerebro que permanecen activas mientras estamos supuestamente inactivos mentalmente. Es lo que se denomina la «red de modo por defecto».

La frase capta bastante mejor el hecho de que el cerebro recurre por defecto a la actividad en ciertas áreas cuando no se le pide que haga otra cosa.[8]

Se han publicado más de 3000 artículos científicos que investigan este mecanismo por defecto. Estos métodos tienen sus críticos, por supuesto. Incluso con millones de libras de escáner cerebral no podemos estar seguros de que las personas estén soñando despiertas; quizá estén mirando el interior del escáner o reflexionando sobre los ruidos que pueden oír.[9] Pero los neurocientíficos sí creen ahora que el cerebro en reposo no solo está sorprendentemente ocupado, sino que toda esta actividad dista mucho de ser aleatoria.[10] Todo este ajetreo podría explicar, por cierto, por qué el cerebro utiliza el 20 % de la energía total del cuerpo cuando parecería que solo necesita una cuarta parte para realizar sus funciones. Marcus Raichle lo llama la «energía oscura del cerebro». Al igual que la energía oscura que desconcierta a los físicos, por lo que sabemos, está ahí, pero no podemos dar cuenta de ella.[11]

También podemos hacernos otras preguntas obvias sobre el vagabundeo mental. ¿Es diferente la mente errante cuando intenta concentrarse pero se distrae, frente a la mente errante cuando se le ha pedido específicamente que no piense en nada?

¿Y por qué el cerebro permanece tan activo todo el tiempo? ¿Tiene esta actividad beneficios más amplios, o solo es relevante al funcionamiento interno del cerebro?[12] Tal vez el cerebro «en reposo» sea como un coche aparcado a un lado de la carretera, al ralentí en punto muerto, pero con el motor aún en marcha, al que el conductor (nosotros) puede subirse y arrancar inmediatamente cuando lo necesitemos. O es posible que las distintas partes del cerebro estén simplemente utilizando el tiempo en que no las necesitamos conscientemente para practicar el trabajo conjunto. ¿O es que nuestro cerebro utiliza nuestros vagabundeos mentales y las repeticiones de nuestro día para ayudarnos a consolidar nuestros recuerdos? Sabemos que, durante la noche, soñar parece contribuir a ello, y ahora hay pruebas que sugieren que (al menos en las ratas) esto también ocurre durante el día.[13] Otra característica de la mente es que, cuando se la deja a su aire, desocupada por tareas más inmediatas, a menudo se centra en el futuro.

Las tres áreas principales del cerebro implicadas en imaginar el futuro forman parte de la red de modo por defecto. Así que, cuando soñamos despiertos, a menudo empezamos a pensar por delante, incluso sobre escenarios muy improbables que cambian la vida.

Moshe Bar, de la Facultad de Medicina de Harvard, tiene una interesante teoría al respecto.[14] La razón por la que soñamos despiertos, argumenta, es para crear «recuerdos» de posibles acontecimientos futuros. Si estos acontecimientos ocurrieran realmente, podríamos recurrir a estos «recuerdos». Es una idea bastante ingeniosa. Cualquiera que haya viajado en avión se ha preguntado alguna vez cómo sería estrellarse. Si las nociones de Bar son correctas, si eso ocurriera, podríamos utilizar nuestra experiencia soñada de accidentes aéreos para ayudarnos, tanto práctica como emocionalmente, puesto que ya hemos imaginado lo que es fijar nuestra máscara de oxígeno, utilizar las luces del suelo para guiarnos hasta la salida más cercana y deslizarnos por el paracaídas de seguridad.

Ahora sabemos que, aunque experimentemos un estado de reposo en el que no estamos pensando mucho, nuestros cerebros siguen trabajando duro. Es un poco como un viaje a un balneario. Para que podamos disfrutar de un día de relajación y reposo, un equipo de recepcionistas, masajistas y técnicos de piscina están constantemente en marcha. Mientras tanto, las investigaciones sobre soñar despierto demuestran que no solo aporta los beneficios de permitirnos planificar el futuro e incluso practicar para emergencias, sino que nos permite hacer mucho más. El psicólogo Jerome Singer ya cantaba las alabanzas de soñar despierto en la década de 1950. Él y otros han demostrado una impresionante lista de beneficios:

aumento de la creatividad, mejoras en la planificación, mejor resolución de problemas, alivio del aburrimiento, aumento de las decisiones pacientes en lugar de impulsivas, mejora de las habilidades sociales y mayores niveles de curiosidad. Soñar despiertos nos ayuda a comprendernos mejor a nosotros mismos, nuestras relaciones y nuestro lugar en el mundo. Viajamos mentalmente en el tiempo hacia el pasado y hacia el futuro, imponiendo una narrativa y un significado a nuestras vidas. Como afirmaron Jerome Singer y sus colegas en un artículo de 2014: «Llegar a casa de la tienda sin los huevos que hicieron necesario el viaje es una mera molestia cuando se compara con la decisión de pedir un aumento, dejar un trabajo o volver a estudiar».

LA MENTE DIVAGA POR LUGARES OSCUROS

Por supuesto, nuestra experiencia respecto a soñar despiertos no siempre es positiva. Alrededor del año 420 d. C., en forma de diálogos con su amigo Germano, el monje cristiano Juan Casiano, también conocido como Juan el Asceta, escribió sobre la lucha por mantener la mente en asuntos piadosos: «Nos esforzamos por atarla con la más tenaz atención de corazón como si estuviéramos encadenados, pero en medio de nuestros intentos se escabulle, más rápido que una anguila, de los recovecos de la mente».

Durante siglos, los monjes medievales, como ha demostrado la historiadora Hilary Powell, también estuvieron plagados de divagaciones mentales, siendo su mayor temor y obsesión que sus pensamientos pudieran llevarlos hacia «el dañino brote de la lujuria carnal». A pesar de vivir en un santuario tranquilo y libre de perturbaciones exteriores, los monjes luchaban constantemente por concentrarse. Consideraban que sofocar los pensamientos mundanos era una tarea que requería un duro trabajo.[15]

Mientras que tanto Casiano como los monjes medievales que estudiaban sus escritos 600 años después se desesperaban ante sus mentes errantes, en la Prueba del Descanso quedó claro que hoy en día, siempre que podamos elegir el momento, a muchos de nosotros nos gusta seguir nuestro tren de pensamiento dondequiera que nos lleve. Los monjes veían el vagabundeo mental como un peligro constante; nosotros, en cambio, lo concebimos como algo descansado.

Pero, por supuesto, hay dos situaciones en las que soñar despierto no es bueno. La primera es cuando, como los monjes, necesita concentrarse en una tarea y no puede porque su mente está ocupada divagando. La segunda es cuando le hace sentirse desgraciado. En una investigación en la que se enviaron alertas aleatorias a más de 2000 personas en sus iPhones y después se les preguntó cómo se sentían, qué estaban haciendo y si estaban pensando en algo distinto a lo que estaban haciendo, resultó que el 47 % de las veces, mientras sus mentes divagaban, se sentían infelices.[16] Y lo que es peor, si sus mentes habían estado divagando cuando recibieron la alerta, los datos mostraron que era más probable que también se sintieran infelices la siguiente vez que les pitaran.

Pero, al analizar una serie de estudios, el neurocientífico cognitivo Jonathan Smallwood, que se ha convertido en una especie de líder en este campo, llegó a la conclusión de que no es solo el contexto lo que importa (usted está intentando repasar, pero sigue perdiendo la concentración), sino el contenido de esas ensoñaciones.[17] A veces su mente se remonta a conversaciones en las que se avergonzó de sí mismo o dijo algo de lo que se siente culpable. O se encuentra ansioso por el futuro y por lo que podría salir mal. Esta combinación de rumiación sobre el pasado y preocupación por el futuro se conoce como «pensamiento perseverativo» y tiene implicaciones para nuestra salud. En un estudio estadounidense, se llamó por teléfono a personas todas las noches temprano, durante algo más de una semana, y se les hicieron preguntas detalladas sobre cómo les había ido el día y el tipo de emociones que habían experimentado. Cuando los investigadores hicieron un seguimiento de las personas diez años después, descubrieron algo que podría hacer que cualquier persona propensa a preocuparse se preocupara un poco más. Las personas que les habían dado vueltas a los acontecimientos estresantes cotidianos, a menudo preocupándose por ellos durante días después de que hubieran sucedido, tenían más probabilidades de padecer mala salud una década después.[18] Dar vueltas a las cosas que han ido mal parece reactivar la respuesta del cuerpo al estrés que se sentía en ese momento, interfiriendo así en la salud a largo plazo.[19]

Las personas que se sienten deprimidas o con tendencias suicidas rumian más, y —además de que los pensamientos negativos se entrometen en su pensamiento— se ha demostrado que les resulta más difícil que a los demás evocar recuerdos felices. Es como si los pensamientos alegres se hubieran encerrado en un archivador en el piso de arriba, mientras que los pensamientos infelices están esparcidos por toda la mesa de la cocina, siempre a mano.

Así que, si los meandros de su mente son principalmente negativos, no es sorprendente que soñar despierto pueda hacerle sentir peor. Pero, cuando la gente califica sus pensamientos de interesantes y personalmente relevantes, sobre todo si son sobre el futuro y no sobre el pasado, su estado de ánimo no decae de la misma manera.[20]

Los títulos de algunos de los artículos científicos sobre este tema le dan una idea del debate sobre los pros y los contras de la mente errante dentro del mundo de la psicología: «Una oda a la ensoñación constructiva»; «Una mente errante es una mente infeliz»; «No todas las mentes que vagan están perdidas»; «Encontrar el equilibrio entre la atención plena y la mente errante». Este último artículo es la llamada del psicólogo estadounidense Jonathan Schooler a un camino intermedio. Si sus pensamientos le distraen y le molestan, entonces hacer frente a esos vagabundeos mentales recurriendo a una técnica como la atención plena podría ayudarle; en cambio, si sus pensamientos son agradables y no es esencial que se concentre en lo que tiene delante, entonces permítase descansar flotando con ellos.

TRANQUILIZAR LA MENTE

Aunque no seamos de las personas que se preocupan por todo, la hora de dormir es un momento en el que muchos de nosotros desearíamos poder acallar nuestros pensamientos. Las investigaciones demuestran que el 40 % de los adultos afirman que varias veces al mes no pueden conciliar el sueño porque los pensamientos les dan vueltas en la cabeza (y, por supuesto, a algunas personas les ocurre con más frecuencia que a otras).[21]

Varias técnicas pueden ayudarle a distraerse de los pensamientos problemáticos o de la ansiedad por todas las cosas que tiene que hacer. Algunas personas practican la atención plena, centrándose en su respiración y observando atentamente cómo van y vienen sus pensamientos. Otros hacen lo que se conoce como «escáner corporal», un ejercicio en el que se concentra, tensa y relaja cada parte del cuerpo por turnos, empezando por la punta de los dedos de los pies y terminando por la parte superior de la cabeza. Sabremos más sobre esto en el capítulo 5 sobre no hacer nada en particular.

Hago cuentas en mi cabeza. Elijo un número y juego con él siempre que no puedo dormir. En este momento el número es 314. Averiguo por qué números se puede dividir o cómo se podrían combinar las cifras de ese número sumando, multiplicando, restando y dividiendo al estilo de la cuenta atrás hasta que llego de nuevo a 314. Creo que la aritmética tiene que ser lo suficientemente difícil como para obligarme a centrarme en las cifras en lugar de en mis pensamientos, pero no tanto como para estimular mi mente y mantenerme despierto.

Si se le da bien invocar imágenes visuales, puede que prefiera las técnicas ensayadas por el psicólogo clínico holandés Ad Kerkhof.[22] Tras trabajar para reducir la rumiación en personas con tendencias suicidas, desarrolló técnicas similares para que las utilizara cualquiera que quisiera preocuparse un poco menos. Un método para detener esos pensamientos que circulan por su cabeza por la noche (o durante el día) consiste en imaginar que los encierra en una caja y la mete debajo de la cama. Cada vez que los pensamientos reaparecen en su mente, los envía lejos, al interior de esa caja hermética, sin posibilidad de salir. Pero, si debajo de la cama le parece demasiado cerca para su comodidad, tal vez prefiera imaginar que los pensamientos se arremolinan en una nube de colores (el color lo elige usted; mi nube es morada) que luego se aleja flotando en el viento y es arrastrada por un tornado, al estilo de *El mago de Oz*.

Merece la pena probar cualquiera de estas técnicas, aunque no todas servirán a todo el mundo. Sin embargo, en los ensayos sí funcionan para una proporción significativa de personas, al igual que esta nueva técnica de Michael Scullin, director del Laboratorio de Neurociencia del Sueño y la Cognición de la Universidad Baylor de EE. UU. A primera vista, la hora de acostarse puede parecer exactamente el momento inadecuado para escribir una lista de tareas pendientes. ¿Por qué arriesgarse a sentirse ansioso recordándose todas las cosas que tiene que hacer al día siguiente? A primera vista, parece garantizado que esto le impedirá conciliar el sueño mientras se preocupa por cómo podrá gestionarlo todo. Pero en ensayos realizados justo antes de acostarse, en los que se pedía a las personas que escribieran una lista de tareas pendientes, o bien una lista satisfactoria de todo lo que habían conseguido ese día, aquellos a los que se les prescribió la lista de tareas pendientes se durmieron una media de nueve minutos más rápido.[23]

La teoría es que, una vez que los elementos están anotados en una lista, se han descargado de su mente. Ya no necesita esforzarse por mantenerlos vivos en sus pensamientos porque están presentes en esa hoja donde los ha registrado, preparados para ser recordados y tratados cuando se levante. También parecen un poco más manejables por escrito que dando vueltas al azar en su cabeza. Cabría esperar que las personas más ocupadas con las listas más largas siguieran teniendo dificultades para conciliar el sueño, pero el estudio reveló que las personas ocupadas que crearon listas de más de diez tareas obtuvieron mejores resultados, durmiéndose una media de quince minutos más rápido. Es mejor ser específico cuando elabore su lista, aunque le acabe saliendo algo larga, que limitarse a enumerar tareas generales. Y si está pensando en hacer esto mentalmente para ahorrarse el trabajo de hacer una lista real, tenga en cuenta que probablemente no funcione. Si quiere que sus pensamientos dejen de perturbar su paz, necesita descargarlos escribiéndolos. Mantener la lista en su cabeza podría incluso resultar contraproducente, ya que animaría a su cerebro a reciclar esos elementos y mantenerlos en primer plano en su mente, para que no se olvide de hacerlos.

ELOGIO DEL VAGABUNDEO MENTAL

Estas técnicas y otras sirven para que nuestra mente deje de vagar por lugares oscuros, o para ponerla en un lugar en el que podamos alcanzar el descanso definitivo de una buena noche de sueño. Tienen su lugar y pueden ser útiles. Pero, en términos generales, no debemos preocuparnos demasiado por soñar despiertos o por el hecho de que nuestra mente divague. Obviamente, no podemos pasarnos toda la vida en este estado. Pero, al igual que con otros aspectos del descanso, probablemente deberíamos dejar a nuestra mente más tiempo para divagar de lo que lo hacemos ahora.

Se trata de un área relativamente poco investigada. Hasta ahora, la ciencia puede decirnos poco sobre por qué soñamos despiertos, y aún menos sobre por qué a muchos de nosotros nos parece una buena forma de descansar. Como hemos visto, puede que tengamos la sensación de estar descansando, pero el cerebro nunca se detiene y, en cierto modo, está más ocupado que nunca mientras la mente divaga. Para aquellas personas que se sienten un poco culpables por dejar que su mente divague, que piensan que están siendo perezosas por ello, la neurociencia quizá les sea de ayuda. Cuando soñamos despiertos, no estamos simplemente desconectando, sino más bien deslizándonos hacia una forma diferente de actividad mental. En este sentido, soñar despierto está más cerca de salir a pasear que de sentarse en un sillón.

Pero, al igual que ocurre con el más relajado de los paseos por el campo, no es hacia ningún fin en particular, sino por la alegría intrínseca del ejercicio. En realidad, lo que importa no es el destino, sino el viaje. El vagabundeo mental en su máxima expresión implica un suave paseo en el que disfrutamos de lo que vamos viendo por el camino.

La capacidad de soñar despierto es tan crucial como la de mantenerse en la tarea. En términos de investigación, se trata de un campo reciente, pero si lo comprendemos mejor y descubrimos más sobre cómo promover el vagabundeo mental beneficioso, en lugar de la preocupación y la rumiación, entonces algún día quizá podríamos tener recetas para soñar despiertos.

Por el momento, parece ser algo que nos gusta hacer, pero de lo que nos sentimos culpables, y algo que no entendemos muy bien ni hacemos correctamente. Y sin embargo, a pesar de todo, lo encontramos reparador. El problema es que soñar despierto está reñido con muchas de las preocupaciones de la vida moderna. Es un estado natural y puede hacerse en cualquier parte, pero parece que necesitamos darnos permiso para caer en él y encontrar lugares de santuario donde podamos hacerlo sin ningún peligro.

A continuación nos ocuparemos de uno de esos lugares: el baño.

7.

UN BUEN BAÑO CALIENTE

El octogenario Amou Haji no se ha bañado en más de sesenta años. De hecho, no se ha lavado ninguna parte del cuerpo en todo ese tiempo. Y si alguien se atreve a sugerirle que lo haga, se enfada porque cree que «la limpieza trae la enfermedad». Tiene la cara y la barba cubiertas de tierra marrón mostaza. Se mimetiza tan bien con el árido paisaje del sur de Irán, donde vive en el desierto, que, cuando se queda quieto, parece una escultura de roca. Sobrevive comiendo cadáveres podridos de puercoespín y le gusta fumar estiércol animal en su pipa. Y cuando tiene el pelo demasiado largo, se quema el exceso de longitud con una llama desnuda. Seguro que no se sorprenderá si le digo que Amou vive solo. Aunque, cuando se publicó su historia en Internet en 2014, dijo que estaba buscando el amor.

¿Quién sabe si lo ha encontrado? Pero, si Amou convive ahora con un alma gemela, ambos destacarían como una pareja de lo más inusual en el mundo moderno. A la mayoría de nosotros, como demuestran los resultados de la Prueba del Descanso, nos encanta bañarnos, y no solo por el mero hecho de asearnos, sino porque supone un momento de mimo personal y relajación.

Primero viene ese delicioso escalofrío de anticipación al abrir el grifo de la bañera, el vapor llenando el cuarto de baño. Luego, tras sumergir la mano o el pie en el agua para probar la temperatura, llega el lujo sensual de introducirse lentamente en el agua caliente. A continuación, se desliza hacia abajo hasta que solo su cara está por encima de la superficie. Y después...

Simplemente, quédese ahí tumbado.

Aparte de no hacer nada (que, como descubriremos en el capítulo 5, es más difícil de lo que parece), darse un baño es quizá el descanso en estado puro. Si está pensando en las palabras que pronunció la gente cuando se les preguntó qué significaba para ellos el descanso, resulta sorprendente lo bien que describieron la experiencia de darse un baño.

Liberador   Gratificante   Cálido   Recostado   Restaurativo
Tranquilo   Misterioso   Soñador   Delicioso   Refrescante
Esclarecedor   Necesario   Evasivo   Sublime   Seguro
Sereno   Cicatrizador   Hermoso   Privado   Anhelado
Irreflexivo   Imperturbable   Edificante

Una de las razones es que, mientras está en el baño, sobre todo una vez inmerso en la bañera, se encuentra aislado de todas esas cosas que le quedan por hacer y de esas llamadas que le persiguen allá adonde va. Quizá el único lugar de la casa donde no se lleva el teléfono o el portátil es el baño, por lo que no puede atender todos esos mensajes y correos electrónicos. Vale, puede escuchar la radio o leer un libro, pero ¿para qué molestarse?

Lo que provoca que no hacer nada sea difícil es que nos sentimos culpables por ello. Pensamos que es una pérdida de tiempo y que estamos siendo perezosos. Esta es la razón por la que muchos de nosotros descubrimos que no podemos sentarnos en una silla durante mucho tiempo sin sentir la necesidad de moverse y hacer algo. Pero un baño nos proporciona la salida perfecta de nuestra culpabilidad. Sí, estamos tumbados en el agua caliente y humeante, pero al mismo tiempo nos estamos limpiando. Y tenemos que hacerlo de un modo u otro, ¿no? Así que un baño no es una pérdida de tiempo, y es más que una indulgencia. En cierto sentido, es una tarea necesaria.

Por supuesto, esta línea de argumentación tiene sus límites. Hoy en día, la ducha ha sustituido al baño para la mayoría de la gente como forma rápida e higiénica de asearse, mientras que llenar la bañera se ha convertido más bien en un capricho. Y es más, entre los que preferimos esta segunda opción, no nos basta con un baño de agua caliente, sino que cada vez somos más los que nos sumergimos en agua infusionada con aceites o cristales, o rodeamos la bañera con velas perfumadas. Algunos incluso se han hecho instalar una bañera de hidromasaje o un *jacuzzi*. Para gozar de estos momentos de relax, sin duda se necesita tiempo, que suele llegar por la noche. Sin embargo, las duchas esporádicas a lo largo del día, en las que dejamos correr el agua caliente sobre nuestro cuerpo durante unos minutos, también constituyen ratos realmente agradables y satisfactorios.

COMPARTIR UN BAÑO CON OTRAS 18.000 PERSONAS

En la prehistoria, la actitud de Amou Haji hacia la limpieza personal no sería una excepción, pues esa era la norma, por lo que no habría destacado entre los primeros humanos. Pero el baño ha figurado en la vida humana de civilizaciones de todo el mundo, aunque a menudo como una actividad más pública que privada. Y las actitudes al respecto han fluctuado a lo largo de los siglos. La higiene personal siempre ha sido una razón para bañarse. Pero, en diferentes épocas y culturas, el baño también se ha considerado importante para la salud, como una obligación religiosa, como un pasatiempo social o como una forma de placer sensual o incluso sexual.

Los antiguos griegos de la época homérica acudían con frecuencia a los baños públicos, principalmente como forma de asearse. Pero si avanzamos unos 600 años, hasta después del 460 a. C., en la época de Hipócrates, los griegos tomaban más las aguas con la esperanza de mejorar su salud. En la época del Imperio romano, los baños públicos eran muy concurridos. Se dice que las termas romanas de Caracalla llegaron a albergar hasta 18.000 personas, aunque algunos historiadores sostienen que se trata de un total de visitantes diarios y no de que 18.000 se agolparan simultáneamente en las termas, y que la verdadera capacidad estaba más cerca de los 6000. En cualquier caso, tomar un baño en la época romana debía de parecerse más a asistir a un gran acontecimiento deportivo que a la experiencia tranquila y privada de la que disfrutamos hoy en día. Y en la época de mayor entusiasmo por los baños, se decía que cada habitante de Roma utilizaba la asombrosa cantidad de 1400 litros de agua al día.[1] No es de extrañar que los romanos se volvieran tan expertos en la construcción de acueductos.

En los primeros tiempos del Imperio romano, los baños públicos eran principalmente lugares donde los soldados podían recuperarse tras las batallas si estaban heridos o agotados. Pero, con el tiempo, los baños también se convirtieron en lugares donde la población en general acudía a descansar y relajarse, y el baño era muy valorado por sus beneficios higiénicos y fisiológicos. Y, por supuesto, bañarse con varios miles de amigos íntimos constituía un buen modo de socializar.

Pero, a medida que los baños se orientaban más hacia la relajación, también se convirtieron en lugares de práctica sexual, y fue el temor al libertinaje público lo que llevó a la Iglesia cristiana a prohibir totalmente los baños tras la caída del Imperio romano. Algunas casas de baños se convirtieron en iglesias.

A pesar de ello, el baño continuó a menor escala durante la llamada Edad Oscura, cuando la gente quizá no era tan sucia y maloliente como los libros de historia gustan de sugerir.

Por ejemplo, hay pruebas de que las órdenes monásticas de Occidente se tomaban bastante en serio la higiene personal. Y, por supuesto, otras religiones importantes han utilizado durante mucho tiempo el baño como parte de la purificación ritual, ya fuera en fuentes o en el mar (o, en el caso de los hindúes, en el río Ganges). La expresión «La limpieza está al lado de la piedad» se atribuye al ministro metodista John Wesley, a finales del siglo XVIII, pero el concepto se remonta a tiempos muy anteriores y es compartido en cierta medida por todas las grandes religiones.

En el siglo XVI, volver a tomar las aguas en Europa se consideraba saludable y estaba de moda, y el ensayista francés Michel Montaigne dedicó gran parte de sus famosos viajes de 1580 y 1581 a visitar baños minerales en Alemania, Suiza, Austria e Italia, en busca de alivio para los cálculos renales que le aquejaban. El grado en que los minerales del agua podían aliviar o incluso curar el dolor y el sufrimiento fue discutido en su momento y sigue siéndolo. Pero, a lo largo de los siglos XVII, XVIII, XIX e incluso a principios del XX, casi todos los grandes *tours* por Europa o incluso las excursiones locales de las clases altas o medias incluían balnearios o baños de algún tipo. Basta pensar en cuántas novelas, desde Jane Austen a León Tolstói, pasando por Thomas Mann o Henry James, presentan episodios en los que los protagonistas adinerados toman las aguas. En el siglo XIX, existían numerosos balnearios grandiosos y glamurosos por toda Europa y Estados Unidos. En algunos, se hacía mucho hincapié en el lujo y la autoindulgencia, y los balnearios contaban con teatros, salones de baile e incluso casinos. Otros daban prioridad al tratamiento médico con técnicas estrictas y rigurosas que a veces distaban mucho de ser relajantes. Charles Darwin visitó a un célebre médico en la ciudad balneario inglesa de Malvern en 1849 en busca de una cura para sus náuseas, mareos y dolores de cabeza crónicos. Durante muchas semanas soportó enérgicas friegas con toallas frías y húmedas, así como envolturas en sábanas húmedas y heladas, intercaladas con baños de transpiración.[2]

Para la gente más pobre, una casa de baños pública era generalmente el único lugar al que podían acudir para darse un baño en condiciones, pero la experiencia no tenía nada de lujosa o relajante. Hace tan solo un siglo, y únicamente en el mundo desarrollado, la mayoría de las personas han podido disponer de un baño propio en sus casas. Y sin embargo, parece que la era del omnipresente baño privado, en la que la mayor parte de la población se baña en casa varias veces a la semana, si no a diario, podría durar muy poco.

En 1938, en Shoreditch, al este de Londres, solo uno de cada siete hogares tenía un baño interior. Hoy en día, el barrio ha dado nombre a un fenómeno llamado «shoreditchificación». Es decir, el rápido aburguesamiento de un barrio del centro de la ciudad, de clase trabajadora, en el que las cucharas grasientas han dado paso a elegantes cafeterías que venden aguacate machacado sobre tostadas de masa agria, y las tiendas de barrio se han transformado en lujosas *boutiques* que venden jerséis de cachemira de 300 libras. Si quiere comprar una casa o incluso un piso de buen tamaño en la zona, le espera un desembolso mínimo de un millón de libras. Por esa cantidad, sin duda tendrá un buen cuarto de baño. Lo que no se le garantiza es tener una bañera.

Muchos edificios de nueva construcción, sobre todo por falta de espacio, en parte por razones medioambientales, pero también por el cambio de preferencias, tienen cuartos de baño que únicamente incluyen una placa de ducha. Después de solo unas décadas, estamos volviendo a una época en la que tener una bañera en casa en los abarrotados barrios del centro de las ciudades no era la norma. Esta evolución quizá explique por qué en esta pequeña zona de Londres hay siete balnearios de lujo. En lugares como Shoreditch, el baño público está de vuelta, ya que, una vez más, vemos este vaivén entre el baño como instrumento de higiene y el baño como instrumento para relajarse.

MANTENER LA SENCILLEZ

Abro el periódico de hoy y encuentro todo un suplemento de viajes dedicado a balnearios, baños termales, complejos de piscinas de hidroterapia y centros de balneoterapia. Si puede permitírselo, puede tumbarse y desintoxicarse en un sótano abovedado de piedra caliza táctil. Puede deleitarse con un baño de espuma. Puede embadurnarse de productos orgánicos a base de algas. Puede darse un chapuzón en un *bijou spa* salvaje (que en la foto parece más bien un estanque fangoso). Puede disfrutar de experiencias de *spa* con hierbas recolectadas a mano. Puede sentir el poder terapéutico de un microclima salino. Y si, después de todo eso, se siente necesitado de un descanso, puede tumbarse y contemplar la intrincada mampostería vidriada y los techos pintados en habitaciones que se inspiran en las tradicionales casas de baños turcas.

A pesar de mi amor por los baños, he hecho muy pocas visitas a algo que pudiera considerarse un balneario, pero durante estas raras experiencias me ha sorprendido cómo la experiencia oscila entre la relajación y un tipo de paternalismo más estricto del tipo «El médico sabe lo que hace». Por lo general, hay muchas reglas, reglas que tiendo a romper sin darme cuenta, incluido el dilema de qué prendas de ropa interior hay que quitarse y cuáles hay que dejarse puestas. Todos los demás parecen saber lo que hacen (evidentemente, son asiduos a los balnearios), pero yo suelo equivocarme con frecuencia, lo que da lugar a ocasiones como aquella vez en Austria, cuando el terapeuta me dijo tajantemente: «¡Bragas fuera! ¡Vamos!».

Puede que algunos conciban el baño como una forma de recrearse holgazanamente en su propia suciedad, pero a mí no hay nada que me guste más. De forma un tanto sorprendente, la Prueba del Descanso sugirió que los baños son especialmente populares entre un grupo al que ya no pertenezco: los jóvenes. Casi el doble de muchos jóvenes de dieciocho a treinta años consideraban que darse un baño era un privilegio para poder relajarse, en comparación con los mayores de sesenta. Quién sabe a qué se debe esto, aunque puede que la respuesta esté en que los más jóvenes han crecido en la era de las duchas rápidas y por ello tal vez encuentren tomarse un baño como un verdadero lujo. Sea cual sea la explicación, mis jóvenes amigos y yo estamos en lo cierto, porque bañarse no solo es encantador y relajante, sino bueno para la salud. Y hay pruebas que lo demuestran.

EVIDENCIAS DISPONIBLES

Como escribió Sylvia Plath en *The Bell Jar*, «debe de haber bastantes cosas que un baño no puede curar, pero no conozco muchas de ellas». Dudo que la gran poeta estadounidense hubiera leído las pruebas científicas y psicológicas, pero, como digo, las evidencias respaldan su afirmación. Debo empezar diciendo que los estudios más grandes han tendido a centrarse en los efectos positivos de tomar baños termales en lugar de baños de burbujas en casa, pero, como veremos a medida que avancemos, hay investigaciones que sugieren que un baño privado también puede tener efectos positivos.

Empecemos con una importante revisión de quince estudios que concluyó que los baños termales pueden reducir temporalmente los niveles de cortisol, la hormona del estrés.[3] Los investigadores en este caso concluyeron que los minerales especiales del agua tenían el efecto deseado. Pero también argumentaron que era probable que todo el ritual de sacar tiempo de una apretada agenda para darse un baño caliente desempeñara un papel en la reducción del estrés.

Uno de los estudios revisados descubrió que tomar un baño en un balneario era más eficaz para relajar a las personas que una de las principales técnicas de relajación de las que hablaremos en el capítulo 5. Esa técnica es la exploración corporal, durante la cual usted relaja su cuerpo y su mente, empezando por pensar en la cabeza o en los dedos de los pies, y luego recorre sistemáticamente el cuerpo hacia arriba o hacia abajo, apretando y aflojando cada músculo, de uno en uno. Para algunas personas, esto funciona de verdad, pero un baño en un balneario puede ser incluso mejor.[4]

También hay un curioso estudio que se centró en marineros lituanos. Los marineros se sentaron en baños de agua caliente geotérmica salada que procedía de una perforación a más de mil metros bajo tierra, en rocas formadas en el periodo Devónico inferior, hace unos cuatrocientos millones de años. Los marineros se dieron uno de estos baños especiales en quince minutos, cinco veces por semana, durante dos semanas. Y quince días después, en comparación con los grupos de control que participaron en la musicoterapia o no realizaron ninguna actividad en particular, los marineros que se bañaron presentaban una presión sanguínea más baja, menos dolor, una mejor movilidad articular, un estado de ánimo más positivo y un mayor bienestar.[5]

Por último, en este rápido recorrido por las mejores investigaciones sobre los baños termales, está el estudio en el que me hubiera gustado mucho participar. Tuvo lugar en un balneario a las afueras de Friburgo, en Alemania. Los participantes no solo se remojaron en una piscina de cuarenta grados centígrados durante media hora, sino que después se envolvieron en mantas calientes con una bolsa de agua caliente para descansar otros veinte minutos. Si no hubieran surgido beneficios a largo plazo de esta actividad, habría sido suficientemente agradable. Pero los investigadores descubrieron que, ocho semanas después, la depresión se había reducido en el grupo de terapia termal tanto como en un grupo equivalente que, en su lugar, participó en una clase de ejercicio en grupo dos veces por semana.[6] Ahora bien, no voy a sugerir que el ejercicio regular no sea importante, pero resulta bastante gratificante descubrir que un baño y tumbarse pueden ser tan buenos para la salud mental como una clase de aeróbic o una carrera por el parque.

Por supuesto, la mayoría de nosotros no vivimos junto a una fuente termal natural y tenemos que conformarnos con lo que sale de los grifos de nuestros cuartos de baño si queremos disfrutar de los beneficios psicológicos y físicos de un baño. Y aquí la investigación, gran parte de ella procedente de Japón, tiende a centrarse en el impacto de un baño caliente para relajarnos antes de irnos a la cama y, eventualmente, a dormir. Pero, si supone que esto se debe a que el baño caliente le hace sentirse cálido y acogedor mientras se prepara para acostarse, se equivocaría. De hecho, quizás de forma contraintuitiva, un baño caliente ayuda a inducir el descenso de nuestra temperatura corporal central, y es esto lo que ayuda a conciliar el sueño, ya que, para dormir bien, necesitamos que nuestra temperatura corporal descienda aproximadamente un grado centígrado con respecto a nuestro estado de vigilia.

Esta es también la razón por la que nunca debe calentar en exceso su dormitorio y por la que es más fácil dormirse en una habitación demasiado fría que en una demasiado caliente. Como argumenta el científico del sueño y autor de *best sellers* Matthew Walker, una habitación más fresca «arrastra a su cerebro y a su cuerpo a la temperatura correcta hacia abajo..., incitándolos a dormir».[7]

Todo esto explica por qué muchos niños se destapan a media noche. Si arropa a sus hijos cómodamente en la cama, cuando los revise más tarde, descubrirá que han sacado los brazos y las piernas de debajo de las sábanas. Lo que están haciendo es refrescarse para poder dormir mejor. Las manos y los pies están repletos de vasos sanguíneos especializados en el intercambio de calor, por lo que, cuando tenemos demasiado calor, la sangre se envía a las extremidades, donde el calor puede irradiarse a través de esta red de vasos cercanos a la superficie de la piel. Pero ¿cómo ayuda un baño caliente en este proceso? Suena extraño, pero he aquí cómo un baño caliente antes de acostarse ayuda a refrescarnos. Lo que hace el baño es calentar rápidamente nuestra temperatura corporal central, lo que a su vez significa que la sangre se envía a nuestras extremidades para enfriarnos. En otras palabras, un baño ayuda a acelerar el proceso natural por el que nuestra temperatura corporal desciende ligeramente cuando nos preparamos para dormir, al inducir un pico de temperatura hacia arriba que provoca un pico de temperatura hacia abajo. ¿Tiene sentido?

Pero aquí hay una salvedad, y puede que ya haya adivinado cuál es. La ayuda que proporciona un baño caliente a la hora de enfriar nuestro cuerpo para conciliar el sueño solo funciona si nos bañamos algún tiempo antes de acostarnos. De hecho, las investigaciones demuestran que el momento ideal para darse un baño caliente es una o dos horas antes de meterse en la cama, para que la temperatura haya empezado a bajar lo suficiente antes de meterse bajo el cálido edredón.

Y por poco práctico que parezca, un baño a media tarde funciona aún mejor. En un experimento, los estudiantes que se dieron un baño caliente de noventa minutos a media tarde se sintieron más somnolientos a la hora de acostarse y experimentaron más sueño de ondas lentas y más sueño profundo (ambos, signos de un sueño de alta calidad y no del tipo de dar vueltas en la cama) que aquellos estudiantes que no se bañaron.[8] No estoy segura de qué uso podemos hacer exactamente de este hallazgo. Dudo que muchos jefes estén de acuerdo en que nos escapemos del trabajo durante una hora para darnos un baño por la tarde. Pero quizá conviene intentarlo el fin de semana. Y desde luego merece la pena darse ese baño vespertino entre semana un poco antes de lo normal si quiere dormir mejor por la noche.

Esto puede estar estrechamente relacionado con lo que les sucede a un grupo de personas en concreto: los insomnes. Los científicos creen que las dificultades para regular la temperatura corporal mediante la pérdida de calor de la periferia del cuerpo podrían ser la causa del insomnio de algunas personas. Esas personas sacan los brazos e incluso las piernas de debajo de las sábanas por la noche, pero aun así el núcleo de su cuerpo no se enfría lo suficiente. Para explicar por qué, tenemos que considerar un extraño pero normal fenómeno. Después de leer lo que sigue a continuación, podría incluso hacer algún experimento casero y probarlo por sí mismo.

Primero, ponga una de sus manos en agua caliente durante unos minutos. Por supuesto, esa mano se calienta. Pero ¿y la otra? No ha estado en el agua caliente, pero también se calienta. Puede que usted no lo note, pero sucede. Es la forma que tiene el cuerpo de regular el calor. No solo el agua caliente calienta la sangre que se esparce por el cuerpo, calentándolo también, sino que de nuevo esos vasos sanguíneos especializados de las manos y los pies se ensanchan para irradiar el calor hacia el exterior, permitiendo que el cuerpo se enfríe. A corto plazo, esto hace que su otra mano se caliente más.

Ahora bien, ¿qué relación tiene esto con el insomnio? Bueno, en un pequeño estudio realizado en Australia, este curioso fenómeno no se produjo en personas con insomnio. Las personas que no sufrían insomnio mantuvieron la mano izquierda en agua caliente, y el resultado fue que la temperatura de la mano derecha subió una media de cuatro grados centígrados. Pero, cuando se repitió el ejercicio con los que dormían mal, el aumento de temperatura de sus manos derechas fue de una media de escasos 0,9 grados. Parece ser que esta capacidad disminuida de perder calor los mantiene despiertos por la noche.[9]

Ahora bien, si quiere dormir mejor pero no quiere esperar a que salga el agua del baño —o no tiene bañera—, puede probar a darse un baño de pies caliente o a ponerse calcetines de cama térmicos, unos calcetines especiales con suelas extraíbles rellenas de cereales que pueden calentarse en el microondas.

Los experimentos han demostrado que su edad puede influir en la eficacia de estos métodos. Los calcetines térmicos ayudan a los jóvenes a conciliar el sueño más rápidamente, mientras que un baño de pies de treinta minutos funciona mejor para las personas mayores.[10] En Taiwán y Japón, varios estudios han probado los baños de pies específicamente para ayudar a las personas mayores con insomnio a conciliar el sueño, y sí parecieron marcar la diferencia. Los baños de pies no evitaron que la gente se despertara de madrugada, pero sí parecieron ayudar a la relajación y a alcanzar la temperatura corporal adecuada para que la gente pudiera conciliar el sueño al principio de la noche.

Si tiene demasiada prisa por irse a la cama incluso para darse un baño de pies, ¿qué tal una ducha rápida? Algunas personas solo se duchan por las mañanas, a menos que haga tanto calor que quieran empaparse de agua helada antes de acostarse. Sin embargo, existen algunas pruebas limitadas que sugieren que una ducha rápida caliente antes de acostarse puede ayudar a conciliar el sueño. Por ejemplo, un estudio con jóvenes futbolistas, que, como muchos deportistas, suelen dormir mal la noche anterior a un gran partido o competición, descubrió que una ducha caliente antes de acostarse los ayudaba a dormirse una media de siete minutos más rápido de lo habitual.[11]

LOS BAÑOS COMO REMEDIO

Si todo esto aún no es suficiente para convencerle de que un plácido baño caliente puede ser bueno para usted, ¿qué le parece el siguiente estudio publicado en una revista con el sencillo título de «Temperatura»? Los investigadores demostraron que una hora en un baño caliente llevaba a los hombres a quemar el mismo número de calorías que si dieran un paseo de media hora. Sí, esto puede parecer demasiado bueno para ser verdad —aunque se ha de tener en cuenta que el agua se mantuvo a una temperatura constante de cuarenta grados centígrados, por lo que, si quisiera probar esto en casa, tendría que ir rellenando el agua caliente de la bañera—, pero las conclusiones fueron claras: los monitores de glucosa que llevaban los hombres del estudio mostraron que su gasto energético aumentó en un 80 % mientras estaban en el baño.

¿Existe algún argumento, entonces, para renunciar al ejercicio y, en su lugar, tumbarse en un baño caliente? Por desgracia, no. Los mismos hombres siguieron quemando muchas más calorías montando en una bicicleta estática, por lo que, en términos de «forma física», los investigadores solo sugieren los baños calientes como remedio para aquellos con trastornos metabólicos que no pueden hacer ejercicio de otra manera.[12] Aun así, los beneficios que proporciona un baño caliente son impresionantes.

Existen indicios de que los baños calientes también podrían ser buenos para su corazón. En un estudio reciente, se preguntó a ancianos japoneses cuántos baños tomaban a la semana. Las respuestas oscilaron entre cero y la asombrosa cifra de ¡veinticuatro! (A la altura de los romanos). Pero la cuestión es la siguiente: se descubrió que aquellos que se daban cinco o más baños a la semana (más o menos, la media para mí) tenían una mejor salud cardíaca y circulatoria.

Pero hay que tener cuidado con tomar baños muy calientes durante demasiado tiempo. Al filósofo austriaco Ludwig Wittgenstein le gustaban los baños extremadamente calientes, incluso presumía de las temperaturas que podía soportar.[13] Es algo extraño de lo que alardear, y quizá no se sorprenda si le digo que no es una buena idea según avalan algunos datos recogidos. En el Tokio obsesionado con el baño, la Oficina de Medicina Forense informó que se produjo la asombrosa cifra de 3289 muertes repentinas relacionadas con el baño en solo dos años, entre 2009 y 2011. La mayoría de los fallecidos tenían más de sesenta años y murieron en invierno. Se indicaron problemas cardíacos en casi la mitad de los casos, y una cuarta parte de las personas estaban ebrias. Pero resulta preocupante que un tercio de los casos no pudiera explicarse. Un factor probable en muchos de ellos fue que la gente se daba baños demasiado calientes.[14]

Combine la masacre del baño de Tokio con un estudio de caso de Corea en 2006, en el que un hombre con diabetes sufrió un fallo orgánico múltiple debido a un golpe de calor tras pasar tres horas en un baño caliente,[15] o un caso similar, cuatro años después, en China en el que un paciente murió tras bañarse en una fuente termal,[16] o el de un brote de folículos pilosos infectados entre los bañistas que utilizaron un *jacuzzi* contaminado en Alaska en 1985,[17] y puede empezar a sentir que los baños no son relajantes después de todo, o no proporcionan el tipo de descanso que busca. Pero, afortunadamente, las muertes inducidas por el baño son raras.

Aun así, si le preocupa el sobrecalentamiento, ¿qué le parece un buen baño frío? ¿Y qué tal una combinación de ambos? Con la reciente moda de nadar en agua fría, mucha gente ensalza los beneficios de sumergirse en agua helada para despejar la mente, vigorizar el cuerpo y levantar el ánimo. Unos amigos míos que viven en una pequeña ciudad del estuario de Forth, en Escocia, llevan mucho tiempo intentando convencerme de que los acompañe a darse un chapuzón en el mar el día de Año Nuevo. Es una tradición local, dicen. Y muy «estimulante» —con lo que quieren decir, supongo, una maldita agonía—. Pero yo les digo que tengo mi propia tradición para recuperarme después de beber demasiado en Nochevieja: tumbarme en la cama.

Y resulta que la ciencia está de mi parte. Ha habido un largo debate sobre los efectos para la salud de los baños calientes frente a los fríos, con la mayoría de las investigaciones centradas en los atletas de élite en busca de una recuperación muscular óptima después de una competición. Pero las pruebas de los beneficios de los baños de hielo, me complace informar, son más bien escasas. La estrella británica del tenis Andy Murray apuesta por ellos. Después de cada partido, se ducha, come algo, se da un masaje y se sienta durante ocho largos minutos en agua helada mantenida entre ocho y diez grados. Pero no es el único. La heptatleta ganadora de la medalla de oro olímpica Jessica Ennis-Hill solía meterse en un cubo de agua helada por el bien de sus músculos.

Murray y Ennis-Hill creen que sumergir el cuerpo en agua helada acelera la recuperación tras el ejercicio al reducir la temperatura, el flujo sanguíneo y la inflamación en los tejidos de los músculos, del mismo modo que sujetarse una bolsa de guisantes congelados a la pierna puede reducir el dolor y la inflamación tras sufrir un tirón muscular. Para las lesiones ocasionales, esto funciona bien, pero los atletas profesionales y los aficionados entusiastas también quieren desarrollar músculo. Aquí es donde los intentos de mitigar la inflamación podrían resultar contraproducentes. Si se reduce el flujo sanguíneo, puede ralentizarse la capacidad del músculo para reconstruirse después de una distensión o lesión.

Aunque algunos profesionales optan por darse regularmente baños de hielo, los estudios controlados aleatorizados sobre esta práctica son más raros de lo que podría pensarse. Un equipo con sede en Australia, Noruega y Japón ha comparado los baños de hielo con un calentamiento suave (que es lo que hacen muchos atletas en la práctica).[18] El estudio era tan complicado que no resultaba práctico involucrar a un gran número de participantes y solo tomaron parte nueve hombres activos. Acudieron al laboratorio en días diferentes para someterse a un complejo régimen de estocadas, sentadillas, baños de hielo, ciclismo tranquilo, análisis de sangre e incluso biopsias tomadas de los músculos de sus muslos.

Las pruebas revelaron que los marcadores de inflamación en el músculo aumentaban después del ejercicio, tal y como cabría esperar, pero los baños de hielo no marcaban ninguna diferencia en estos niveles y no ayudaban a los músculos a descansar y recuperarse. Esto me vale. Nada de baños de hielo, ni duchas frías, ni nadar en el estuario de Forth el día de Año Nuevo.

LAS AGUAS TRANQUILAS SON PROFUNDAS

Defiendo entonces los baños calientes. Solo queda una pregunta por responder, la más importante de todas: ¿debería tener burbujas en el baño? (Y para que quede absolutamente claro, no estoy hablando del título de uno de mis libros favoritos, *Burbujas en el baño*, de Ivor Windy Bottom. No, la pregunta se refiere a los productos de baño que transforman un baño ordinario en una experiencia efervescente).

La respuesta es sí, si quiere que el baño permanezca caliente durante más tiempo. Una capa de burbujas proporciona cierto aislamiento al agua y evita que el calor se escape. En cuanto a si las burbujas en la bañera hacen que un baño sea más reparador, no he podido encontrar ninguna prueba que apoye la teoría —aunque eso no significa que no sea cierta—. El estudio más cercano que pude encontrar abordaba una cuestión ligeramente diferente: ¿qué es más relajante: las burbujas de una bañera de hidromasaje o un baño sereno y tranquilo?

Para aclarar esta cuestión vital, en 1990 se realizó un estudio en una sala de exposición de bañeras de hidromasaje de Minnesota.[19] Al leer la localización de esta investigación, me imaginé al instante a los clientes deambulando por la sala de exposición, desconcertados al encontrar bañistas desnudos sentados en cada una de las bañeras de hidromasaje que pensaban comprar. Pero resulta que el experimento se llevó a cabo un domingo, cuando la tienda estaba cerrada. Lo cual está genial, por una cuestión de decoro y por el bien de las cifras de ventas de la tienda, porque los resultados mostraron que un baño simple es tan bueno para reducir la ansiedad y mejorar el bienestar como uno con lujosos chorros y burbujas.

De este estudio se desprenden buenas noticias para los amantes de los baños en general. Todos y cada uno de los participantes, hubieran disfrutado de su baño con burbujas o sin ellas, se sintieron más descansados después. En respuesta a las afirmaciones de un cuestionario, dijeron cosas como: «Todos mis músculos están relajados», o «Esto es vida», en un tono más placentero. Lo que lo resume todo.

Ahora, permítame que haga una pausa aquí. No quiero que se me enfríe el baño.

6.
UN BUEN PASEO

CONVERSIÓN POR INMERSIÓN

No me gustaba mucho caminar cuando era más joven. Pero eso fue antes de que, sin saberlo, hiciera una excursión épica por el Parque Nacional Torres del Paine, en el sur de Chile. Fui a la caminata deliberadamente, por supuesto, para ver las tres inmensas agujas de granito, las «torres» que dan nombre al parque. Lo que no sabía, cuando me puse en marcha, era lo larga y dura que sería. Había confiado en mi marido. «Es un viaje de ida y vuelta de cinco horas», me había asegurado la noche anterior, mientras yacíamos en nuestras literas en el dormitorio de un refugio de madera. «Es un buen trecho, pero podré arreglármelas», pensé, antes de quedarme dormida.

A la mañana siguiente, nuestra ruta nos llevó a través de un valle llano y verde. Luego, bordeamos una cresta de pedregal antes de seguir un río poco profundo y lleno de rocas a través de un bosque. En cierto punto, otro mochilero nos había aconsejado que dejáramos las mochilas candadas a los troncos de los árboles. A partir de aquí fue más difícil. Medio caminamos, medio trepamos por más pedregales, y luego escalamos rocas hasta que llegamos a una meseta lunar y a un lago increíblemente azul. El cielo también era de un azul maravilloso.

Allí delante de nosotros estaban las tres inmensas, escarpadas y planas losas de roca que sobresalían del paisaje lunar como gigantescas palas dentadas. Estas famosas torres naturales son tan altas que los escaladores lo bastante valientes como para escalarlas deben pasar la noche a media altura, suspendidos en el aire, azotados por el viento, sujetos por clips y mosquetones a sus vivacs arriostrados, oteando y orinando en el vacío.

Era una escena estupenda. Sin duda, una de las vistas más grandiosas que he visto nunca, y bien merecía la pena el esfuerzo físico para llegar hasta ella. Pero cinco horas de ida y vuelta eran demasiado. Estábamos bien entrados en la sexta hora mientras nos comíamos nuestro almuerzo para llevar, todavía contemplando la impresionante vista, y ni siquiera habíamos empezado el tramo de vuelta.

Al principio, el viaje de vuelta no estuvo tan mal, y una cafetería que vendía churros con chocolate caliente a mitad de camino fue mi segunda cosa favorita después de las vistas. Pero, a pesar de todo el gran paisaje, las últimas dos o tres horas fueron un duro esfuerzo. Solo una cosa me hizo seguir adelante.

Antes de salir de excursión, habíamos elegido y reservado una habitación en un acogedor B&B que estaría lista para nuestro regreso. Y ahí va lo más emocionante: era una habitación con bañera. Durante todo el camino de vuelta de los tres picos estuve fantaseando con deslizarme en las aguas calientes de ese baño, aliviando mis pies cansados, mis rodillas doloridas y mis gemelos cargados. Pero, cuando llegamos, a última hora de la tarde, en la oscuridad, pudimos ver luces encendidas en «nuestra» habitación. Alguna otra pareja estaba deshaciendo sus mochilas allí dentro; uno de ellos, sin duda, ¡debía de estar a punto de meterse en «mi» baño caliente! Era agonizante, pero tenía que haber una explicación. Y la explicación era esta: habíamos tardado tanto en aparecer que el propietario había supuesto que no vendríamos y había dado las llaves de la habitación a otras personas que buscaban alojamiento. Así que tuvimos que dar una vuelta por la ciudad en busca de otra habitación para pasar la noche. Insistí en una con baño.

También había experimentado una especie de epifanía. Aquella noche me fui a la cama agotada y dolorida. No estaba dispuesta a perdonar a mi marido por haber calculado mal cuánto duraría la caminata —o tal vez incluso por haber mentido sobre ello—. Todos esos largos tramos habían sido no solo agotadores, sino aburridos. Y sin embargo, me encontraba en un estado dichoso. Sí, en parte me sentía orgullosa de mí misma por haber andado tanto, y muy contenta por haber visto una de las maravillas naturales del mundo. Pero era más que eso. Me invadió una inmensa sensación de satisfacción y de paz interior. Ahora entendía por qué a la gente le gustaba caminar. Desde entonces soy una senderista entusiasta, aunque este sigue siendo el recorrido más largo que he hecho nunca.

Pero no soy la única que descubrió, aunque algo tarde, las delicias de hacer caminatas. De las personas que decidieron completar la Prueba del Descanso, el 38 % seleccionó el senderismo como una de sus tres principales actividades relajantes. Por supuesto, muchos factores explican la popularidad de caminar. En mi caso, un factor importante fue la magnificencia de esas formaciones rocosas únicas en el paseo de las tres agujas. Más comúnmente, gran parte del placer de un largo paseo es que a menudo tiene lugar en el campo, lejos del hormigón, el ajetreo y el tráfico. Pasar tiempo en la naturaleza era la segunda actividad más reparadora de todas, y volveré sobre ello en el capítulo 2. Pero en este capítulo me centraré en las otras razones, los factores físicos y mentales que hacen que caminar resulte tan reparador, a pesar del esfuerzo que implica y que nos hace suponer que es lo contrario al descanso.

LA NADA Y LO NUEVO

Para salir a caminar se necesita muy poco, aparte de algo de tiempo. Uno de los encantos del senderismo es su sencillez.

Pero la verdadera clave de la naturaleza reparadora de caminar es que resuelve dos de los mayores impedimentos a los que nos enfrentamos cuando intentamos no hacer nada (veremos mucho más sobre esto en el próximo capítulo). El primero es el sentimiento de culpa. Por mucho que queramos descansar, por mucho que lo valoremos y sintamos que es bueno para nosotros, sabemos que hay ciento una cosas que deberíamos estar haciendo en casa o en la oficina. Estas tareas están a nuestro alrededor: superficies que limpiar, bombillas que cambiar, formularios que rellenar, informes que redactar. Sin embargo, en el momento en que sale de casa o del trabajo para dar un paseo, se ha alejado de todo eso. Puede que todas esas cosas sigan necesitando resolverse, pero tendrán que esperar. Mientras esté paseando, lo único que puede hacer es caminar, siempre que ponga el teléfono en silencio, por supuesto.

El poeta y ensayista estadounidense Henry David Thoreau fue uno de los primeros defensores del senderismo recreativo. Observó que uno de los grandes beneficios de caminar es que nos aleja de las exigencias del hogar y del lugar de trabajo.

> Creo que no puedo preservar mi salud y mi espíritu, a menos que pase cuatro horas al día como mínimo —y suele ser más que eso— paseando por los bosques y por las colinas y campos, absolutamente libre de todos los compromisos mundanos... Cuando a veces recuerdo que los mecánicos y los tenderos permanecen en sus tiendas no solo toda la mañana, sino también toda la tarde, sentados con las piernas cruzadas tantos de ellos —como si las piernas estuvieran hechas para sentarse y no para estar de pie o caminar—, pienso que merecen cierto crédito por no haberse suicidado hace tiempo. Yo, que no puedo permanecer en mi des-

pacho ni un solo día sin adquirir algo de óxido..., confieso que me asombra el poder de resistencia, por no hablar de la insensibilidad moral, de mis vecinos que se recluyen en tiendas y oficinas todo el día durante semanas y meses, sí, e incluso años seguidos.[1]

Una de las cosas que más me gustan de este pasaje es su inversión de una suposición común. No es una larga caminata lo que requiere resistencia, explica Thoreau, sino estar sentado en el escritorio. Este es un argumento que me ha acompañado mientras trabajaba en este libro. No lo dice con las mismas palabras, pero Thoreau entendía que caminar es maravillosamente descansado. Un método para calmar la mente, sí, pero también el cuerpo. Estirar esas piernas es, en última instancia, más relajante que dejarlas sin usar.

El otro impedimento para el descanso que elimina un buen paseo es el miedo al aburrimiento. Por supuesto, un paseo puede ser aburrido dependiendo de la zona por donde transitemos, por eso la mejor opción para distraernos es escoger un paisaje natural: el mar centelleante y los acantilados blancos; las ondulantes colinas verdes y los campos de maíz; los altos setos y los bosques oscuros. Aunque también puede ser entretenido andar por la ciudad, donde se intercalan casas, jardines (siempre interesantes para mí), iglesias (menos), edificios públicos y *pubs* (¿un trago rápido? ¿Por qué no?).

Y las pequeñas cosas que se encuentran por el camino pueden llamarnos la atención y fascinarnos: «¿No son esas huellas extraordinariamente grandes?»; «¡Qué escalones tan curiosos!»; «¿Qué clase de pájaro es ese que está cantando?».

Pero incluso cuando no hay nada externo que le distraiga, el ritmo repetitivo del caminar hace que, de algún modo, la monotonía resulte absorbente. Puede perderse a lo largo del trayecto y también puede ayudarle a evadirse. Incluso cuando un paseo es un medio para alcanzar un fin —ese paseo de casa a la estación, por ejemplo—, también puede ser un fin en sí mismo: un raro momento del día en el que no está pensando en otra cosa. Yo utilizo los paseos entre las reuniones de oficina en Londres no como un momento para ordenar mis pensamientos o prepararme mentalmente para lo que me espera, sino para desconectar durante unos minutos. Y es el ritmo de los paseos lo que me permite hacerlo.

Por aparente contraste, en su libro *Wanderlust*, sobre la historia del senderismo, Rebecca Solnit escribe que la única vez que sintió que tenía permiso para pensar detenidamente en su libro fue cuando salió a pasear. Por supuesto, podría haberse sentado en su escritorio y pensar. Pero hoy en día pensar en sí mismo no se considera una forma productiva de emplear nuestro tiempo. Se ve como no hacer nada, algo que la mente moderna no soporta, aunque sea el estado requerido para el pensamiento profundo. Entonces, ¿cómo podemos ponernos en este modo de pensamiento profundo? «La mejor forma de hacerlo es disfrazándolo de hacer algo —sugiere Solnit—, y lo más parecido a no hacer nada es caminar».[2]

No tengo coche, así que andando es como llego a cualquier sitio cercano: tiendas, la consulta del médico, casas de amigos, restaurantes y bares. El resultado es una intensa familiaridad con ciertas calles locales, ya que las he recorrido cientos de veces. Me tropiezo con los vecinos y charlo. Leo los carteles de gatos perdidos atados con cuerda a las farolas: Sweetcorn, Leo y Lucy, todos desaparecidos, todos «muy queridos». Si está oscuro y las casas están iluminadas, miro por las ventanas, imaginando las vidas que hay dentro. A última hora de la noche veo a menudo zorros que olfatean la acera delante de mí mientras buscan comida. Me ven venir, pero no tienen miedo. Se alejan cuando quieren, no por mi presencia.

Por supuesto, cuando el cielo está oscuro y cae una lluvia torrencial, o cuando las bolsas de la compra pesan y me dejan marcas en las manos, maldigo el hecho de vivir al final de una larga carretera alejada de las tiendas y fantaseo con descubrir un día que el camino se ha acortado milagrosamente. No todos los paseos que doy por mi barrio son reparadores, absorbentes o agradables.

Pero, en el momento en que paso una noche en un lugar donde no puedo salir por la puerta, echo de menos la posibilidad de caminar. A veces, cuando he viajado por trabajo, me he alojado en zonas en las que no es seguro salir andando del hotel, ya sea por los altos índices de delincuencia o, más a menudo, porque el edificio está rodeado de carretera sin aceras. Recuerdo que una vez pregunté a la recepcionista de un motel en EE. UU. en qué dirección debía dirigirme para dar un paseo, y ella parecía totalmente desconcertada. ¿Qué era lo que necesitaba? ¿Adónde quería ir? Cuando le dije que solo quería ver la zona, no pudo entender por qué no me limitaba a dar un paseo en mi coche de alquiler. Y ojalá lo hubiera hecho. Mi paseo de aquel día, junto a autopistas, bajo pasos elevados y a través de centros comerciales, no fue agradable.

En general, sin embargo, un paseo es una forma estupenda de descubrir un lugar nuevo. La velocidad al caminar es la adecuada para asimilar las cosas. El ritmo es perfecto para absorber lo que nos rodea, deja espacio para algunas distracciones, pero no para preocuparnos por otros aspectos de nuestra vida. El ritmo es lo suficientemente lento como para no abrumar los sentidos, permitiendo que nuestra mente divague. Es el equilibrio perfecto entre la nada y lo nuevo.

RALENTIZAR EL RITMO

Otro aspecto reparador de caminar es que cambia nuestra percepción del tiempo. O más exactamente, quizá, lo ajusta a un ritmo que nos parece natural. Debemos sacrificar algo de tiempo para dar un paseo, pero ese desembolso inicial se amortiza con creces cuando los minutos parecen dilatarse al caminar. El tiempo se ralentiza a medida que disminuimos la velocidad, a un ritmo de marcha.

Cuando nuestra mente intenta evaluar cuánto tiempo ha pasado, una de las pistas que utilizamos es la distancia que nos hemos desplazado en el espacio. El transporte moderno, que nos lleva a través de vastas distancias a gran velocidad, ha desordenado estas claves. Es más notable en el caso de los aviones, que van tan lejos y tan rápido que la distancia y el tiempo están desincronizados. A pesar del tiempo real que hemos viajado y de la aburrida duración del vuelo, a veces parece que hemos llegado antes de haber partido. O que hemos perdido días y noches por el camino. Nuestros relojes corporales luchan por ponerse al día. En cambio, estamos tan acostumbrados a los viajes en coche que el hecho de que disminuyan la distancia y, por tanto, aceleren el tiempo ya nos parece normal. Ya no nos desorienta. Pero un efecto positivo es hacer que nuestra velocidad natural —la velocidad a la que caminamos— nos parezca más lenta y, por tanto, amplíe nuestra percepción del paso del tiempo. Al final de un viaje de cuatro días caminando por parte de la República Checa, agradablemente cansados por nuestro esfuerzo, tomamos un autobús de vuelta a la ciudad de la que habíamos partido. La amplia extensión de terreno que nos había llevado cuatro días transitar a pie tardamos solo veinticinco minutos en recorrerla en el autobús. Inmediatamente estábamos de vuelta en el modo de vida moderno, donde el tiempo parece pasar a toda velocidad. Desde esta ciudad, hicimos otro viaje en autobús hasta una estación de autobuses de Praga, y luego en metro hasta el centro de la ciudad. Este día de tránsito fue tan aburrido como fugaz. Ninguno de los detalles se me quedó grabado. En cambio, cada parte del paseo permanece en mi memoria. Así que, tanto en aquel momento como mirando hacia atrás, el acto de caminar parece alargar y profundizar el tiempo. Por eso caminar nos resulta tan reparador. Hoy en día, gran parte de la vida se acelera. Caminar nos ralentiza.

TRAS LAS HUELLAS DE LOS GIGANTES

«Caminar nos permite estar en nuestros cuerpos y en el mundo sin preocuparnos por ello. Nos deja libres para pensar sin estar totalmente perdidos en nuestros pensamientos». Con estas frases, Rebecca Solnit ha resumido las cualidades únicas de un paseo. Tanto el cuerpo como la mente están implicados y en la medida justa.

Al igual que Rebecca Solnit, Beethoven, Dickens, Goethe, Kierkegaard, Nietzsche, Wordsworth, Kant y Aristóteles (por nombrar solo a algunos) eran todos aficionados a dar largos paseos —y por la misma razón: porque les daba la oportunidad de pensar—. «Todos los pensamientos verdaderamente grandes se conciben caminando», escribió el filósofo Nietzsche en 1889. Un siglo antes, Rousseau insistía en que era la única forma en que podía concentrarse: «Cuando me detengo, dejo de pensar. Mi mente solo funciona con mis piernas». Puede que el resto de nosotros no tengamos el talento de estas grandes personas, pero habremos compartido una experiencia común. Estamos atascados en algo. Nos rendimos y salimos a dar un paseo. Dejamos de pensar en aquello que nos tiene bloqueados y —si tenemos suerte— la solución viene a nosotros. Seguro que muchos de nosotros hemos dicho alguna vez que salimos a pasear para «despejar la mente». Lo que queremos decir es que nuestras mentes están anudadas con problemas. Un paseo parece deshacer los nudos, para barrer las nubes.

Hay buenas pruebas de investigación de que caminar ayuda a aumentar nuestra creatividad. Investigadores de la Universidad de Stanford asignaron aleatoriamente a personas cuatro actividades diferentes: caminar en una cinta en interiores frente a una pared en blanco, sentarse en una silla en interiores frente a una pared en blanco, pasear por el campus universitario y sentarse en una silla de ruedas mientras alguien los empujaba por el mismo recorrido a través del campus. A continuación, se sometió a los participantes a una prueba de creatividad. Su tarea consistía en idear el mayor número posible de usos para un objeto cotidiano, como un botón (una persona sugirió utilizarlo como colador diminuto, lo que me parece estupendo). Para obtener la mejor puntuación, las respuestas tenían que ser tan originales que nadie más de los participantes en el estudio hubiera hecho la misma sugerencia. Pero no sirve de nada insinuar que el botón podría utilizarse como nave espacial, porque eso es inviable. En el documento lo llaman «la producción de novedad apropiada». Ponen el ejemplo de sugerir que el líquido para encendedores podría utilizarse como ingrediente de una sopa. Esto, dicen con cierto eufemismo, es original, pero no apropiado. Los investigadores descubrieron que caminar al aire libre era la mejor actividad para liberar el flujo de ideas. Le siguieron caminar en interiores y ser empujado en una silla de ruedas en el exterior. Sentarse en el interior ocupaba —apropiadamente quizá— el último lugar.[3]

Y ya que hablamos de juegos de palabras, me di cuenta de que los investigadores de este estudio tomaron este recurso para dar nombre a su artículo, algo que no se ve a menudo en los áridos escritos académicos. Se utilizaron frases como

«Poner las observaciones sobre una base sólida» y «Dar lo mejor de sí mismo», y el título fue «Dale piernas a tus ideas», lo que nos hizo preguntarnos si los investigadores siguieron su propio consejo y dieron algunos largos paseos para dar rienda suelta a sus poderes de escritura creativa.

Por cierto, para tranquilizar a los usuarios de sillas de ruedas, los autores señalan que, si a las personas asignadas a las sillas de ruedas se les hubiera permitido empujarse a sí mismas, su creatividad podría haber sido tan elevada como la de los caminantes. Lo que queda claro a partir de esta investigación y de otros estudios es que hay algo en el movimiento bajo nuestros propios impulsos que parece liberarnos para pensar. Por supuesto, Aristóteles y los demás ya lo sabían, pero el objetivo de la investigación no es siempre descubrir cosas nuevas, sino confirmar científicamente nuestras intuiciones.

Pero no es solo el aumento de la creatividad (y, por supuesto, la mejora de la forma física) lo que obtenemos al caminar. Si caminamos con otra persona, las pruebas sugieren que experimentamos mayores niveles de empatía y nos volvemos mejores cooperando. Al caminar uno al lado del otro, empezamos a sincronizar nuestros movimientos sin darnos cuenta. Automáticamente detenemos la conversación para cruzar una calle transitada o porque algo nos llama la atención. Luego, mediante reglas tácitas, retomamos la conversación como si nunca la hubiéramos interrumpido. Si se instruye a un grupo de personas para que caminen en sincronía, hay pruebas de que incluso se muestran más dispuestas a hacer sacrificios por el grupo. Por esta razón, se ha sugerido que las negociaciones de un conflicto se lleven a cabo mientras las partes enfrentadas salen a dar un paseo compartido.[4] En lugar de enfrentarse unos a otros en la mesa de conferencias, lo que acentúa las posiciones fijas, los negociadores estarían unos junto a otros mirando al mundo. Dudo que esto se haya ensayado en conversaciones de paz reales, pero parece una idea que merece la pena probar.

Imagínese a hombres y mujeres trajeados embarcándose con rostro grave en excursiones juntos, inspirándose para encontrar compromisos creativos mientras pasean por los senderos alpinos. ¿No sería maravilloso que los delegados pudieran descender a un valle una tarde, exhaustos y regocijados, y decir: «¡Eh, hemos resuelto la guerra civil siria!»?

Por supuesto, siempre existe la posibilidad de que la caminata por la paz transcurra en un silencio sepulcral. Yo soy una persona bastante parlanchina, pero a veces, cuando camino, incluso cuando lo hago al lado de alguien, prefiero el sosiego. El profesor de Filosofía y escritor francés Frédéric Gros describe el caminar con otra persona como una «soledad compartida».[5] Puede hablar, si lo desea, pero nadie tiene que llenar el silencio, puesto que el silencio ya está lleno con el caminar. Me recuerda al *porch sitting*, una idea del *counselling* en la que la gente a veces se siente más capaz de hablar de temas personales cuando está sentada al lado de alguien en lugar de enfrente. Del mismo modo, algunos padres encuentran que el momento más fácil para hablar con su hijo adolescente es cuando están conduciendo y el adolescente está en el asiento del copiloto. Pueden hablar sin tener que estar uno frente al otro. La charla no tiene ese elemento de confrontación escenificada.

Con el senderismo hay un elemento añadido. Al estar ligeramente alejado de su mundo cotidiano, al igual que se da permiso para pensar, se da permiso para debatir las cuestiones que antes se alejaban de lo monótono y cotidiano, como su relación de pareja, o el futuro, o el sentido de la vida, o incluso lo que ocurre después de la muerte. La cuestión es que caminar nos libera no solo para pensar, sino para hacerlo en profundidad. ¿Es eso reparador? Bueno, a veces es al pensar en las cuestiones más profundas cuando encontramos la paz verdadera.

¿DESCANSAR DEL AGOTAMIENTO?

Caminar tiene todo tipo de beneficios; sin embargo, cuando se trata de descansar, sigue existiendo la paradoja de que el verdadero descanso significa sin duda detenerse, mientras que caminar tiene que ver con el movimiento. Esto plantea una cuestión más amplia: cuando hablamos de descanso, ¿es la mente o es el cuerpo lo que intentamos desahogar? ¿Puede el agotamiento de uno de ellos liberar al otro para que descanse? ¿O el verdadero descanso consiste en conseguir la unión adecuada entre ambos?

Steve Fowler es ahora poeta, pero antes fue luchador de jaula. Es tan amable que uno no lo adivinaría al conocerlo. Pero sigue estando muy en forma y es muy fuerte. Hoy en día no lanza puñetazos a sus oponentes, sino a sacos de boxeo en un gimnasio, aporreando y aporreando hasta quedar destrozado. Incluso ha filmado películas con escenas en las que ha dado puñetazos y patadas durante varias horas, continuando cuando estaba claramente destrozado. Pero así, insiste, es como logra el descanso.

Me dijo que a menudo se siente extremadamente inquieto y que hacer ejercicio hasta la extenuación es la forma más rápida para él de alcanzar un estado de reposo. Con esta práctica no solo ha descubierto que es más creativo en lo que se refiere a su poesía, sino que ha adquirido una actitud más positiva y un carácter más afable. También me mencionó algo que podría llegar al fondo de por qué el esfuerzo extremo puede ser reparador. Para él, es la forma más directa de «salir de sí mismo».

La actividad que describe Steve Fowler es, por supuesto, mucho más energética que caminar, y no es la única persona que opta por el deporte como método revitalizador. Además del 38 % de los encuestados que escogió caminar como actividad descansada, otro 16 % eligió algún tipo de ejercicio y un 8 % dijo que incluso correr era descansado. Correr es sin duda lo contrario del descanso: no es estar sentado, sino de pie;

no es estar quieto, sino en movimiento; no es respirar despacio, sino rápido; no es descansar los músculos, sino activarlos. Sin embargo, muchos sí lo consideran descanso e incluso lo encuentran esencial para ello.

Muchas veces me he preguntado si hay algo que podamos aprender de los corredores, más allá de la técnica: «Uno, dos; uno, dos». Un alto ejecutivo que es corredor de resistencia en su tiempo libre me dijo una vez que, si uno sigue repitiendo este mantra, puede seguir adelante milla tras milla. Mucho más lejos de lo que cree posible: «Uno, dos; uno, dos». Si sigues moviendo las piernas, decía, no hay quien te pare. Utilizó la frase para motivarse a correr toda la noche por dunas de arena rocosa en Marruecos cuando participó en el Maratón de Sables. El nombre hace referencia a un maratón —26 millas, 385 yardas—, pero, en realidad, se trata de completar seis maratones seguidos. A los que abandonan a mitad de camino (los pesos ligeros) se les denomina «abandonados» y tienen que llevar brazaletes verdes para señalarlos en los puntos de agrupación. A pesar de la vergüenza, al menos podrían alegrarse de la oportunidad de descansar, pensé. Pero no, están más que destruidos, según me dijo el ejecutivo. Y supongo que, si uno se siente así de disgustado por cualquier cosa, no se encuentra en un estado de reposo.

Una nueva investigación podría arrojar algo de luz sobre por qué el ejercicio extremo puede considerarse reparador. Los neurocientíficos han descubierto que los cerebros de los corredores de fondo de élite presentan patrones de conexiones diferentes a los de las personas más sedentarias. Incluso mientras estos corredores están en reposo, tumbados en un escáner cerebral, sin hacer nada en particular, se produce un aumento de la actividad coordinada en las áreas relacionadas con la memoria de trabajo y la función ejecutiva…, y una reducción de la actividad en la red de modo por defecto: el parloteo del cerebro. Este trabajo se encuentra en una fase preliminar, pero se hace eco de los patrones neuronales hallados en los cerebros de meditadores experimentados y regulares.

Cuanto más frecuentemente participaban los atletas en pruebas de resistencia, más fuerte era el efecto. Era como si correr tuviera un efecto meditativo en el cerebro. El esfuerzo corporal permitía al cerebro descansar, haciendo posible que el parloteo del cerebro se calmara. Y este efecto duró incluso después de dejar de correr. Quizá también ocurra algo menos extremo al caminar. Frédéric Gros lo ha llamado la «forma occidental de meditación».

Aun así, hay que preguntarse hasta qué punto el descanso del ejercicio está relacionado con la alegría de parar. Yo corro con regularidad (aunque no estoy segura de que el corredor de resistencia lo llamara siquiera «correr») y, aunque lo disfruto —incluso lo echo de menos cuando estoy varios días sin hacerlo—, no hay nada mejor que llegar a casa y descansar de una forma autocomplaciente. Detenerse también es una de las alegrías de caminar. Rousseau dijo: «Me gusta caminar a mis anchas y detenerme cuando me apetece». Si camina solo, ni siquiera tiene que depender de nadie. Se detiene cuando le apetece a contemplar las vistas y se regodea en el cálido resplandor de su logro. Puede encontrar algún lugar resguardado del viento donde refugiarse, bajo un afloramiento rocoso quizás. El bocadillo de mermelada aplastado en el fondo de su mochila, que no elegiría comer en ninguna otra circunstancia, ahora sabe bien. Cuando por fin llega a casa y puede descansar como es debido, el cansancio que siente es de algún modo enriquecedor, no el tipo de fatiga rígida que experimenta después de demasiadas horas de trabajo frente a su escritorio, ni tampoco ese terrible dolor en los músculos tras excederse en el gimnasio, sino una sensación satisfactoria de que ahora, por fin, puede realmente descansar.

La pregunta sigue siendo si los corredores más expertos disfrutan de cada momento de su sexto maratón o si lo que más ansían es terminar. La única forma de averiguarlo es preguntarles y esperar que le respondan con sinceridad, que es exactamente lo que hizo un equipo de investigadores con un grupo de corredores maratonianos. En primer lugar, estos corredores fueron entrenados para hacer comentarios continuos sobre sus propios pensamientos. El proceso era más o menos así:

Imagínese que le pido que nombre veinte animales y que hable de sus procesos de pensamiento mientras elabora la lista. Pruébelo. Es muy divertido y bastante interesante. Ahí va la mía: perro, gato, ratón… ¿Qué tal animales grandes? León, tigre, elefante, ballena, delfín, marsopa. Y ya que estamos en el agua, foca y morsa. Algunos animales salvajes pequeños: zorro, armiño, tejón, conejo, liebre. ¿Suficiente? No, necesito algunos más: castor, nutria. Debe haber algunos animales africanos más que no he mencionado: leopardo, guepardo, león. ¿Lo había dicho ya? Puede que sí. Monos. ¡Se me habían olvidado! Chimpancés, gorilas, lémures. Ya deben ser suficientes. Pensaré en películas de vida salvaje, por si surge alguna idea: ranas voladoras, cocodrilos, caimanes, serpientes. Seguro que son veinte. Lagartos. Difícil parar ahora.

Una vez que los corredores habían practicado este tipo de ejercicio, salían a correr y grababan sus comentarios sobre los pensamientos que les venían. No podemos estar totalmente seguros de que los corredores estuvieran siendo sinceros todo el tiempo, pero aun así los resultados fueron interesantes.

Cuando corro, me distraigo constantemente del acto de correr en sí. A veces, es porque estoy escuchando pódcasts o música. Otras veces, me distraen las cosas que veo por la calle. Pero los maratonianos serios eran diferentes: el 72 % de sus pensamientos se referían a su ritmo, su distancia, su dolor e incomodidad y cómo debían seguir adelante. Solo el 28 % de sus pensamientos se centraban en el paisaje, el tiempo o el tráfico. He aquí algunos ejemplos de lo que pensaban para motivarse: «¡No vayas a la ciudad negativa! Nada de ciudad negativa. Empezar de nuevo, no es para tanto», decía Laurie, un corredor. Y cuando corría por una colina empinada: «Mental, es todo mental», decía Bill.[6] No parece que la experiencia les resultara reparadora, aunque quizá eso vino después. Concentrarse en la carrera es probablemente la clave del éxito si va a participar en competiciones, pero, si lo que quiere es hacer ejercicio para evadirse de todo lo demás, con el fin de liberar su mente para que descanse y le reconforte, entonces dejar que la mente divague es probablemente la mejor opción.

DESCANSAR DE ESTAR SENTADO

Los paseos distraen nuestra mente y cansan nuestro cuerpo, haciéndonos sentir más descansados, pero hay otra forma de ver los paseos, sobre todo los breves: como un descanso de estar sentado. En la actualidad, los trabajadores de oficina tienden a pasar hasta un 75 % de su tiempo sentados en sus escritorios, y gran parte de ello es inevitable: no pueden saltarse la jornada para dedicar un par de horas a caminar. Pero la buena noticia es que no necesitan hacerlo, pues se ha demostrado que incluso las microcaminatas marcan la diferencia en el bienestar, además de que mejoran los niveles de forma física.

En un estudio, la gente tuvo que sentarse a trabajar frente a un ordenador durante seis horas, abandonando el escritorio solo cuando necesitaban «vaciarse», tal y como lo expresaron los investigadores en el documento (un eufemismo no muy acertado que digamos con el que trataban de referirse a orinar o defecar... Quizá utilizando estos términos hubiera sonado mejor). Al comienzo del día, la mitad de estas mismas personas caminaron moderadamente rápido en una cinta durante treinta minutos. Los demás participantes en el estudio recorrieron la misma cantidad de trayecto, pero en intervalos de cinco minutos cada hora. ¿Qué grupo cree que se sentía más descansado y con más energía al final del día? Los que hicieron la marcha en pequeñas ráfagas. Ambos grupos sintieron que tenían más energía inmediatamente después de su caminata, pero para las personas que hicieron las microráfagas los efectos duraron todo el día. Cuando estaban listos para volver a casa, no solo estaban de mejor humor, sino que sentían menos hambre que las personas que dieron un único paseo, aunque más prolongado. Así que, para obtener los beneficios reparadores de caminar, no necesita vivir al pie de las colinas de una montaña y hacer largas caminatas todas las tardes. Ni siquiera dar un largo paseo por la ciudad. El simple hecho de levantarse de su escritorio y voltear cualquier edificio puede aliviarle, restaurarle y hacerle descansar.

Suponiendo que pueda hacer una pausa para comer, ¿cuál de estas dos opciones cree que le ayudaría a lograr el descanso: un paseo de quince minutos por el parque local o dedicar quince minutos a hacer ejercicios de relajación? Una investigación finlandesa descubrió que la respuesta era cualquiera de las dos, pero que funcionaban de formas diferentes.[7] Después de ambas actividades, las personas se sentían menos cansadas y más capaces de concentrarse por la tarde de lo habitual. La relajación funcionó mejor cuando la gente sintió que había desconectado del trabajo, mientras que el senderismo fue más eficaz cuando la gente disfrutó de la excursión. La conclusión que obtenemos es que, si elige una actividad para descargar sus piernas, tiene que ser algo que le invite a evadirse de sus responsabilidades o le permita disfrutar al menos.

Numerosas investigaciones han descubierto que el ejercicio mejora nuestro estado de ánimo y que incluso podría ayudar a prevenir la depresión al hacernos más resistentes al estrés. Este tipo de estudios han tendido a centrarse en ejercicios más enérgicos que caminar, pero recientemente los investigadores repasaron los mejores estudios de todo el mundo con la esperanza de averiguar la intensidad ideal del ejercicio para mejorar el estado de ánimo. ¿Caminar es tan bueno como correr? ¿Y cuánto tiempo hay que dedicar a hacerlo? La buena noticia es que entre diez y treinta minutos son suficientes para marcar la diferencia. Ni correr ni caminar destacaron por encima del otro, así que quizá la clave esté en elegir la actividad que sea más probable que realmente llegue a realizar. Los investigadores descubrieron, por cierto, que la mayor mejora del estado de ánimo procedía de actividades como la halterofilia, que distraen y no son demasiado desagradables, y los logros son fáciles de medir, lo que nos lleva a sentirnos satisfechos por haberlo hecho bien. Y eso me hizo replantearme el levantar pesas.

Un estudio realizado en 2018 sobre más de un millón de personas en EE. UU. reveló que caminar estaba relacionado con una tasa un 17 % menor de dificultades de salud mental.[8] Sin embargo, estos resultados no aseguran que caminar prevenga o reduzca los problemas, y tampoco se contó con la posibilidad de que las personas que ya están angustiadas no sean capaces enfrentarse a salir a caminar. En cualquier estudio transversal como este tenemos que tener cuidado con la causalidad. ¿Caminar protege contra las enfermedades mentales, o las personas enfermas caminan menos? Pero otro estudio de 2018 superó esta cuestión metodológica haciendo un seguimiento de 34.000 personas durante una década. Esta vez, los investigadores descubrieron que, si las personas no habían tenido depresión anteriormente, el ejercicio regular sí protegía de padecerla en el futuro. Por supuesto, no evitó todos los casos de depresión, pero las cifras de este estudio muestran que, si todo el mundo hubiera hecho ejercicio durante una hora a la semana, se podrían haber evitado el 12 % de los casos de depresión. De nuevo, la buena noticia aquí es que caminar es tan bueno como correr, en términos de salud mental, lo que significa que las personas que no están particularmente en forma física pueden ver los beneficios.

Pero tenga cuidado si piensa preguntar a alguien con depresión si ha probado a hacer ejercicio. Aunque los médicos de cabecera a veces prescriben ejercicio a los pacientes con depresión, a menudo con éxito, conozco a personas depresivas que odian que la gente les pregunte constantemente si han considerado empezar a correr. Correr no es para todo el mundo, aunque sea beneficioso. Y aunque la mayoría de nosotros tenemos que hacer algo de marcha, no todo el mundo disfruta con ello. Una de las ideas que pretende plasmar este libro es que hay diferentes caminos hacia el descanso y que debemos encontrar el que más nos convenga. Dicho esto, también hay pruebas fehacientes de que la gente duerme mejor por la noche los días que ha hecho ejercicio.

Ahora bien, hay otro elemento curioso en la relación entre el descanso y el ejercicio que debo mencionar. En la Prueba del Descanso descubrimos que los que hacen más ejercicio también creen que descansan más. Y tienen razón. En las veinticuatro horas anteriores declararon haber pasado un mayor número de horas descansando en general que aquellos que hacían menos ejercicio. La razón es sencilla. Además de encontrar descansado el ejercicio en sí, estas personas tienden a recompensarse con un descanso sedentario después de hacer ejercicio. Hacen doblete, como se suele decir.

CONTAR CADA PASO

Cuando descubrí los beneficios de caminar en aquella excursión en Chile, no existía Fitbit, ni tampoco las aplicaciones para contar pasos. Los paquetes de cereales regalaban a veces podómetros, pero no mucha gente los utilizaba. Si entonces hubiera tenido la aplicación que tengo ahora, apenas una cuarta parte de la caminata habría estado fluyendo confeti verde brillante por la pantalla de mi teléfono, felicitándome por haber alcanzado 10.000 pasos. ¿Me habría dado un empujón? Tal vez. Pero quizá no de la mejor manera.

El auge del Fitbit demuestra cuánta gente hoy en día no solo quiere caminar, sino medir sus caminatas, cuantificarlas, visualizarlas en un gráfico y luego recibir el equivalente a las estrellas de oro de la escuela primaria por sus logros. Yo soy una de esas personas. Pero quizá, si quiero que caminar sea un descanso, debería replanteármelo.

Esta es la era del «yo cuantificado», en la que la gente utiliza la tecnología para hacer un seguimiento de todo, desde su estado de ánimo hasta el número de veces que orina. En términos de forma física, sin duda es bueno que encontremos formas de animarnos a movernos más. Después de todo, Public Health England publicó cifras en 2017 que estiman que cuatro de cada diez personas de mediana edad ni siquiera consiguen dar un paseo enérgico de diez minutos al mes.[9]

Pero ¿es contar los pasos la mejor manera de persuadirse para caminar más? ¿Y existe el riesgo de que cuantificar un paseo le robe su carácter reparador? Cuando unos investigadores estadounidenses compararon dos grupos de personas que intentaban perder peso, uno con un contador de pasos y otro sin él, descubrieron que los que contaban los pasos acababan perdiendo menos kilos, en lugar de más.[10] Luego, en un experimento británico, se proveyó a jóvenes de trece y catorce años de pulseras Fitbit que llevaron consigo durante ocho semanas. Al principio, a los adolescentes les gustó la novedad del artilugio y disfrutaron compitiendo entre ellos, pero pronto se aburrieron y se quejaron de que el objetivo de 10.000 pasos al día era injusto porque era demasiado alto.[11]

Quizá solo buscaban excusas, pero, en cualquier caso, llevaban razón. Hace tiempo que me pregunto de dónde viene esa cifra mágica de 10.000, aparte de ser un bonito número redondo. Resulta que todo se remonta a los Juegos Olímpicos de Tokio de 1964.

Poco antes de que comenzaran los juegos, una empresa empezó a comercializar un podómetro llamado Manpo-Kei. En japonés, *man* significa «10.000», *po* significa «pasos» y *kei* significa «metro», así que era el «podómetro de los 10.000 pasos». Fue un gran éxito de *marketing* y desde entonces la cifra se ha mantenido. Más tarde, se realizaron estudios sobre los beneficios para la salud que aportaba hacer 5000 frente a 10.000 pasos, y, como era de esperar, estos últimos conducían a niveles de forma física más elevados. Pero no debemos cometer el error de pensar que se han probado exhaustivamente toda una serie de objetivos y que los 10.000 han salido vencedores. Por lo que sabemos, podría haber un punto en el que el beneficio extra de dar más pasos empiece a desaparecer: 9000 podría ser el número óptimo, o podrían ser 11.000. Una investigación totalmente nueva acaba de descubrir que, para las mujeres de setenta años, los beneficios de caminar en términos de vivir más tiempo parecen estancarse en torno a los 7500. Fue el salto de 2700 pasos a más de 4000 el que tuvo el mayor impacto en la salud.[12] Luego está la cuestión de cuál es el número óptimo en términos psicológicos. Para alguien que haga regularmente una quinta parte de esa cifra, 10.000 le parecerá un objetivo elevado y casi imposible, lo que podría desanimarle incluso a intentarlo, mientras que las personas que alcanzan el objetivo con facilidad podrían verse tentadas a detenerse en los mágicos 10.000 cuando podrían estar haciendo más.

La ventaja de los contadores de pasos es que le muestran lo fácil que es que pasen un par de días sin que camine mucho, aunque se considere una persona ocupada y activa. Si es usted una persona a la que caminar le resulta relajante, quizá debería replantearse el Fitbit como un «marcador de reposo», que le indique si ha dedicado el tiempo suficiente a descansar. Pero tenga cuidado con que el podómetro le quite el placer de caminar. Jordan Etkin, psicólogo en la Universidad de Duke, en Estados Unidos, descubrió que las personas que hacían un seguimiento de sus pasos caminaban más, pero disfrutaban menos del paseo, incluso cuando habían decidido llevar el podómetro. Afirmaron que el seguimiento de sus pasos hacía que caminar se sintiera más como un trabajo y, lo que es más importante, sus niveles de felicidad al final del día eran más bajos.[13] Si pensamos en el estudio en el que las personas caminaban durante quince minutos en su pausa para comer, la eficacia de caminar para darse un respiro dependía de lo mucho que disfrutaran del paseo. Así que, si contar los pasos reduce el placer intrínseco de caminar, también podría estropear sus efectos reparadores.

Si utiliza un contador de pasos, también debe recordar que es un instrumento contundente que ignora su edad o la velocidad a la que se mueve. Como mencioné al principio de esta sección, mi contador me recompensa con más confeti verde digital por caminar 10.000 pasos que por correr 9000, cuando por supuesto la carrera hace más por mi forma física. La clave está en utilizar el contador de pasos como guía, pero poniendo sus propias reglas, ya que solo usted sabe qué otras actividades puede haber realizado. Y si está realmente decidido a alcanzar su objetivo cada día pero no quiere arruinar su descanso, hay formas de hacer trampas, por supuesto: póngaselo a su perro, conéctelo a un metrónomo o alquile un andador para que recorra el parque por usted. Mientras tanto, puede estar holgazaneando en una hamaca.

Hablando en serio, existen estrategias para encajar más caminatas en su vida cotidiana sin necesidad de verse espoleado por un contador de pasos. Pruebe a bajarse del autobús una parada antes o a caminar por la calle en paralelo a su ruta habitual, lo que supone andar un poco más, pero lo hace más interesante. Si se aburre de las mismas calles, mire hacia arriba. Las partes superiores de los edificios, sobre todo en las calles repletas de tiendas, son más variadas de lo que podría pensar.

Del mismo modo, si está en el campo, no mire solo a la altura de la cabeza. Mi padre, naturalista, es todo un experto a la hora de detectar la fauna que yo paso por alto, y me he dado cuenta de que lo consigue escudriñando constantemente a ras de suelo y muy por encima de los árboles y el cielo, además de a la altura de los ojos. Cuanto más vea, más distraído y descansado puede llegar a ser su paseo. Y recuerde que lo que estamos intentando hacer aquí es descansar lo suficiente, por lo que es importante que no se sienta culpable por no caminar constantemente o no esforzarse más. Y si no le apetece salir a caminar pero siente que realmente debería hacerlo, intente motivarse reformulando su paseo como si fuera a descansar.

A lo largo de este libro he hablado de cómo necesitamos un equilibrio entre descanso y actividad cada día. Y me pregunto si caminar es una forma especial de descansar por su equilibrio interno inherente. Nos permite dejar de trabajar, pero, mientras lo hacemos, no estamos exactamente sin hacer nada, por lo que podemos obtener algo de paz sin sentirnos culpables. Tenemos permiso para pensar, pero también para distraernos.

5.
NO HACER NADA EN PARTICULAR

BARTLEBY

«Preferiría no hacerlo». Esa es la respuesta que da Bartleby, el escribiente, cuando le piden que examine un documento legal de su jefe. «Preferiría no hacerlo» es su contestación cuando se le pide que traiga copias de unos papeles para corregirlos. Una solicitud para hacer un recado a la oficina de correos obtiene la misma sentencia: «Preferiría no hacerlo».

Bartleby es un empleado jurídico ficticio que trabajaba en Wall Street en la década de 1850 y que aparece en un relato corto de Herman Melville. Se le ha calificado como la persona más perezosa de la literatura del siglo XIX,[1] aunque Oblomov, el héroe epónimo de la novela de Iván Goncharov, podría rebatirlo (¿podría molestársele, sin embargo?) Gran parte del humor de Bartleby, el escribiente, proviene de que el jefe de Bartleby se encuentra sin ayuda en sus intentos de contrarrestar la resistencia pasiva de su empleado. Y lo que resulta exasperante para nuestro narrador anónimo, y para nosotros: Bartleby nunca da más explicaciones sobre su inactividad. Simplemente la prefiere a la alternativa. No hace ningún trabajo, simplemente se pasa el día mirando a la pared. Incluso cuando lo despiden, le dan su última paga y le piden que se marche, como era de esperar, dice: «Preferiría no hacerlo», y no lo hace. Finalmente, el abogado se ve obligado a cambiar de oficina para escapar de Bartleby.

Bartleby es un virtuoso del no hacer nada, un maestro del arte. Pero ¿equivale su no hacer nada a descansar? Oblomov es más bien un holgazán. Ni se le ocurriría ir a una oficina; no se molesta en levantarse de la cama. Por el contrario, Bartleby tiene que estar muy concentrado y decidido. Demuestra que no hacer nada es en realidad un trabajo bastante duro. Hacer lo justo para que su jefe no le moleste habría sido más fácil.

Así pues, tener en mente el ejemplo de Bartleby es útil cuando nos referimos a no hacer nada como modo de descanso. Por supuesto, en cierto sentido, no hacer nada es descanso en estado puro. ¿Qué podría ser más reparador? No es de extrañar, pues, que en la Prueba del Descanso «no hacer nada en particular» resultara popular, situándose en el número cinco de los diez primeros puestos. Pero indaguemos un poco más y descubriremos que, aunque no hacer nada es una forma popular de descansar, no es algo que a la mayoría de la gente le resulte fácil.

En nuestra encuesta, el 10 % de las personas nos dijeron que el descanso de cualquier tipo les resulta tan difícil que les hace sentirse culpables. ¿Cómo de difícil debe ser para estas personas no hacer nada? En el caso de Bartleby, no hacer nada era complicado debido a las exigencias de su jefe, pero a menudo los únicos que nos impiden no hacer nada somos nosotros mismos. Incluso ver un programa de televisión basura puede parecer preferible a sentarse en el sofá sin hacer nada en absoluto. Al menos está haciendo algo. Si alguien le pregunta al día siguiente qué hizo anoche, es socialmente aceptable decir que vio un poco la tele. O quizás escuchó música. O incluso puede que responda: «No mucho», sin precisar. Pero admitir que realmente estuvo «sentado sin hacer nada» podría avergonzarle.

Para la mente moderna, la afición de Bartleby a quedarse sentado mirando la pared resulta extraña. Nos perturba y nos inquieta. No es un camino hacia el descanso. Por eso es importante la parte «en particular» de nuestro deseo de «no hacer nada». De hecho, siempre estamos haciendo algo; si no físicamente, sí mentalmente. Y más aún, para lograr la ilusión de no hacer nada, generalmente se requiere bastante concentración y disciplina, y hoy en día incluso una marca, una guía y un gurú. Esto de no hacer nada puede resultar agotador. Pero eso no quiere decir que no debamos intentar hacer menos. En este capítulo, mostraré los beneficios de no hacer nada exactamente, o más bien de casi no hacer nada. Como siempre, se trata de una cuestión de equilibrio, no de todo o nada. Y tampoco hay que buscar simplemente un punto medio entre los dos, sino, dado que la mayoría de nosotros necesitamos más descanso, una suave inclinación hacia lo último.

CUANDO EL DESCANSO PUEDE MATAR

Tenemos una relación de amor/odio con la ausencia de actividad. Cuando estamos ocupados, es lo que anhelamos; sin embargo, en cuanto tenemos tiempo libre para holgazanear, tendemos a no hacerlo y llenamos ese tiempo libre con otras actividades. Quizá no tengamos que hacer nada, pero aun así lo hacemos. Las personas que trabajan a menudo sueñan con jubilarse. Sin embargo, cuando se acerca la jubilación, suelen temer ese momento. Todas esas horas y nada en concreto que hacer. Sin embargo, no hacer nada en particular puede resultar ser algo que consuma mucho tiempo. Una vez que ha pasado, las personas jubiladas suelen decir que «no saben adónde va el tiempo», que «los días solo se llenan a sí mismos». Cada vez más, las personas jubiladas solo se han retirado del trabajo formal. En muchos sentidos —clubes de lectura, senderismo, pilates, cursos en centros para mayores, cruceros—, están tan ocupados como las personas en edad laboral. Pero incluso los que afirman que «no hacen nada» suelen estar más cerca de hacer «poco» o «nada en particular» que de «nada en absoluto». Andan alegremente de un lado para otro: leyendo el periódico, ordenando la casa, yendo a la compra, haciendo la comida, arreglando cosas, limpiando, viendo quizá un programa de televisión o pensando en la cena. Y antes de que se den cuenta, el día ha terminado.

Sin embargo, parece que hay una parte en todos nosotros que sigue anhelando no hacer nada en absoluto. Por eso, muchos sentimos un furtivo afecto por el perezoso y por esa habilidad suya de ralentizar el ritmo y pasarse el día colgado boca abajo de un árbol. Los perezosos han convertido el hábito de la hamaca en una forma de vida. De hecho, su nombre calumnia a estos animales; no son perezosos como tales. O más bien, son perezosos con un propósito. Cuanta menos energía gastan, menos comida necesitan, así que tiene sentido que permanezcan quietos. Además, digieren la comida muy lentamente. Quizá sea más exacto decir que no están haciendo nada como tal; están digiriendo. Un estudio de la década de 1970 observó que transcurrían cincuenta días desde que el perezoso terminaba de ingerir una comida hasta que ese alimento abandonaba su cuerpo (o lo vaciaba, como, según vimos en el capítulo 6, les gusta decir a algunos investigadores). Pero los perezosos son bastante particulares a la hora de evacuar. A pesar de su falta general de actividad física, hacen el esfuerzo de bajar del árbol y hacer sus necesidades ordenadamente en el suelo. A los conservacionistas les preocupa que los perezosos dediquen mucho tiempo a esto porque los deja expuestos a ser atacados por otros animales que campan a sus anchas. Arriba, en los árboles, el hábito inmóvil de los perezosos los salva de los depredadores. Y también los camufla de los turistas deseosos de verlos en sus paseos por la selva.

Tal vez los perezosos estén ayudando a cambiar el significado de una palabra que tradicionalmente tiene tan malas connotaciones que llega a formar parte de los siete pecados capitales. Tomás de Aquino, el teólogo medieval, en su *Summa Theologiae*, esboza el problema. La pereza, dice, es «lentitud de la mente que descuida comenzar el bien», y eso hace que sea «mala en su efecto», ya que nos impide hacer el trabajo de Dios. Y no es solo la tradición cristiana la que ve con malos ojos no hacer nada. Hipócrates dijo que «la ociosidad y la falta de ocupación tienden —es más, son arrastradas— hacia el mal».

Esto es probablemente demasiado para la mayoría de nosotros hoy en día. Pero, aunque no veamos el no hacer nada como algo malo o un pecado, sentimos que es malo. Debe serlo, porque todos sabemos que el esfuerzo es bueno. El esfuerzo lleva al logro y al éxito. No hacer nada, no. La actividad conduce a la buena forma física y a una larga vida. No hacer nada, no. El sedentarismo es malo. Estar sentado es el nuevo fumar, dicen los titulares. Incluso estoy escribiendo esto en un escritorio de pie, sin atreverme a hacer algo que se ha comparado con dar caladas a un cigarrillo. En Escandinavia, muchos lugares de trabajo cuentan con escritorios de pie como equipamiento estándar. Cada vez son más comunes en el Reino Unido. Pronto, estar de pie será el nuevo estar sentado.

En cuanto a holgazanear en la cama, ni se le ocurra. O no más allá de alguna que otra tumbada. Pasar largos periodos en la cama es tan malo para nuestra salud que se ha utilizado como sustituto de los vuelos espaciales para estimar el daño que la ingravidez puede tener en el organismo. El reposo absoluto en cama puede sonar bien, pero provoca reducciones en la absorción de calcio, el peso corporal, la masa muscular y la fuerza, así como alteraciones en la densidad ósea, la rigidez de los huesos y los ritmos circadianos.[2] Hasta a las personas que se recuperan de una operación importante o de una enfermedad grave se les hace levantarse de la cama lo antes posible. Permanecer tumbado durante largos periodos puede, literalmente, matarle. Incluso para los que pasamos mucho tiempo en vertical, si no nos movemos lo suficiente, tendremos problemas. Hay pruebas fehacientes de que una vida sedentaria aumenta el riesgo de obesidad, diabetes de tipo 2, enfermedades cardíacas, derrames cerebrales y cáncer.

Con todas estas advertencias, parece que no hay nada que objetar a que, por nuestra salud, es mejor evitar estar sentados. Pero, de nuevo, todo es cuestión de equilibrio y ritmo. Los momentos de descanso en los que no hace nada están bien, siempre que no sea lo único que haga en todo el día. Es más: resultan buenos para su salud. Como descubriremos, tomarse un descanso es importante.

SOY BÚHO, Y A MUCHA HONRA

Los juicios morales sobre el descanso son más severos cuando se trata de no hacer nada. Utilizamos palabras que hacen que no hacer nada suene más despreocupado y casual —serenarse, vaguear, vegetar—, pero, lo llamemos como lo llamemos, en la era actual seguimos temiendo que la ociosidad esté mal. Asociamos fuertemente el no hacer nada con la pereza y tememos que el único camino al que nos puede llevar sea hacia abajo.

Imagínese quedarse en la cama durante una hora después de haberse despertado, mirando al techo o por la ventana, si puede, dejando que su mente vague por donde quiera. No hay nada malo en empezar el día de esta manera; sin embargo, como sociedad, no podemos evitar ver a las «personas alondras», que se levantan temprano con un aspecto resplandeciente y, supuestamente, con muchas ganas, con más energía, más virtuosos…, como las mejores. Están admirando la luz del amanecer, probablemente después de prepararse zumos frescos y saludables que toman durante su baño previo al trabajo. Las «personas búho», en cambio, son vagas, holgazanas. Mientras las alondras aprovechan al máximo la mañana, los búhos roncan, profundamente dormidos, o, peor aún, despiertos pero tumbados en la cama, sin hacer nada.

A estas alturas ya habrá adivinado que soy un búho. O dicho de un modo más científico, porque no suena tan mal y nos recuerda que existe una base genética para que no nos gusten las mañanas tempranas: tengo un cronotipo tardío. Aunque, después de intentar justificarme a través de la ciencia, me pregunto por qué siento la necesidad de hacerlo. Debería ser búho y estar orgullosa.

Entre el 5 y el 10 % de la población se encuentra en los extremos del espectro temprano/tarde. Son las personas que cabecean en la mesa del comedor aunque todavía no sean las ocho y media de la tarde (un amigo mío es así), las personas que entran a trompicones en el trabajo un minuto antes de las diez de la mañana (yo soy así), todavía con los ojos desorbitados y somnolientos. La mayoría de la gente se sitúa más bien en el medio. Pero dondequiera que usted se ubique en el espectro, no es necesariamente perezoso. Aunque intente hacérselo comprender a las alondras.

Estas me sueltan frases como «Si te obligas a levantarte temprano todos los días, pronto te acostumbrarás»; «Te estás perdiendo lo mejor del día»; «Te sentirás mejor por ello». Sin embargo, nadie —ni siquiera los compañeros búhos— predica las virtudes de trasnochar a las alondras, y se consideraría perverso sugerir que los pájaros madrugadores son perezosos porque se acuestan a las 9 de la noche y se limitan a tumbarse y dormir, mientras que nosotros, los tardones, seguimos levantados y activos. No, a los búhos se les considera siempre los perezosos, como a los adolescentes. (Por fin, una investigación que demuestra que los relojes corporales de los adolescentes se ajustan más tarde se está haciendo lo suficientemente conocida como para que cada vez menos adolescentes sean acosados por sus padres para que salgan temprano de la cama los fines de semana, aunque todavía solo el 1 % de las escuelas empiezan el día después de las 9:30 —lo digo con sentimiento, recordando mi propia adolescencia—). Hoy en día puedo acostarme cuando quiero. En el peor de los casos, mi marido viene todo santurrón y abre las persianas a la impía hora de las nueve. En fin de semana, debo añadir.

¡Un momento! ¿Por qué estoy otra vez a la defensiva? ¿Qué hay de malo en seguir en la cama a las 9:00 en un día laborable?

El hecho es, sin embargo, que siempre estoy despierta y fuera de la cama a, bueno, no más tarde de las 8:45 de la mañana de lunes a viernes. Pero nunca, jamás, acepto quedar para desayunar antes de ir a trabajar. Estaré encantada de verme con alguien a la salida, pero, si quieren hacerlo antes, siempre rehúso. Sin embargo, por alguna razón, no me atrevo a decir simplemente: «Lo siento, estaré descansando a esa hora». En lugar de eso, diré que no tengo tiempo, esperando que supongan que estoy ocupada en otras labores, y no la verdad: que sigo tumbada en la cama. Por supuesto que podría obligarme a levantarme más temprano, y a veces no tengo otra opción debido a los vuelos o a la necesidad de hacer entrevistas de radio con personas en zonas horarias diferentes. Pero es un mito al que uno se acostumbra. Se siente antinatural, poco saludable. No me han hecho de ninguna manera para que me gusten los madrugones. Y la investigación me respalda. Los padres con cronotipos tardíos obligados a madrugar por el llanto de los bebés, los niños pequeños que saltan sobre la cama o los niños mayores que necesitan que los lleven al colegio vuelven a las andadas en cuanto pueden, aunque tengan que esperar años o décadas. Al final, regresan al cronotipo.

EL AJETREO COMO SÍMBOLO DE ESTATUS

Nuestra libertad para descansar, y en particular para no hacer nada, viene dictada en gran medida, por supuesto, por las exigencias del trabajo. Muchos de nosotros vemos el descanso como lo opuesto al trabajo o a estar ocupados. Pero este no es el caso de todo el mundo ni, de hecho, en todas partes. Mientras que la mayoría de las personas del Reino Unido y EE. UU. nos dijeron que consideraban el descanso como lo opuesto al trabajo, el 57 % de los encuestados de la Prueba del Descanso que vivían en la India tenían una opinión diferente. Estos encuestados indios se encontraban quizás entre esas personas que aman su trabajo, que se sienten tan bien ejerciéndolo que lo encuentran descansado, dejándolos con energía en lugar de agotados al final del día. Y dependiendo de lo convencional y estricto que sea su oficio, existen momentos de descanso durante la jornada laboral.

A pesar de la evidencia de que es bueno para nosotros y aumenta la productividad, pocos lugares de trabajo, aparte de las empresas de publicidad de moda y las compañías tecnológicas, contemplan las siestas energéticas o proporcionan almohadillas para dormir. Y poner los pies sobre el escritorio o echar una cabezadita (o incluso embobarse) en su puesto de trabajo sigue estando mal visto. Pero seamos sinceros: la mayoría de nosotros tenemos oportunidades para relajarnos y descansar en el trabajo, e incluso para divertirnos un poco. Recuerdo que, cuando era pequeña, me quedé realmente sorprendida cuando mi padre llegó a casa del trabajo con un dedo roto. No es que me horrorizara la lesión, sino cómo se la infligió. Resultó que se había producido durante un concurso de salto de pupitre. No tenía ni idea de que los adultos se comportaran de ese modo. Ahora que soy mayor, más de lo que era mi padre entonces, sé que no es así, por supuesto. Sea cual sea su trabajo, la mayoría de la gente consigue hacerlo más divertido, si puede; como esos periodistas de una misma redacción que se retan unos a otros a escribir historias cuyas primeras palabras, en una tipografía más grande y más audaz, sean, por ejemplo, «El editor es un...». Y, a partir de ahí, continúan.

Probablemente sea mejor no saber cómo en algunas otras profesiones, en el caso de los médicos, por ejemplo, se rebelan contra las restricciones de su profesión como forma de relajarse en el trabajo. Pero sí sabemos que el trabajo no es un puro ajetreo todo el tiempo, que los momentos de descanso aparecen en mitad del día, al igual que el trabajo aflora durante el tiempo de ocio (ese correo electrónico que aparece y le estropea el fin de semana).

Durante siglos, un buen indicador de la riqueza de una persona era el número de horas que tenía que trabajar. En pocas palabras, cuantas menos hicieras, más rico eras. El economista Thorstein Veblen acuñó la expresión «la clase del ocio», una clase social que destacaba no por un trabajo duro conspicuo, sino por un consumo y un ocio conspicuos. Los integrantes de este grupo eran comúnmente los empresarios ricos y, en países como Rusia, los terratenientes adinerados, como Oblomov.

Hasta cierto punto, esta imagen sigue siendo cierta, con el ejemplo de la limpiadora de un bloque de oficinas que trabaja varios turnos para ganar lo suficiente para vivir, y sin perspectivas de jubilarse nunca, mientras que el comerciante del mismo edificio gana tanto que él (y en su mayoría siguen siendo hombres, no mujeres) puede jubilarse a los cuarenta y dedicarse a jugar al golf. Pero he aquí la trampa: porque, piense lo que piense de los comerciantes, son conocidos por trabajar duro muchas horas. Maníaca y peligrosamente. ¿Por qué lo hacen? Para hacerse asquerosamente ricos, por supuesto, pero es más que eso. Hoy en día, tenemos otra forma de ver las largas jornadas laborales y el ajetreo: nos hace parecer importantes.

En la Columbia Business School, Silvia Bellezza pidió a la gente que evaluara los mensajes falsos de Facebook escritos por una mujer ficticia llamada Sally Fisher.[4] Una versión de Sally decía cosas como: «Disfrutando de una larga pausa para comer», y a las 17:00 de la tarde de un viernes publicaba: «¡Fin de mi jornada!». En la otra versión, la ocupada Sally Fisher posteaba: «Almuerzo rápido de diez minutos», y a las 17:00 de un viernes posteaba: «¡Todavía trabajando!». En este estudio no se dio a los participantes la oportunidad de comentar el aburrido contenido de las publicaciones de Sally en redes sociales, sino que se les pidió que evaluaran su estatus social. No le sorprenderá saber que calificaron a la ocupada Sally como de mayor estatus, más solicitada, y la situaron en un peldaño superior de una escalera pictórica de riqueza económica. Si está demasiado ocupada como para detenerse a comer como es debido, razonaron, debe de ser importante. La perezosa Sally languidecía en lo más bajo de la escalera.

Silvia Bellezza afirma que, al igual que a menudo valoramos los productos en función de su escasez, lo mismo ocurre con las competencias de las personas. Alta demanda equivale a escasez, igual a mayor valor. Por lo tanto, la persona ocupada es más valorada en nuestra sociedad. Bellezza también descubrió que tendemos a creer que las personas ocupadas hacen las cosas más rápido, son mejores en la multitarea y tienen trabajos más significativos. No es de extrañar, por tanto, que alardear de estar ocupado sea endémico en las redes sociales. El equipo de Bellezza analizó los llamados *humblebrags*, mediante los cuales la gente (a veces, personas muy famosas) publica comentarios en las redes sociales para presumir de lo brillantes que son. Como el 12 % incluía comentarios sobre lo ocupadas y trabajadoras que eran estas personas, podemos concluir que los días en los que los ricos y famosos querían ser conocidos principalmente por hacer muy poco han pasado.

Pero quizá esto no sea cierto en todas partes del mundo. Bellezza se preguntó si la cultura estadounidense del emprendimiento, con su creencia casi sagrada de que cualquiera puede tener éxito si trabaja lo suficiente, significa que la actividad como distintivo de estatus es una característica peculiarmente estadounidense. En otras palabras, ¿es la base del sueño americano de algún modo singularmente americana? Para probar esta hipótesis, compartió con un grupo de estadounidenses y con otro de italianos la historia de un hombre de treinta y cinco años (llamado Jeff para los estadounidenses y Giovanni para los italianos) que trabajaba muchas horas. Mientras tanto, otro grupo de estadounidenses e italianos tenían una versión de Jeff/ Giovanni distinta, en la que apenas trabajaba. Como predijo, los participantes de EE. UU. tendían a atribuir al trabajador duro un estatus más alto que el hombre que tenía un tiempo más libre, mientras que los italianos suponían que el trabajador duro se había visto obligado a trabajar muchas horas por necesidad, y que el otro hombre debía ser tan rico y tener tanto éxito que no necesitaba trabajar mucho. Así pues, la *dolce vita* sobrevive en Italia, lo que para mí es una razón más para amar Italia.

Lamentablemente, aquí en el Reino Unido las actitudes están más cerca de la visión estadounidense que de las sensibilidades más sofisticadas de nuestros vecinos europeos. Pero sea cual sea su actitud ante el ajetreo como signo de estatus, está claro que la sociedad del ocio que nos prometieron no se ha hecho realidad. ¿Quién cree que se cumplirá la predicción de John Maynard Keynes de que la semana laboral de quince horas será la norma en 2030? Después de todo, cuando el Wellcome Trust, que financió la Prueba del Descanso, anunció en enero de 2019 que estaba «considerando» pasar a sus 800 empleados de la sede central a una semana de cuatro días, se vio como una política tan inusual que llegó a los principales boletines informativos. Por supuesto, si no se reduce la carga de trabajo, la consecuencia no deseada podría ser que, para encajar el trabajo, la gente tenga que trabajar muy duro sin ningún descanso durante los cuatro días. ¡Quién sabe hasta que lo prueben!

La buena noticia es que las encuestas sobre cómo utilizamos nuestro tiempo muestran que, por término medio, tenemos más tiempo libre que en los años 50. Sin embargo, a menudo no se siente así. Parece que estamos más ocupados que nunca, quizá debido a una difuminación de los límites entre el trabajo y el tiempo libre, con algunos sectores de la sociedad que sienten que están siempre de guardia, aunque su empleo no lo exija. No es que nuestro tiempo libre se vea interrumpido a menudo por el trabajo, sino que es una responsabilidad constante. Comprobamos reflexivamente nuestros teléfonos en busca de nuevos mensajes, incluso cuando la posibilidad de que surja algo urgente que requiera nuestra atención es, cuando menos, remota. Y esto nos lleva a responder rápidamente a los correos electrónicos del trabajo a medianoche de un sábado o a primera hora de un domingo, en lugar de desconectar y dejarlo para el lunes por la mañana. Incluso, si no respondemos, esa tarea pendiente ronda en nuestra cabeza una y otra vez.

No se trata solo de un problema del primer mundo. En muchos países de renta baja, las fronteras entre el trabajo y el ocio son fluidas —o casi inexistentes— para millones de personas. La mujer que atiende un pequeño puesto de venta de fruta en una remota carretera de Bangladesh puede pasar gran parte del día «sin trabajar», descansando, incluso dormitando. Sin embargo, en cualquier momento la llegada de un cliente puede interrumpir ese descanso. Ahora, en los países de alta tecnología, los mensajes de texto y los correos electrónicos hacen lo mismo. En esto hay una especie de equidad, pero difícilmente del tipo más beneficioso. Ricos o pobres, en países de renta alta o baja, nos cuesta desconectar del trabajo, incluso cuando en realidad no estamos trabajando.

TOMARSE UN DESCANSO

Estamos en un momento en el que se habla de la «economía de la atención». Las empresas compiten por un momento de nuestra atención, y, como comprobamos constantemente en nuestros teléfonos móviles, se la concedemos.

¿Estos momentos forman parte del trabajo o del ocio? En realidad, se trata de una extensión de la noción de «estar constantemente de guardia». Puede que no estemos trabajando como tal, pero nos encontramos leyendo una factura del gas o confirmando una compra en línea cuando ya no hay necesidad de hacerlo. Incluso responder a una invitación a una fiesta o pensar dónde podríamos ir de vacaciones empieza a contar como tareas, ya que nos bombardean con información o nos recuerdan constantemente que se trata de un asunto pendiente de nuestra lista. Todo ello invade nuestro supuesto tiempo libre, haciendo que esos momentos de «no hacer nada» sean aún más escasos.

Si queremos mostrar un compromiso real con un proyecto —incluso uno voluntario o una actividad de ocio—, a menudo decimos que «no descansaremos hasta» terminar una tarea, considerando de algún modo un descanso como un extra opcional, aunque todos sabemos que los descansos son esenciales. Y esto no es solo un fenómeno moderno. El historiador Mike Greaney señala que la enseñanza religiosa —al menos, en Occidente— ha hecho hincapié durante siglos en la importancia de la ética del trabajo, aterrorizando a la gente con historias de castigo en la otra vida si se atrevían a ser indolentes en esta. Pero actualmente pocos de nosotros creemos en la condenación eterna, y sabemos que los sacerdotes que predicaban los males de la pereza estaban aliados con los señores de las casas solariegas, o más tarde con los dueños de los molinos, que querían hacer sudar a los trabajadores para enriquecerse con su trabajo. Ahora somos más libres para abrazar nuestras inclinaciones más perezosas. O lo seríamos, si no fuera por las exigencias de la economía de la atención. Para contrarrestar sus presiones, Greaney nos llama a ser perezosos intencionadamente. Si queremos evitar «ser definidos como criaturas de la economía de la atención, entonces no podemos permitirnos no ser perezosos».[5]

Sí, ha oído bien. Aunque aún estamos muy lejos de esa etapa. Por el momento, el descanso es para los débiles. Sobre todo en Estados Unidos, con sus famosas vacaciones cortas: una media de diez días de vacaciones anuales para los recién incorporados a un puesto de trabajo, que se eleva a unos míseros quince días de vacaciones para los empleados en su quinto año en una empresa. A pesar de esta escasez de vacaciones pagadas, un sinfín de encuestas (curiosamente, siempre patrocinadas por empresas de vacaciones) revelan que mucha gente en Estados Unidos ni siquiera se toma todas sus vacaciones asignadas.

Sorprendentemente, solo el 74 % de los empleados en Estados Unidos tienen derecho a vacaciones pagadas.[6] Como alguien a quien le encantan las vacaciones, y que tendría dificultades para vivir y trabajar en Estados Unidos, puesto que el derecho a vacaciones es tan bajo, estos datos me horrorizan y me intrigan a la vez. Los empleados de Estados Unidos saben que tienen muchas menos vacaciones pagadas que en países comparables de ingresos altos, así que ¿por qué no hay un gran movimiento a favor del cambio? Se podría pensar que una campaña para conseguir algo más cercano a la media europea, veinticinco días, digamos, sería enormemente popular y casi imposible de resistir para las empresas y los políticos. Pero no, ni siquiera una campaña para imponer un número mínimo de días de permiso retribuido generó mucho apoyo.

Cuando Hotels.com puso en marcha el proyecto «Igualdad en Vacaciones», exigiendo que todas las empresas concedieran permisos retribuidos, solo necesitaban 100.000 firmas para exigir a la Casa Blanca que respondiera. Al cabo de dos semanas, ¿cuántas personas habían firmado? Solo 13.000.[7]

Si la falta de permisos no es un problema acuciante en Estados Unidos, debería serlo. La esperanza de vida es menor allí que en muchos otros países de renta alta, a pesar de la elevada proporción del PIB que se gasta en sanidad. Y como veremos, las vacaciones podrían ser un factor que nos permita vivir más.

Tendrá que tener paciencia mientras le explico las evidencias que sostienen esta afirmación. Si quiere demostrar algo en epidemiología, se necesita una gran muestra de personas y hacerles un seguimiento durante un largo periodo. Esto es lo que hizo el profesor Timo Strandberg en un ensayo con empresarios de Helsinki.

A finales de la década de 1970, se reclutó una muestra de más de mil hombres de negocios que presentaban un riesgo superior a la media de desarrollar enfermedades cardíacas y que habían nacido en las décadas de 1920 y 1930. Durante un periodo de cinco años, la mitad de ellos tuvieron que visitar a los investigadores cada cuatro meses para recibir abundantes consejos en pos de la salud. Se les advirtió contra el tabaco y se les habló mucho de los beneficios de una dieta sana y mucho ejercicio. La otra mitad de la muestra no recibió tales consejos.

Durante los cuarenta años siguientes, algunos de los hombres, de ambos grupos, murieron. Eso era de esperar. Pero, por término medio, ¿qué miembros del grupo espera leer que vivieron más? El grupo del estilo de vida saludable, por supuesto.

Sin embargo, eso no fue lo que ocurrió. De hecho, el grupo que recibió consejos murió de media más joven. Como puede imaginar, este fue un hallazgo sorprendente y preocupante para la industria de la promoción de la salud. Se supone que este tipo de consejos ayudan a la gente a vivir más tiempo, pero parecían tener el efecto contrario. Strandberg llegó a la conclusión de que la presión para vivir de forma más saludable estaba causando un estrés agudo a algunos hombres del grupo de estilo de vida saludable.[8] Aunque, por muy interesante que resulte, no es el motivo por el que he incluido este estudio aquí.

Primero las malas noticias: aquí es donde las pruebas de este estudio no respaldan la idea de que pasar mucho tiempo de vacaciones alarga la vida. Pues, entre el grupo de los empresarios que no recibieron consejos sobre un estilo de vida saludable, la cantidad de vacaciones que tomaron no conllevaron ningún cambio en cuanto a su longevidad. Pero, entre los que se animaron a vivir de forma saludable, unas vacaciones más largas sí marcaron una diferencia, una gran diferencia. Los que tomaban menos de tres semanas de vacaciones al año tenían un 37 % más de probabilidades de morir antes de 2004, cuando la edad de los hombres oscilaba entre los setenta y los ochenta y cinco años, en comparación con los que tomaban tres semanas o más.

No es esta una prueba del todo clara. Los estudios pueden ser frustrantes en este sentido. Pero quizá las vacaciones ayudaban a las personas que más las necesitaban. Y hay otro estudio sobre el impacto de las vacaciones en la esperanza de vida, esta vez publicado en 2000. En él participaron 9000 hombres de mediana edad con riesgo de cardiopatía coronaria, y en solo nueve años se puso de manifiesto que los que no tomaban vacaciones corrían un mayor riesgo de morir.[9]

Ambos estudios respaldan hasta cierto punto lo que seguramente todos sentimos intuitivamente: que las vacaciones son buenas para nosotros. Hasta qué punto las vacaciones implican no hacer nada es otra cuestión, por supuesto. Algunos de nosotros incluimos mucha actividad en nuestras escapadas anuales, mientras que otros pasan el tiempo descansando junto a la piscina. En cualquier caso, tanto si se trata de un verdadero descanso como de un cambio que es tan bueno como un descanso, como dice el viejo refrán, las vacaciones nos refrescan, nos restauran y nos mantienen sanos. Desde luego, Strandberg así lo cree.

En 2018, cuando presentó por primera vez esta investigación en una conferencia médica, tras unas diapositivas repletas de gráficos y datos, terminó su ponencia con una fotografía del sol poniéndose sobre el agua. Esta, dijo a los delegados de la conferencia, era la vista desde su sauna en vacaciones.

Así que, sea cual sea su trabajo, intente tomarse las vacaciones que pueda, ya que son buenas para nosotros. Y también algunas pausas. Quizá ahora sea un buen momento de hacer una para prepararnos una taza de té. Aunque sabemos que leer es otra cosa que descansa, no está de más tomarse un descanso de vez en cuando.

Dependiendo del lugar del mundo en el que viva, puede ser té, puede ser café, puede ser mate u otra cosa, pero, por lo general, hay una bebida que la gente se detiene a consumir varias veces al día, a menudo invitando a otros a unirse a ellos. Una pausa para tomar el té nos da permiso para desconectar, puntúa el día y nos ayuda a seguir adelante. Las pausas más eficaces implican un cambio de situación y de escenario: trasladarse a un lugar diferente, incluso al aire libre, y hacer algo distinto..., o no hacer nada en particular. Instintivamente, a todos nos gusta tomarnos un descanso, y hay abundantes pruebas de que rendimos mejor después de habernos tomado uno.

Los descansos nos permiten recuperarnos tanto física como mentalmente, reponiendo nuestros recursos para volver a ponernos en marcha. Los atletas tienen cuidado de no sobre-entrenarse. Se toman en serio la recuperación y no se ejercitan todo el día todos los días. El descanso es crucial, sobre todo después de una lesión. Pero la mayoría de nosotros no solemos hacerlo. Tomamos descansos, pero más bien al azar, a menudo trabajando durante ellos —incluso a la hora de comer—. ¿Quién, fuera del mundo del deporte, tiene en cuenta los tiempos muertos? Quizá deberíamos aplicar esto a nuestras vidas.

Todos sabemos por experiencia que las pausas importan; sin embargo, los días en los que es más probable que nos beneficiemos de ellas, al final, resultan ser los mismos en los que no paramos de hacer cosas, y acabamos tomando como algo normal el no tener un rato para desconectar y descansar, ni siquiera en nuestros días libres, pues estamos siempre ocupados en cualquier actividad. Pero, en realidad, una pausa no tiene por qué ser larga para tener efecto. Una micropausa podría consistir simplemente en reclinarse en la silla de la oficina con los ojos cerrados durante unos segundos, o participar momentáneamente en alguna broma con los compañeros, o incluso mirar por la ventana. Cualquier cosa que no cuente como trabajo o tareas constituye una micropausa. Los estudios han demostrado que, sin darnos cuenta, todos utilizamos estas micropausas como estrategia para revigorizarnos. Y funciona. Una hora después de un microdescanso, los niveles de energía siguen siendo más altos que antes.

Una investigación realizada en Corea del Sur nos da algunas pistas sobre lo que funciona mejor. Los trabajadores de una oficina llevaron un diario a partir de la hora de comer durante diez días. Primero, escribieron cómo se sentían y sus expectativas para el trabajo de la tarde. Después, anotaron las pausas momentáneas que habían hecho durante la tarde y, por último, cómo se sentían al final del día.[10] Los que habían hecho microdescansos terminaban generalmente el día de mejor humor, pero algunas actividades eran más eficaces que otras. Mirar por la ventana, estirarse, tomar una bebida caliente o escuchar música funcionaban mejor que leer o conectarse a Internet. Y fue en los días más exigentes cuando estas pequeñas pausas tuvieron un mayor impacto en el estado de ánimo de las personas.

No todos los lugares de trabajo permiten tal autonomía, por supuesto. Puede que a un jefe no le haga ninguna gracia entrar en la oficina y ver a la mitad de la plantilla charlando, a otros preparando café y al resto mirando por la ventana, pero los empresarios más ilustrados e informados se están dando cuenta de que estos momentos de tiempo de inactividad son esenciales no solo para los empleados y su desempeño individual, sino para el balance final de la empresa. Una mayor productividad no proviene de un trabajo constante, sino de una mayor concentración y creatividad, y las pausas ayudan a ello.

Hay incluso un estudio muy citado que demuestra que los jueces toman decisiones más severas sobre la libertad condicional cuanto más tiempo haya transcurrido desde que su último descanso.[11] Un nuevo análisis de este estudio sugiere una razón alternativa para los resultados, que las decisiones de no poner en libertad son más rápidas de tratar, y por eso los jueces podrían hacer malabarismos con el calendario y apretujarlas al final de las sesiones.[12] Nadie puede saberlo con seguridad, pero hay suficientes pruebas de otros lugares para sugerir que tomamos nuestras mejores decisiones y logramos más cuando estamos suficientemente descansados. Tomemos los exámenes, por ejemplo. En un estudio danés sobre más de dos millones de calificaciones de exámenes, los escolares obtenían mejores resultados si casualmente realizaban el examen después de uno de los dos descansos diarios.[13]

Los escolares no pueden elegir cuándo tomarse un descanso, por supuesto, y a menudo los adultos tampoco, pero, cuando podemos, no somos muy buenos eligiendo los mejores momentos para hacerlo. Investigadores alemanes descubrieron que, en lugar de tomarnos un descanso cuando estamos cansados y esforzándonos, la mayoría de nosotros tendemos a esperar hasta que hemos terminado y entonces nos tomamos un descanso como recompensa.[14] Ahora bien, puede que nos conozcamos bien a nosotros mismos y estemos intentando controlar nuestras tendencias procrastinadoras, por lo que seguimos adelante. Pero, por muy virtuoso que sea esperar a terminar la tarea antes de detenernos, nos estamos perdiendo los beneficios de desconectar. Una pausa de dos minutos a mitad de una tarea podría marcar toda la diferencia tanto en la calidad del trabajo como en la forma en que se siente.

Y si no tiene dos minutos de sobra, un estudio de 2019 descubrió que incluso una pausa de diez segundos ayudaba a las personas a hacer mejor una tarea en la que los participantes tenían que aprender a golpear una serie de secuencias de cuatro dedos.[15]

El descanso debe tomarse en serio. Si ni siquiera es capaz de tomarse microdescansos en el trabajo, el estrés puede acumularse. Una investigación llevada a cabo en Alemania y los Países Bajos descubrió que algunas afirmaciones, como «Cuando llego a casa después del trabajo, quiero que me dejen en paz durante un rato» y «Tengo dificultades para mostrar interés por otras personas inmediatamente después de llegar a casa del trabajo», servían como señal de alerta temprana de episodios de fatiga prolongada y menor bienestar. Si estas afirmaciones se aplican a usted, realmente necesita encontrar la manera de incorporar más descansos a su jornada laboral. O si realmente no puede hacerlo, entonces tal vez necesite descansar más al llegar a casa. Pero hablamos de un descanso de verdad. Las investigaciones demuestran que las actividades más eficaces para promover la recuperación de un día estresante son las cosas de poco esfuerzo, como tumbarse en el sofá, en lugar de las tareas domésticas o el cuidado de los niños.[16] Y sí, sé que estos resultados no sorprenden a nadie verdaderamente, pero no está mal recordarlo de vez en cuando y aplicar el descanso a nuestras vidas dada su importancia.

RELAJACIÓN PROGRESIVA

La idea de que la relajación profunda y sin hacer nada es beneficiosa surgió mucho antes de que comenzara el movimiento del bienestar del siglo XXI. Tendemos a asociar los años treinta con la austeridad y el trabajo duro, pero un psiquiatra de Chicago, una de las ciudades más golpeadas por la Gran Depresión, de apellido Jacobson fue pionero en defender los beneficios de no hacer nada desde un punto de vista científico.

Edmund Jacobson se hizo un nombre desarrollando la tecnología de la relajación progresiva. Es muy posible que usted mismo la haya probado con la esperanza de conciliar el sueño por la noche. Ya he mencionado esta técnica anteriormente en el libro. A menudo se denomina «escáner corporal» y puede aparecer en clases de todo tipo, desde yoga hasta *mindfulness*. Primero, túmbese en posición horizontal. Después, empezando por los dedos de los pies o por la parte superior de la cabeza, escanee su cuerpo hacia arriba o hacia abajo. Apriete y luego relaje cada conjunto de músculos por turnos. La idea es que entonces todo su cuerpo comience a sentirse más relajado, junto con su mente.

El interés de Jacobson por la relajación surgió de su fascinación por lo contrario: el reflejo de sobresalto. Cuando era un niño de diez años que crecía a finales del siglo XIX, quedó horrorizado por un incendio que tuvo lugar en un hotel propiedad de su padre. Murieron tres personas, entre ellas un hombre al que conocía y que, según se dijo, se había agarrado al alféizar de una ventana de un quinto piso durante todo el tiempo que pudieron aguantar las yemas de sus dedos, antes de caer al vacío. Jacobson describió su reacción en un artículo que publicó casi al final de su vida: «Me horrorizó el estado de excitación nerviosa de varios individuos tras el incendio».[17] Quedó tan deslumbrado por la reacción que vio en sus padres y en otras personas ante este suceso traumático que decidió investigar el tema en la universidad, empezando con un examen del reflejo de sobresalto. Para ello, invitó a participantes a su laboratorio y les aplicó fuertes descargas eléctricas, mientras vigilaba sus reacciones.

Jacobson descubrió que, si enseñaba a la gente a relajar los músculos antes del ruido inesperado, podía atenuar su respuesta de sobresalto. Entonces, se dio cuenta de que los mismos ejercicios podían aplicarse a otras situaciones, y así comenzó su desarrollo de la técnica de relajación progresiva, que publicó en 1924. Echando la vista atrás, recordaba que incluso él mismo fue un tanto escéptico sobre lo que estaba haciendo: «Hace treinta años, mientras iba de habitación en habitación intentando que individuos con diferentes dolencias se relajaran, recuerdo haberme dicho a mí mismo: "¿Qué clase de tontería es esta que estás practicando?"».[18] Sin embargo, sus datos demostraban que sus técnicas funcionaban. Poco a poco, Jacobson fue ganando confianza y se sintió seguro de que había dado con algo importante. De hecho, su experimento tuvo tanto éxito, según él, que permitió a su mujer dar a luz sin paliativos y sin ni siquiera gritar.

La historiadora Ayesha Nathoo señala que Jacobson estaba ansioso por que sus colegas consideraran que su trabajo se encuadraba dentro de la disciplina científica de la medicina. Exigía dedicación a sus pacientes, insistiendo en que, a diferencia del reposo en cama prescrito a menudo en la época, la relajación muscular era una habilidad que debía aprenderse y que requería una o dos horas de práctica en casa cada día, además de lecciones semanales.[19] Sus técnicas implicaban un reposo estricto, medido fisiológicamente y enseñado a fondo.

Pero, además de ser tomado en serio por los investigadores médicos, Jacobson quería llegar al gran público. Eso lo llevó a escribir un popular libro con un título exhortatorio y poco placentero: *¡Debe relajarse!*

Con la formación suficiente, decía Jacobson, cualquiera podría disfrutar de «la civilización moderna sin quemar la vela por los dos extremos», y sigue siendo una de las figuras más importantes de la disciplina de la relajación. Sin embargo, ¿cómo equivale esto exactamente a no hacer nada? La cuestión es la siguiente: a pesar de las detalladas instrucciones técnicas y de la necesidad de mantener la concentración durante todo el proceso, cantidades significativas de tiempo durante la relajación progresiva se pasan sin hacer nada. De hecho, una forma de ver a Jacobson y a otros que lo han seguido es como inteligentes «reformuladores». Nos sentimos más cómodos con la idea de no hacer nada si lo hacemos mediante una técnica médicamente probada. Aprender y practicar el no hacer nada hace que se sienta, irónicamente, haciendo algo. Y eso es mucho más fácil para nosotros.

ABURRIMIENTO BUENO
Y ABURRIMIENTO MALO

Sentarse literalmente sin hacer nada es más desafiante. ¿Podría soportar una situación así? «Todos los problemas de la humanidad tienen su origen en la incapacidad del hombre para sentarse tranquilamente en una habitación a solas», escribió el filósofo francés Pascal hace unos 350 años. Esta cita podría haber figurado en el capítulo «Quiero estar solo», o incluso en el capítulo «Soñar despierto», ya que Pascal llega a decir que tememos alejar las distracciones porque entonces tendremos que enfrentarnos a las verdades de los pensamientos que quedan. O la cita podría haber encajado en el primer capítulo sobre la atención plena, una práctica que nos exige estar quietos y darnos cuenta de las cosas, aceptar nuestros pensamientos, aunque parezcan autocríticos. Esto me lleva a preguntarme si Pascal se acerca más que ningún otro a la dificultad fundamental que tenemos para descansar. No es solo que nos cueste encontrar el tiempo o distraernos, sino que en realidad lo tememos.

Imagine que le piden que se siente solo en una habitación vacía durante quince minutos. ¿Qué haría? ¿Echar mano de su teléfono quizás? No puede, los investigadores lo han guardado bajo llave mientras dura el experimento. ¿Abrir un libro o un periódico? No, tampoco le está permitido. ¿Sacar un bolígrafo y papel para hacer una lista de tareas? No, pasa lo mismo. ¿Dar vueltas por la habitación? ¿Hacer flexiones? No, las normas establecen que debe permanecer en la silla. ¿Doblar los brazos y aprovechar para echarse una siesta? No, esa es otra de las reglas: debe permanecer despierto. Así que realmente el único entretenimiento que le queda es su propia mente. En 2014 se publicaron una serie de experimentos psicológicos realizados en habitaciones vacías. Y Pascal tenía razón: a la gente no le gustaba nada la situación.[20]

De las once variaciones del experimento, una en particular obtuvo repercusión mundial. Se condujo a los participantes de uno en uno a una habitación vacía, sin ninguna distracción, y se les colocaron electrodos en los tobillos. Se les enseñó a pulsar una tecla del ordenador que les provocaría una descarga eléctrica. Después, se les dejó solos con los electrodos durante quince minutos y se les dijo que podían «pensar en lo que quisieran». Ah, y tenían la opción añadida de darse más descargas si así lo deseaban.

Y aquí está lo chocante, lo que ha hecho que este experimento sea tan notorio: un participante se electrocutó 190 veces. ¿Un masoquista? No, el 71 % de los hombres se dieron al menos una descarga eléctrica; en cuanto a las mujeres, aunque se mostraron menos inclinadas a infligirse dolor a sí mismas, una cuarta parte se autoadministró una descarga. Parece que la gente odiaba tanto pasar quince minutos con sus propios pensamientos que prefería soportar el dolor antes que no hacer nada.

Hay una advertencia. Las cifras de este estudio son pequeñas. Y yo me pregunto si la curiosidad también entra en juego. ¿Dolerían de igual modo las descargas una segunda vez? Obedecemos al mismo impulso que cuando tocamos un plato que el camarero acaba de advertirnos que está caliente; queremos descubrir cosas. No hace tanto tiempo, cuando estaba de acampada, toqué un aro de hierro que había alrededor de una hoguera porque tenía un impulso irresistible de averiguar lo caliente que estaba. Como resultado, me quemé todas las yemas de los dedos. Dolió muchísimo. Nuestro deseo de control también desempeña un papel en este experimento. Casi todas las opciones de los participantes habían sido eliminadas. Lo único sobre lo que tenían poder era la elección de volver a electrocutarse, así que ¿por qué no ejercer esa opción y sentirse un poco más al mando? No obstante, el hallazgo de este famoso experimento es intrigante y pone de relieve, más que ningún otro estudio, lo difícil que nos resulta no hacer nada, sobre todo si se nos impone.

Al igual que el estar solo se convierte en soledad cuando deja de ser opcional, no hacer nada solo es reparador cuando lo elegimos por nosotros mismos. El descanso forzado puede provocar un aburrimiento insoportable, algo que descubrieron muchos pacientes en el siglo xix. Fue entonces cuando el médico estadounidense Silas Weir Mitchell inventó «la cura del reposo», creyendo que una combinación de «reposo absoluto y alimentación excesiva» mejoraría el estado de las personas emocionalmente agotadas. Su método fue descrito como «el mayor avance del que puede presumir la medicina práctica en el último cuarto de siglo», pero su uso para oprimir a las mujeres en particular, confinándolas en la cama, alimentándolas a la fuerza si se negaban a ingerir copiosas cantidades de comida y prohibiéndoles leer, coser o, en algunos casos, darse la vuelta en la cama sin el permiso del médico, ha sido bien documentado. Charlotte Perkins Gilman basó su relato corto *El empapelado amarillo* en sus experiencias con la cura de reposo cuando padeció depresión posparto. Aunque admite que embelleció algunos detalles para el relato,[21] de la experiencia real de no hacer nada durante todo el día escribió: «La agonía mental se hizo tan insoportable que me sentaba con la mirada perdida, moviendo la cabeza de un lado a otro». Cuando salió de su cura de reposo, el Dr. Mitchell le aconsejó que solo hiciera dos horas de «vida intelectual» al día y que «nunca tocara una pluma, un pincel o un lápiz mientras viviera». Por suerte para la literatura, ella no le hizo caso.

Los resultados de la Prueba del Descanso sugieren que aún existe un límite en la cantidad de descanso que podemos disfrutar antes de que se convierta en algo embrutecedor. Las puntuaciones de bienestar aumentaron junto con el número de horas de descanso que la gente había disfrutado el día anterior, pero empezaron a descender si la gente había descansado más de seis horas. Parece que existe una cantidad óptima de descanso que podemos soportar antes de que se convierta en tedio.

Para la mayoría de las personas, sin embargo, hay pocas posibilidades de que se sientan aburridas durante mucho tiempo. En un estudio realizado en EE. UU. en 2017, casi 4000 adultos pasaron una semana utilizando una aplicación que zumbaba cada treinta minutos durante las horas de vigilia para preguntarles qué estaban haciendo y cómo se sentían.[22] Esto dio a los investigadores más de un millón de observaciones de momentos individuales en el tiempo y la oportunidad de descubrir cómo se sienten realmente las personas en esos momentos en los que no hacen nada. Los resultados mostraron que las personas registraban sentirse aburridas en menos del 6 % de las ocasiones en las que no hacían nada.

Esto parece un hallazgo positivo. El aburrimiento es terrible, ¿verdad? Pues tiene un lado positivo. Puede incitarnos a buscar algo nuevo. Este tipo de curiosidad humana (además de incitarnos a tocar platos calientes y darnos descargas eléctricas) ha sido, después de todo, clave para el éxito de la raza humana.

Es por ello que no hacer nada, que es el estado en el que somos más propensos a experimentar aburrimiento, puede llevarnos a generar nuevas ideas. Como vimos cuando hablé de soñar despiertos, la mente divaga y empieza a establecer nuevas conexiones entre distintos pensamientos hasta que, finalmente, si tenemos suerte, se nos ocurre algo novedoso. Muchas de las figuras más creativas del mundo han hecho buen uso de no hacer nada. Leonardo Da Vinci solía instruir a sus alumnos para que miraran fijamente y sin hacer nada una pared hasta que parecieran surgir figuras en movimiento de las motas y las manchas de humedad. Me pregunto si Virginia Woolf lo sabía cuando escribió su relato *La marca en la pared*, en el que señala los meandros de la mente cuando alguien contempla una misteriosa mancha oscura en el yeso.

La psicóloga Sandi Mann demostró el impacto del aburrimiento en la creatividad proponiendo a la gente la tarea más aburrida que se le ocurrió: copiar números de la guía telefónica. Tras esta actividad adormecedora para la mente, se pidió a las mismas personas que idearan tantos usos como pudieran para un vaso de plástico (lapiceros, macetas, candelabros..., lo que se les ocurriera). Se trata de una prueba de lo que se conoce como «creatividad divergente», como la utilizada en la investigación sobre la marcha de la Universidad de Stanford. Los resultados de este estudio mostraron que a las personas que se vieron obligadas a realizar primero la aburrida tarea de la agenda telefónica se les ocurrieron muchos más usos para el vaso de plástico que a otro grupo que no hizo el ejercicio previo de anotar números.[23] En términos más generales, no hacer nada nos permite —o nos obliga— a la introspección, a averiguar qué queremos de la vida y cómo podemos encontrarle sentido. Y según Sandi Mann, es ese sentido, más que la diversión, el antídoto contra el aburrimiento a nivel existencial. Así que aburrirnos un poco durante un tiempo puede abrirnos la mente para evitar el aburrimiento a largo plazo.

Si no hacer nada le sigue pareciendo demasiado indulgente, recuerde que incluso puede ayudarle a mejorar su memoria. En las dos últimas décadas, las investigaciones han puesto de manifiesto que, si recibimos una información y luego dormimos bien, es más probable que la recordemos al día siguiente. El sueño y posiblemente el soñar consolidan nuestros recuerdos, incrustándolos más firmemente en nuestra mente. También sabemos, como ya he dicho, que hacer descansos de vez en cuando nos ayuda a trabajar o estudiar con más eficacia. Recientemente, unos estudios han combinado inteligentemente estas dos ideas, pero utilizando el descanso en lugar del sueño.

A personas que sufrían amnesia como consecuencia de un ictus se les dieron listas de quince palabras para que las memorizaran. A continuación, estas personas dedicaron los diez minutos siguientes a realizar otros ejercicios mentales antes de recordar tantas palabras como pudieran. Debido a su amnesia, la puntuación media fue de solo el 14 %. Sin embargo, si, en lugar de hacer ejercicios mentales, los amnésicos pasaban esos diez minutos previos a la prueba de recuerdo sentados en una habitación a oscuras, su puntuación se elevaba a un impresionante 49 %.[24] Posteriormente, Michaela Dewar, de la Universidad Heriot-Watt, comprobó que la técnica era eficaz para las personas en las fases medias de la enfermedad de Alzheimer. Y en personas sanas, el efecto positivo se mantuvo una semana después.

La fragilidad de la creación de nuevos recuerdos es tal que es más probable que se incrusten en nuestra mente si descansamos y no hacemos nada inmediatamente después de adquirirlos.[25] El hallazgo más reciente de Dewar es aún más favorable a los partidarios de no hacer nada.

He aquí un enigma para usted. ¿Qué frase o dicho conocido está representado por esta secuencia de letras: «AWTEW»? ¿Y qué le parece esta «ABITHIWTITB»? (Las respuestas, si las necesita, están en esta nota final[26]).

Pero, si de todos modos está seguro de tener razón, ¿cómo ha llegado a su respuesta y cuánto tiempo le llevó? Cuando le sobrevino la solución, ya fuera rápidamente o tras meditarla mucho, probablemente encajó en su sitio de forma bastante repentina. Esto se conoce dentro de la investigación psicológica como «momento eureka». Una forma de estimular los momentos eureka —las personas que se atascan en los crucigramas dan fe de ello, me he dado cuenta— es dejar lo que se está haciendo durante unas horas. Cuando vuelva a la actividad, la solución le vendrá a menudo con facilidad, casi como si su cerebro hubiera estado incubando subconscientemente la idea mientras usted ha estado conscientemente haciendo otra cosa. La cuestión es ¿qué es lo mejor que puede hacer mientras tanto? La investigación de Dewar sugiere que la respuesta es «Nada». Cuando las personas intentaban resolver un rompecabezas seguido de un descanso de diez minutos en el que no hacían nada, tenían más probabilidades de completarlo al poco de retomarlo que las personas a las que se les había dado un simple juego de detectar las diferencias para que jugaran durante diez minutos.

CÓMO NO HACER (CASI) NADA

Tanto el filósofo Séneca como Sócrates se preocupaban por las personas con ansias de viajar, temerosos de que buscaran la excusa de viajar para escapar y luego, inevitablemente, se llevaran sus problemas consigo. Sócrates escribió: «¿Por qué te extrañas de que trotar por el mundo no te ayude, viendo que siempre te llevas a ti mismo contigo? La razón que te puso a vagar está siempre pisándote los talones». Es cierto que nuestras preocupaciones no desaparecen porque estemos lejos de casa. Nuestra mente no está repentinamente en paz. Las dudas permanecen porque seguimos siendo los mismos, sea cual sea el país en el que hayamos aterrizado. Puede subir a un volcán antes del amanecer para observar la salida del sol por encima de su boca, pero, por muy único y de otro mundo que esto pueda parecer, usted sigue teniendo su propio mundo en la cabeza. Séneca y Sócrates tenían razón. No obstante, aunque nos llevamos con nosotros cuando nos vamos, no nos llevamos todas nuestras cosas. Esto tiene una ventaja a menudo olvidada: nos da más permiso para no hacer nada.

En una habitación de hotel extranjera, todo lo que llevamos con nosotros es una sola maleta y quizá una mochila. No podemos hacer más que guardar y plegar. En casa estamos rodeados de cosas por hacer. La pila de ropa planchada que espera volver a sus perchas, el plato roto que hay que pegar, los ganchos listos para colgar en la pared, el objeto que hay que devolver a la tienda. Algunas cosas ni siquiera son visibles, pero aun así reclaman su atención. La persistente sensación de que debería cambiar de proveedor de energía por si está pagando de más, de que debería comprobar qué pasa con su fondo de pensiones. Esto se conoce como *lifemin*, y el *lifemin* es una de las maldiciones de vivir. Pero en vacaciones se libra en gran medida de ella. Por una vez, no pasa nada por pasarse una eternidad en la bañera y luego tumbarse en la cama a leer, a contemplar las vistas o a no hacer nada. En casa, la única circunstancia en la que usted llegaría del trabajo y se tumbaría en la cama sin hacer nada es si estuviera enfermo.

Me he preguntado si sería posible recrear este escaparate de vacaciones sin hacer nada en casa. No funcionará la mayoría de las veces. Siempre hay cosas que hacer. Hay comidas que cocinar o niños que acostar. Pero ¿existe alguna forma de incorporar de vez en cuando este tipo de descanso a nuestras apretadas agendas? Quizás, si va a salir un sábado por la noche, podría darse permiso para pasar unas deliciosas dos horas antes, en parte preparándose, pero también tumbado en la cama, ¿no?

El problema, como siempre, son todas esas cosas que le rodean y que en realidad debería estar haciendo. Pasar directamente de estas a no hacer nada en absoluto es un salto demasiado grande. Quizá por eso no hacer nada es tan difícil en casa, y por eso tantas personas que participaron en la Prueba del Descanso encontraron que algún tipo de actividad era más reparadora que no hacer nada. Al menos, si está viendo la televisión o leyendo un libro, tiene la sensación de estar haciendo algo, lo que le permite ignorar todo lo demás que hay que hacer con menos sentimiento de culpa.

Admitámoslo, no podemos desear que desaparezcan las listas de tareas pendientes ni, de hecho, completar nunca todo lo que contienen. En cuanto haya superado lo que tenía que hacer en esa primera lista, se le habrá acumulado otra lista de cosas. Así es la vida, y no hay forma de escapar de ella. Quizá los *millennials* hayan dado en el clavo al darle un nombre: *adulting*. Es tranquilizador, tal vez, que esta actividad interminable sea algo a lo que se ha optado en virtud de haber crecido. Así que aceptar que ser adulto en el mundo moderno implica tener muchas responsabilidades y estar obligado a cumplirlas es el primer paso. Pero, aun así, hemos de encontrar la manera de dejar de sentirnos desbordados y alejarnos de la presión de hacer cosas. No tienen por qué ser unas vacaciones. Hay lugares más cerca de casa en los que puede escapar de su lista de cosas por hacer y acercarse a no hacer nada. Me pregunto si esta es la razón por la que tanta gente encuentra relajantes los viajes en tren. Viajar puede ser agotador, no me cabe duda, pero al menos durante un tiempo definido nuestros deberes y compromisos se dejan a un lado. La gente puede ponerse en contacto con nosotros por teléfono o correo electrónico, pero al adentrarnos en un túnel eso pronto acabará. Un trayecto diario en el que hay que estar pendiente del horario, soportar huelgas y retrasos, o viajar en vagones tan abarrotados que hay que rogar a la gente que se baje para poder encaramarse al borde del paso y agacharse al cerrarse las puertas nunca va a ser relajante. Pero, cuando está en un viaje largo con mucho espacio, siendo transportado por el campo sin esfuerzo, puede obtener descanso.

Por supuesto, para algunos de nosotros, el movimiento de un tren es tan soporífico que mantenerse despierto resulta difícil. Yo duermo tan bien en los trenes que, si no consigo conciliar el sueño por la noche, a veces intento imaginar que estoy en un tren. El físico británico *sir* Alfred Yarrow era un hombre que pensaba lo mismo. En 1927 consiguió que el Laboratorio Nacional de Física le fabricara una cama que reproducía los movimientos de un tren, meciéndose ochenta veces por minuto, aunque de un modo irregular, para no inducirle náuseas. Un laboratorio de Zurich está trabajando en algo parecido, experimentando con una serie de movimientos de balanceo diferentes, pero el motor es tan ruidoso que hay que tenerlo en otra habitación, por lo que surgen algunos inconvenientes.[27] Pero, como hemos establecido, es un engaño contar el dormir como no hacer nada.

A algunas personas esta búsqueda de una forma de no hacer nada puede recordarles al llamado «movimiento *slow*», que comenzó con una campaña para volver a la comida *slow* o lenta (de calidad) en Italia tras las protestas contra la apertura de una sucursal de un local de comida rápida de McDonald's junto a la Escalinata de España en Roma. Desde entonces, el prefijo *slow* se ha aplicado a todo, desde la moda hasta los estudios de posgrado. La moda *slow* anima a la gente a comprar ropa nueva solo cuando la necesita, y no porque cambien los dobladillos, mientras que el movimiento estudiantil *slow* de posgrado en EE. UU. insta a los estudiantes a hacer menos, a poner una moratoria a la frase «Estoy muy ocupado» y a reservar algo de tiempo para «ser» en lugar de para «hacer». Pensar, soñar despierto, dormitar, jugar con una mascota y dar un paseo por la naturaleza están permitidos.

Resulta instructivo que la mayoría de las recomendaciones de los graduados que siguen un ritmo lento para «ser» impliquen de hecho algo de «hacer». Volvemos casi al punto de partida en este capítulo. Hacer cualquier cosa, por intrascendente que sea, parece ser la clave, ya que nos permite descansar sin sentirnos culpables. Hacer punto u hojear una revista parece más aceptable que mirar deliberadamente al cielo. Entonces, ¿por qué luchar contra ello? ¿Por qué no dejarse llevar por la corriente? Ni siquiera intente no hacer nada, es demasiado difícil; en su lugar, haga algo pequeño. Abstraerse, podría llamarlo.

En 1958 se publicó un libro con el título *Cómo no hacer nada sin ayuda de nadie*.[28] Estaba dirigido a los niños porque su autor, Robert Paul Smith, creía que, haciendo las cosas solos, podían aprender sobre sí mismos. El libro contiene abundantes formas de entretenerse con cosas que se encuentran por casa o en la calle, como el ejemplo de los paraguas rotos que pasan a ser ingeniosas cometas. En él se alaba el hecho de pasar tiempo sentado pensando, pero en realidad se centra en formas de jugar solo. Hay muchos trucos que me gustaría intentar, si al menos con ellos puedo justificar el tiempo. Por ejemplo, se propone coger un lápiz con lados hexagonales (estoy pensando que uno de esos a rayas negras y rojas quedaría bien) y luego, con una navaja, se va tallando un cuadradito de medio centímetro de largo en uno de los bordes, antes de bajar un poco y cruzar al siguiente borde, donde se va tallando otro cuadradito, hasta que, un centenar de cuadraditos tallados después, se tiene un lápiz cubierto de un dibujo de tablero de ajedrez. Inútil, pero atractivo, e imagino que extrañamente satisfactorio.

Puede que considere que esto es hacer trampa porque no es, estrictamente hablando, no hacer nada, sino decorar algo. Pero, dependiendo de su temperamento, puede que sea lo más parecido a sentarse en una silla mirando al espacio. Quizá por eso a la gente —y me refiero a los adultos— le gustan los rompecabezas y, más recientemente, los libros para colorear. También me pregunto si esta es la razón por la que manualidades como el punto (o, en mi caso, el ganchillo) siguen siendo tan populares. Una vez que ha practicado lo suficiente como para poder hacerlo sin prestar atención, puede que sus manos estén ocupadas, pero su mente puede vagar por donde quiera. De alguna manera, está descansando. No es «no hacer nada», pero casi.

Aun así, sigo creyendo que deberíamos intentar aspirar al más puro no hacer nada. Es bueno para nosotros. Como dijo Albert Camus, «la ociosidad solo es fatal para los mediocres». Probablemente no sea una actividad para programar, porque sabemos que la inactividad forzada conduce al aburrimiento. Pero lo que podemos hacer es esperar a que se nos presente espontáneamente la oportunidad de no hacer nada y aprovecharla. No hay necesidad de llevarlo a los extremos de Bartleby, el escribiente, pero, si se siente atraído por algo que ve por la ventana mientras trabaja, no luche contra ello. Mírelo un momento y luego vuelva al trabajo. Y cuando el trabajo sea demasiado, prepárese una taza de té y, en lugar de llevarla directamente a su escritorio, siéntese o póngase de pie en otro lugar y haga una pausa de unos minutos mientras se la toma. Concédase ese *break*. Permítase descansar. No haga nada, aunque solo sea durante un momento. O al menos, casi nada.

4.

ESCUCHAR MÚSICA

Una vez al mes, un viernes por la noche, un grupo de hombres de mediana edad se reúne en una casa de Peckham, en el sureste de Londres. Todos llevan barba, como la mayoría de los hombres de Peckham. Tienen trabajos muy variados: profesores, fotógrafos, uno es crítico de comedia. Se reúnen para una actividad que abordan con cierta seriedad. Sin embargo, cuando se citan antes en el *pub*, parecen entretenerse. Está claro que se han congregado con un propósito en mente, pero nadie se da prisa por llegar a la casa señalada de este mes. Entonces uno empieza a animar a los demás. En la casa, acceden al salón y buscan un lugar donde relajarse: los más rápidos se adueñan del sofá y los sillones; los otros se acomodan en el suelo, apoyados en la pared. Es hora de empezar. Es hora de escuchar.

Está a punto de sonar un disco. Solo un hombre, el «elegido» de este mes, sabe de qué se trata. Se dirige a un tocadiscos plateado y negro situado sobre un aparador de los años cincuenta. Coloca la aguja sobre el disco y comienza la música.

Esto es el Club del Vinilo. Es el equivalente a un club de lectura, pero para los amantes de la música, en el que los amigos van rotando por las casas de los demás cada mes, turnándose para hablar de un libro elegido. Las reglas del Club del Vinilo son, en cambio, más estrictas que en la mayoría de los clubes de lectura, que en mi experiencia implican tanto cotilleo y consumo de vino como crítica literaria.

Una vez que la música ha comenzado, nadie habla. Está prohibido hacer comentarios hasta que haya concluido la sesión o, más exactamente, hasta que se haya escuchado la mitad de las melodías previstas. Solo cuando la cara A del disco ha terminado, los hombres tienen la primera oportunidad de dar a conocer sus sentimientos sobre la elección musical de su anfitrión. La razón, me dicen los miembros del club, es que sin esta regla nadie escucharía bien la música. Todos empezarían a recordar sus años de adolescencia cuando vieron por primera vez a Led Zeppelin, o a los Sex Pistols, o a David Bowie, o a quien fuera. Y por muy divertido que sea eso —llegan a ello con el tiempo—, la cuestión es sumergirse en la música y experimentar sus poderes redentores.

Es indiscutible que la música nos afecta psicológicamente, por lo que en este capítulo, más que preguntar qué hace especial a la música, quiero descubrir qué pueden decirnos las evidencias sobre cómo podemos aprovechar al máximo la música para lograr el descanso. Una investigación totalmente nueva del Centro Anna Freud pone de manifiesto que escuchar música es una de las estrategias de autocuidado más utilizadas por parte de los menores de veinticinco años. El Club del Vinilo muestra que las personas que doblan esa edad, y mayores, también lo encuentran terapéutico.

MOZART, BLUR O LO QUE LE APETEZCA

Eso sí: si quiere que la música le resulte relajante, elija música que le guste. Le parecerá algo obvio, pero es importante mencionarlo. El gusto musical varía mucho más que las preferencias por distintos tipos de paisajes, por ejemplo, donde la mayoría de nosotros decimos que preferimos la costa o la montaña. Con la música, nuestro nivel de antipatía hacia determinados géneros musicales puede ser mucho más radical, hasta el punto de que varias estaciones de metro de Londres han conseguido disuadir a grandes grupos de jóvenes de merodear por las estaciones de zonas conocidas por el tráfico de drogas simplemente poniendo música clásica a todo volumen. Los grupos que deambulan por allí encuentran intolerable la música y pronto se van a otro sitio. Pero, claro, también resulta insoportable para los jóvenes responsables con la ley que simplemente quieren coger el metro (y para las personas mayores) y que casualmente odian este tipo de música —personalmente, a mí no me disgusta un poco de Vivaldi a todo volumen—. No obstante, el experimento ha sido extraordinariamente eficaz.

A menudo se argumenta que la música clásica es el cenit de los logros musicales. En su libro *Instrumental*, el concertista de piano James Rhodes escribe sobre cómo compositores como Rachmaninov y Bach le ayudaron a sobrevivir a abusos extremos, crisis nerviosas y adicciones. Así describe la escucha de una grabación favorita de la *Sonata n.º 20* de Schubert por el pianista alemán Alexander Lonquich.

La música flota en tus oídos y simplemente se apodera de tu mente. Sé que suena pretencioso…, pero la escuché por primera vez después de una clase de piano en Verona y lloré abiertamente ante el genio que se desplegaba. Fue un auténtico recordatorio de todo lo que es grande en el mundo… El sonido de Lonquich, su técnica escalonada, su capacidad para hacer que toda la sonata se filtre en cada célula de su cuerpo y le haga quedarse con la boca abierta de asombro es la más rara de las proezas.[1]

Dado que la música clásica, en sus momentos más sublimes, puede suscitar tales respuestas, no es de extrañar que se haya afirmado que tiene un profundo impacto en nuestros cerebros. La afirmación más famosa de todas se refiere a Mozart. De hecho, probablemente haya oído hablar del «efecto Mozart», la idea de que, si escucha su música, se volverá más inteligente. Docenas de libros y CD para bebés, niños pequeños, jóvenes, adultos e incluso «futuras mamás» prometen ayudarle a aprovechar el poder de la música de Mozart para mejorar la capacidad cerebral. Pero, cuando se trata de encontrar pruebas científicas sólidas de que escuchar a Mozart puede hacerle más inteligente, el panorama es más confuso.

La expresión «efecto Mozart» se acuñó en 1991, pero se hizo más conocida tras un estudio publicado dos años después. Mozart era sin duda un genio, por lo que la sugerencia de que, si escuchamos su brillante música, se nos podría contagiar un poco de su inteligencia parecía plausible, además de atractiva. Pronto, miles de padres empezaron a poner a sus bebés *Eine Kleine Nachtmusik* y *La flauta mágica*. En 1998, Zell Miller, el gobernador del estado de Georgia en EE. UU., pedía que se reservara dinero en el presupuesto estatal para que cada recién nacido recibiera un CD de Mozart gratis por correo.[2]

El plan del gobernador Miller no se extendía a los animales, pero quizá debería haberlo hecho. Sergio Della Salla, el psicólogo y autor de *Mitos de la mente*, me habló de su visita a una granja de *mozzarella* en Italia donde el granjero explicaba con orgullo que tres veces al día tocaba Mozart a sus búfalas, bajo la creencia de que eso las animaba a producir mejor leche. Quién sabe quién más estaba haciendo de las suyas: ¿criadores de peces de colores y cultivadores de orquídeas quizás?

Para que el efecto Mozart haya despegado hasta este punto, bien podría suponerse que los investigadores originales debían haber descubierto algo bastante definitivo allá por 1993. No lo habían hecho. Y ni siquiera afirmaron que lo hubieran hecho. Su artículo científico consta de una sola página para describir su experimento. Y en ninguna parte del mismo utilizan el concepto «efecto Mozart». La siguiente sorpresa es que en la investigación ni siquiera participaron niños. Como en muchos estudios psicológicos, los participantes eran estudiantes universitarios.[3] He aquí lo que hizo realmente el equipo de investigación original y lo que descubrió.

En tres ocasiones, 36 estudiantes recibieron una serie de tareas mentales para completar. Antes de cada tarea, se sentaron a escuchar una de las tres opciones asignadas al azar: diez minutos de silencio, diez minutos de una cinta de relajación o diez minutos de la *Sonata para dos pianos en re mayor* de Mozart. A continuación, los investigadores compararon las puntuaciones de los estudiantes en las distintas tareas para comprobar si la música marcó la diferencia.

Hubo una tarea en particular en la que los alumnos que escucharon a Mozart sí que destacaron. Consistía en mirar trozos de papel doblados con patrones recortados en ellos y luego predecir qué aspecto tendrían esos patrones cuando se desplegara el papel. Es más difícil de lo que parece, y Mozart tuvo efecto en los resultados. Pero esta capacidad mejorada duró tan solo quince minutos. Difícilmente supone toda una vida de superinteligencia, ¿verdad?

Dicho esto, desde una perspectiva neurocientífica, sigue siendo intrigante que la música pueda hacernos mejores en algo tan específico. Una hipótesis es que la intrincación de la música podría conducir a patrones de disparo cortical en el cerebro similares a los asociados con la resolución de rompecabezas espaciales. Con el paso de los años, se han realizado más investigaciones, y un metaanálisis que reúne y vuelve a analizar dieciséis estudios más ha confirmado que escuchar a Mozart sí produce una mejora temporal en la capacidad de manipular mentalmente las formas.[4]

Así que escuchar a Mozart puede mejorar una tarea muy específica y —seamos sinceros— no muy útil. Pero, si le gusta escuchar a Mozart de todos modos, entonces supongo que una mejora en sus habilidades de manipulación mental de la forma es un extra. Pero ¿y si no le gusta escuchar a Mozart? Bueno, no se preocupe. Unos años después de que se publicara el metaanálisis, empezó a surgir la idea de que no había nada especial en la música de Mozart *per se*. En 2006 tuvo lugar otro experimento. Esta vez, involucró a niños y no hubo solo 36 participantes, sino la impresionante cifra de 8000. Los niños escucharon uno de los siguientes tres fragmentos de audio de diez minutos: *El Quinteto de cuerda en re mayor* de Mozart, un debate sobre el experimento o un popurrí de tres canciones: *Country House* de Blur, *Return of the Mack* de Mark Morrison y *Stepping Stone* de PJ y Duncan. Una vez más, la música mejoró la capacidad de los niños para predecir formas de papel desplegadas, pero en esta ocasión no fue tanto un efecto Mozart como un impulso de Blur. Los niños que escucharon a Mozart lo hicieron bien, pero con el popurrí de música pop lo hicieron aún mejor, quizá porque preferían ese estilo.[5]

En 2010, un metaanálisis más amplio confirmó que escuchar música solo produce una pequeña mejora de las habilidades espaciales, y que otros tipos de música funcionan igual de bien que Mozart. Los autores de este estudio incluso titularon su trabajo «Efecto Mozart-Efecto Schmozart».[6] Un estudio descubrió que escuchar un pasaje de una novela de Stephen King leído en voz alta mejoraba sus habilidades espaciales en la misma medida, siempre que lo disfrutara. Esto sugiere que lo que importa no son las notas precisas que oye, sino cuánto se involucra con lo que está escuchando.[7] Para mejorar en la papiroflexia predictiva, todo lo que necesita es un poco de excitación cognitiva: la oportunidad de que su mente se active un poco más.

La historia del efecto Mozart es un cuento con moraleja acerca de creer todo lo que se oye sobre los beneficios de la música, pero nos ha alejado del tema principal, porque no buscamos precisamente melodías que hagan que la mente esté más activa, sino más relajada. Entonces, ¿hay buenas evidencias sobre el tipo de música que es mejor para eso?

Podemos obtener algo de un nuevo estudio sobre la música que selecciona la gente para conciliar el sueño por la noche. Esta práctica es más común por debajo de los 27 años, quizá porque es más probable que los más jóvenes tengan sus teléfonos junto a la cama, con acceso a toda la música que se pueda imaginar, o porque es menos probable que vivan con parejas de larga duración. Ahora bien, es cierto que las personas de esta investigación buscaban dormir más que descansar, pero el 96 % de los que utilizaron la música para ayudarles a dormitar dijeron que la razón por la que pensaban que funcionaba era que la música les relajaba, y muchos también informaron de que les despejaba la mente, les distraía o calmaba sus pensamientos acelerados. Todas estas son las mismas cosas que buscamos para sentirnos descansados. Las personas seleccionaron diversos géneros: el 32 % eligió la música clásica y menos del 1 % prefirió la *house*. Bach fue el más mencionado, seguido de Ed Sheeran, y luego nuestro viejo amigo Mozart.[8] La clave fue que ellos mismos seleccionaron la música, lo que podría poner en duda la utilidad de los cientos de listas de reproducción supuestamente calmantes/relajantes/inductoras del sueño disponibles en la actualidad. A menos que le guste toda la música, no funcionará.

En esa investigación participaron más de 600 personas. Cuando las conclusiones se basan en estudios con muchísimos menos participantes, suelo ser cauta, pero dependiendo del diseño hay ocasiones en las que los estudios minúsculos pueden ser los más instructivos. En una de mis investigaciones favoritas sobre música y relajación participaron solo ocho adolescentes finlandeses, cada uno de los cuales habló en profundidad durante más de tres horas sobre la forma en que escuchaban música, lo que nos proporciona una rica fuente para comprender mejor cómo utiliza realmente la gente la música en la vida real.[9] Una de las conclusiones clave fue que, cuando se trataba de relajarse, tampoco parecía importar el tipo de música que escuchaban. Pero, y aquí viene lo más interesante, a los adolescentes que utilizaban exitosamente la música para mejorar su estado de ánimo les gustaba la variedad.

Parece que tener un gusto musical ecléctico podría ayudarnos a relajarnos mejor, ya que, después de todo, nosotros también tenemos una amplia gama de estados de ánimo. A veces, un Bach serio obra el milagro; otras veces, surte efecto un Barry Manilow melancólico. Quizá el *grime* podría ser una buena opción para usted, quién sabe. Siempre pienso que los invitados al programa de radio *Desert Island Discs* que parecen tener sus vidas más ordenadas son precisamente los mismos que eligen una gama de estilos musicales más variada, desde Beyoncé hasta Beethoven. El estudio finlandés parece corroborarlo.

En definitiva, podemos concluir que la variedad es buena. Pero ¿qué hay del volumen y del tempo?

¿FUERTE O BAJO? ¿RÁPIDO O LENTO?

Imagine que ha cedido amablemente su tiempo para participar en un experimento psicológico. Se encuentra en una habitación con otro voluntario y ambos reciben unos anagramas inusualmente complicados para resolver. La otra persona parece superarlos muy rápidamente, dejándolo muy claro al decir: «¿Aún no has terminado?», y añadiendo que cualquier persona con cerebro puede resolver anagramas fácilmente. Entonces, esta persona impertinente empieza a preguntarse en voz alta cómo has conseguido entrar en la universidad si eres tan lento, antes de decir que probablemente has sacado notas bajas en la escuela. Luego, para colmo, tiene el descaro de empezar a criticar tu sentido de la moda.

A estas alturas, probablemente se esté preguntando quién es esta persona maleducada y se sienta más que ligeramente molesto. Esa precisamente es la idea. Y para asegurarse de que definitivamente se enfada, este supuesto participante en el estudio, que de hecho forma parte del equipo de investigación, tiene libertad para desviarse de su guion y tratar cualquier tema de discusión que le parezca más irritante.[10]

Quizá se sienta aliviado al saber que, hoy en día, es difícil obtener permiso para realizar un estudio como este. Tuvo lugar en 1976, bajo la dirección del psicólogo Vladimir Konečni, no mucho antes de que se introdujeran regulaciones éticas en la psicología a raíz de los tristemente célebres experimentos de Stanley Milgram, en los que se engañaba a la gente haciéndoles creer que les estaban dando descargas eléctricas fatalmente fuertes. Dejaré que usted decida hasta qué punto es malo dar cuerda a la gente en aras de un experimento, pero para nuestros propósitos, si queremos descubrir el impacto de la música en el estado de ánimo, nos queda confiar en algunos estudios que datan de hace unas décadas.

Después de bombardearlos con los llamados «comentarios destructores del ego», el siguiente paso para Konečni fue dar a elegir a los participantes en su experimento entre escuchar varios tipos de música; algunos de ellos, fuertes y complejos, y otros, tranquilos y sencillos. ¿Qué música elegirían para calmarse y recuperarse de los insultos? Los resultados fueron sorprendentes. El 79 % eligió la música más sencilla y tranquila. Por el contrario, un grupo de control al que se le dieron los anagramas para que los resolviera sin la distracción de una persona grosera se dividió por la mitad en sus preferencias musicales.

La lección del estudio de Konečni de 1976 es clara: en general, como es de imaginar, cuando se sienta estresado y anhele relajarse, ponga algo fácil de escuchar. No tiene por qué ser Nat King Cole o un recopilatorio *chill-out*, podría ser una pieza de Mozart, pero nada demasiado complicado. Personalmente, me gusta Stockhausen, pero no cuando me siento tensa y excitada. A mi marido le gusta el grupo alemán de *prog rock* Can, cuya música es notoriamente complicada y cerebral, pero no es el estilo que utiliza para relajarse. En realidad, es sentido común. Si estamos de buen humor, podemos permitirnos experimentar con distintos niveles de complejidad en la música; sin embargo, si estamos de mal humor, necesitamos reducir el nivel de excitación de nuestro cerebro, y la música más sencilla es la mejor opción para ello.

No solo cuando nos sentimos molestos preferimos cierto tipo de música. Lo mismo ocurre cuando nuestro cuerpo está cansado. Los psicólogos musicales Adrian North y David Hargreaves realizaron un experimento en el que dividieron a los voluntarios en dos grupos.[11] Un grupo tuvo la fácil tarea de tumbarse sobre un edredón y relajarse durante siete minutos. El otro grupo pedaleó en bicicletas estáticas durante el mismo tiempo. Mientras tanto, cada persona podía elegir entre una versión rápida y ruidosa, o bien una versión lenta y tranquila de una melodía «vagamente etiquetada como música pop». Cada uno podía decidir cuánto tiempo escuchar y podía cambiar las pistas si así lo deseaba.

Los resultados de esta primera parte del estudio probablemente no le sorprenderán: la gente adecuaba la música a su actividad; es decir, rápida y fuerte para los ciclistas, y tranquila y lenta para los que se relajaban sobre un edredón. Pero, entonces, se repitió el experimento con un nuevo grupo de «cobayas»; esta vez, con una diferencia crucial en el procedimiento.

Podían elegir qué música querían escuchar después de la actividad, en lugar de durante. Y ello transformó los resultados. En estas condiciones, las personas recostadas en la colcha no mostraron ninguna preferencia real, pero los ejercitadores prefirieron con mucho la música lenta. Evidentemente, tras una vigorosa sesión de ejercicio en bicicleta, la mayoría de los ciclistas estaban cansados y querían relajarse, por lo que eligieron música que les ayudara a hacerlo, mientras que las personas que ya se habían relajado querían seguir en ese estado o estaban dispuestas a animarse un poco, y eligieron música diferente en consecuencia.

MÚSICA DE AMBIENTE

Utilizar deliberadamente la música en un intento de transformar su estado de ánimo no es inusual. Las personas con depresión a veces deciden crear lo que se conoce como una «caja feliz», llena de objetos que podrían ayudarles cuando se sienten decaídos. En la caja meten cualquier cosa que pueda recordarles que, se sientan como se sientan ahora, no siempre se sentirán así, y que hay gente en el mundo que los valora y los quiere. La caja puede contener algunas fotos de las vacaciones, una tarjeta de un amigo que les haya hecho reír, un par de calcetines favoritos, un poco de crema de manos que huela bien, un trozo de chocolate, una nota felicitándoles por un logro pasado, incluso un poco de plástico de burbujas, por el mero placer de reventarlo. Y hay un objeto que se encuentra en la mayoría de las cajas felices: un CD o una lista de reproducción de música que haga sentir más feliz a su propietario.

Podríamos adaptar esta idea y crear «cajas de descanso» llenas de cosas que nos ayuden a calmarnos o relajarnos —una vela perfumada, un libro, un disco de música, etc.—, o bien las repartimos por las estancias de relax dentro de nuestra casa, como el salón o el dormitorio.

Existen algunas reglas generales que la investigación ha generado sobre los efectos de las diferentes músicas en nuestros estados de ánimo.[12] No es sorprendente que la excitación se estimule mejor con música fuerte y rápida en una tonalidad mayor, y es más eficaz si tiene ritmos desiguales. La música fuerte y rápida con ritmos fluidos y un tono más agudo tiene más probabilidades de producir felicidad, y la música lenta y grave en una tonalidad menor con un ritmo firme y una armonía disonante induce a la tristeza. Pero el hallazgo más relevante para nosotros es que la música lenta en una tonalidad mayor con ritmos fluidos y armonía consonante es la que tiene más probabilidades de producir una sensación de tranquilidad. De nuevo, la mayoría de nosotros podríamos adivinarlo, y lo único que hacen los distintos estudios es confirmar nuestras intuiciones. También tenemos que recordar que se trata de generalizaciones y que no se aplicarán a todo el mundo en todas las circunstancias. Además, en la práctica, cuando sentimos la necesidad de descansar, es poco probable que nos sentemos a hojear listas de reproducción o a examinar nuestras colecciones de discos en busca de una pieza musical que se ajuste exactamente a la plantilla «lenta en tonalidad mayor con ritmos fluidos y armonía consonante». Lo ideal es ponernos una pieza musical dentro de este estilo que nos haya funcionado antes y —algo crucial— que nos guste.

La psicóloga Tabitha Trahan, que dirigió el estudio en el que se investigaba el tipo de música que utiliza la gente para conciliar el sueño, subraya que, si tratáramos de nombrar «la canción perfecta para dormir», esta tendría que obedecer ciertas pautas psicoacústicas, pero también adaptarse de algún modo a las preferencias de cada individuo. Lo mismo ocurriría para encontrar «la canción perfecta para el descanso». Las pruebas nos dicen que la música que resulta más analgésica y ansiolítica (bonita palabra, que significa «reducir la ansiedad») no debe ser seleccionada por nadie más que nosotros.

Los mejores estudios sobre el estado de ánimo y la música emplean una técnica conocida como «muestreo de experiencias», en la que se pide a las personas que anoten sus actividades y estados de ánimo en tiempo real a medida que suceden. En Suecia, el psicólogo Patrik Juslin dio a un grupo de estudiantes un dispositivo de bolsillo para que lo llevaran consigo a todas partes.[13] Los avisaba a horas aleatorias entre las nueve de la mañana y las once de la noche de cada día. En cuanto oían la señal, los estudiantes debían rellenar un cuestionario en el *palmtop* que les preguntaba si estaban escuchando música, qué más estaban haciendo en ese momento y qué emociones estaban experimentando. Los estudiantes más aplicados siguieron así durante quince días.

En el 64 % de las ocasiones en las que resultaba que la música estaba sonando en el momento del pitido, los estudiantes estaban convencidos de que afectaba a su estado de ánimo, y a los que buscamos descanso nos alegrará saber que la emoción más común que la gente dijo sentir al escucharla fue la calma. Además, las personas de este estudio se sentían más tranquilas cuando escuchaban conscientemente música para relajarse.

Los adolescentes finlandeses tienen mucho que enseñarnos sobre cómo utilizar la música para ayudarnos a descansar. Algunos de ellos dijeron que la música les hacía sentirse relajados y les proporcionaba energía al mismo tiempo, reanimándolos, preparándolos para salir. A veces, esto era muy deliberado. Alice dijo que, para darse energía, «cantaba canciones de los Killers dándolo todo». Y añadía: «Espero que los vecinos no estuvieran en casa». Si sentimos que necesitamos descansar, quizá deberíamos empezar con algo tranquilo y tradicionalmente relajante, y luego pasar a algo más enérgico cuando vayamos sintiéndonos renovados. Incluso podríamos crear una «lista de reproducción para descansar» que nos lleve de la relajación profunda a la restauración, con nuestras canciones favoritas, por supuesto. La siguiente cuestión es cuándo escucharla.

Si su jornada ha sido ligera pero no agudamente estresante y busca descansar, varios estudios sugieren que el mejor momento para escuchar música es por la noche, a la vuelta del trabajo. Si trabaja en un restaurante o en una tienda, puede que la música de fondo esté sonando todo el día; pero, si no puede elegirla, es probable que le induzca estrés en lugar de aliviarlo. En estos casos, llegar a casa por la noche y poner algo de música que realmente le guste podría sin duda ayudarle a desestresarse y a sentirse más relajado. Y estoy segura de que era a esta escucha consciente —a través de la elección— a la que se referían los encuestados de la Prueba del Descanso cuando eligieron escuchar música como una de sus diez actividades principales.

Pero su motivación para ponerse música al final del día podría influir en su eficacia. Un estudio alemán sugiere que utilizar la música para bloquear los pensamientos podría ser contraproducente. En este estudio, los investigadores no solo midieron los niveles subjetivos de estrés de los estudiantes después de escuchar música en la vida cotidiana, sino que les pidieron que recogieran muestras de saliva en tubos de ensayo y las guardaran en sus congeladores.[14] Más tarde, se analizó la saliva en busca de una hormona y una enzima. Si las personas escuchaban música específicamente para ayudarles a relajarse, la hormona del estrés cortisol efectivamente se reducía; pero, por otro lado, cuando las personas escuchaban música porque buscaban distraerse de sus pensamientos, ocurría lo contrario.

Cuando tenía poco más de veinte años, los conciertos de música clásica me parecían muy aburridos. Me sorprendía ver que otros miembros del público parecían embelesados y atentos. Apenas se movían. No parecían en absoluto inquietos. Supuse que se concentraban mucho en cada compás de la música y en cada barrido del arco del violonchelista. Yo no lo conseguía. Mi mente divagaba lejos de la música que se hacía delante de mí y me costaba traerla de vuelta al concierto.

Pero entonces, mi pareja, a la que le encantan los conciertos, me dijo que no había nada malo en que mi mente divagara. De hecho, parte de la gracia de los conciertos, dijo, era que la música te liberaba la mente. Sentado, quieto y con pocas otras distracciones, podías alejarte flotando, volviendo a veces a escuchar y mirar con más intención, pero luego alejándote flotando de nuevo. Ese fue un gran momento para mí, y ahora encuentro los conciertos mucho más relajantes. Irónicamente, sospecho que en realidad también me concentro más, ya que no me siento presionada para hacerlo.

En el último baile de graduación al que asistí en el Royal Albert Hall, el hombre que estaba a mi lado dio un paso más al leer una novela en un lector electrónico durante todo el acto. Yo me distraía preguntándome qué estaría leyendo, pero él estaba completamente absorto. Patrick Summers, director musical de la Gran Ópera de Houston, cuenta que durante la representación de *Parsifal* en la Royal Opera House, Covent Garden, una mujer que se encontraba frente a él en el patio de butacas estuvo enviando mensajes de texto durante toda la obra: «Los ujieres le rogaron que dejara el teléfono. Ella se negó. Los ocupantes de las butacas vecinas le llamaron la atención. Ella los desoyó. Al final, todos nos dimos por vencidos y dedicamos la atención que pudimos a Wagner».[15]

Evidentemente, a Patrick le horrorizó este comportamiento. Teniendo en cuenta lo que pueden llegar a distraer a los demás los *smartphones*, esta mujer estaba siendo descortés con los compañeros. Pero, visto lo visto, parece que la combinación de la exuberante música de Wagner y el placer de enviar mensajes de texto a sus amigos (quizá para decirles que estaba escuchando a Wagner en el Covent Garden) era su forma perfecta de relajarse.

¿SOLO O ACOMPAÑADO?

Sabemos por algunos estudios que escuchar música en presencia de otras personas puede amplificar las emociones inducidas por esa música. Estoy segura de que los hombres del Club del Vinilo estarían de acuerdo, y yo, desde luego. Nunca me ha gustado ver el Festival de Glastonbury por televisión porque me hace sentir excluida. El público en directo está viviendo claramente una experiencia mucho más intensa y placentera que la mía.

Cuando la música es alegre, como suele ocurrir en Glastonbury, el contagio de emociones es sublime. Es la razón por la que la gente entra en la página web de Glastonbury a los pocos segundos de ponerse a la venta las entradas. Es la razón por la que la gente está dispuesta a pagar cientos de libras para acampar en un pantano fangoso durante cuatro días. Quieren formar parte del júbilo y la emoción que irradia el festival. Desean formar parte de algo que la gente como yo, que mira a regañadientes desde casa, no experimenta ni de lejos de la misma manera.

Pero ¿qué pasa cuando la música es triste y deprimente? Durante décadas, a los padres les ha preocupado que los adolescentes se sienten juntos en una habitación a escuchar música que ellos, los padres, consideran deprimente, sobre todo si los adolescentes forman parte de ciertas subculturas, como los góticos o los emos. ¿Tiene sentido esa inquietud? Yo misma tuve una fase un poco gótica. Pasé bastante tiempo escuchando a The Sisters of Mercy y The Mission con compañeros de afición, y he de decir que nunca me hizo ningún daño. Pero tales hábitos se han convertido ahora en un serio tema de investigación entre los psicólogos. Hay una buena razón para ello. Sabemos que la rumiación —que es diferente de la preocupación cotidiana—, cuando una persona reflexiona obsesivamente sobre los mismos acontecimientos una y otra vez, centrándose solo en sus sentimientos de angustia y sus posibles causas, en lugar de en cualquier solución, está asociada a la depresión e incluso a un mayor riesgo de suicidio.

La psicóloga australiana Sandra Garrido se propuso investigar si las horas pasadas escuchando música triste en grupo podían conducir a una especie de rumiación grupal, o si esas horas juntas tenían el efecto contrario, proporcionando apoyo compartido y compañía. Para su estudio, Garrido reclutó a personas residentes en Australia, Reino Unido y Estados Unidos a través de páginas web sobre salud mental y depresión. Aproximadamente la mitad sufría depresión de leve a grave en ese momento; el resto de personas, aunque podrían haber experimentado problemas de salud mental en el pasado, no se sentían deprimidas en el momento del estudio. Todos rellenaron cuestionarios, indicando hasta qué punto estaban de acuerdo o no con frases como «Escuchar música me recuerda las cosas tristes de mi vida», o «La música que escucho cuando estoy triste me da un motivo para estarlo», así como afirmaciones sobre escuchar música en grupo, como «A veces, cuando estoy con mis amigos, escuchamos las mismas canciones una y otra vez», o «A mis amigos y a mí nos gusta hablar de cómo la música que escuchamos define nuestras propias vidas». También se pidió a cada participante que nombrara una canción que escuchara cuando estaba triste. Esto proporcionó a los investigadores una lista de canciones para realizar un análisis en profundidad de las letras melancólicas.

Los resultados son sorprendentes y preocupantes.[16] Los deprimidos sí escuchaban más canciones con letras negativas. También tendían a escucharlas más a menudo con sus amigos que solos, en comparación con las personas que no estaban deprimidas en el momento del estudio, y era más probable que rumiaran mientras sonaba la música. Por desgracia, mientras que la mayoría de las demás personas afirmaron que escuchar música triste les hacía sentirse mejor, las personas deprimidas dijeron que les hacía sentirse peor. Así que escuchar música triste si tiene depresión —y en particular escucharla en grupo— parece ser una mala idea. Sin embargo, hay algunos matices que precisar, según el estudio. Pues se descubrió que las personas con ansiedad sí se beneficiaban de escuchar música en grupo, quizá porque el vínculo con las demás personas les ayudaba a sobrellevar sus sentimientos de ansiedad.

¿Qué pasa con los que tenemos la suerte de no sufrir una ansiedad o depresión abrumadoras? ¿Escuchar música en grupo o en solitario influye mucho en nuestro estado de ánimo? Y concretamente, ¿es más descansada una experiencia en grupo? ¿O es mejor hacerlo solos? En el estudio sueco mencionado anteriormente, las personas se sentían más tranquilas después de escuchar música a solas que con un compañero. Del mismo modo, los adolescentes finlandeses tenían claro que, si querían relajarse después de un día estresante y sentirse renovados, escuchar música a solas era más eficaz. Les permitía alejarse de otras personas, reflexionar sobre su día y encontrar consuelo.

Estos estudios sugieren que, para relajarse, lo mejor es escuchar música grabada en casa. Sin embargo, esta no es la forma óptima de experimentar la música. Los músicos serios suscribirían sin duda la idea de que la música alcanza su máxima potencia cuando se escucha sin distracciones. Patrick Summers, el director musical de la Gran Ópera de Houston, al que hemos aludido anteriormente en este mismo capítulo, entra en la categoría de «músico serio» y en su reciente libro *El espíritu de este lugar: Cómo la música ilumina el espíritu humano*[17] hace una afirmación típicamente audaz: «Creo que el arte de escuchar es quizá el más importante de la Tierra, y las artes, en particular la música seria, nos enseñan a escuchar atentamente, con intención, con inteligencia, con flexibilidad».

Sin embargo, Patrick no sugiere en absoluto que la mejor manera de sentir la música sea escuchándola sin más. Como cabría esperar de un artista de su nivel, piensa que la mejor manera de experimentar la música es tocándola, seguido de escuchándola en directo, seguido —en un distante tercer lugar— de escuchándola desde una grabación.

Estoy segura de que hay mucho en esto. Y sé que mis experiencias musicales más profundas, como sentirme totalmente calmada y relajada, han llegado cuando he estado totalmente inmersa en la experiencia de escuchar música en una sala de conciertos. Pero el tiempo que podemos dedicar a ir a conciertos es limitado y, aunque en cierto modo es una maldición, también tenemos la suerte de vivir en una época en la que podemos escuchar música —prácticamente todo lo que se ha grabado— al instante, en cualquier momento y en cualquier lugar.

Así que, si quiere escuchar música para ayudarle a descansar, parece ser menos significativo si lo hace solo o con otras personas, y más si elige las circunstancias y la música adecuadas. Y por «música adecuada» me refiero —permítame subrayarlo de nuevo— al tipo de música que usted prefiere.

David Byrne, del grupo Talking Heads, seguramente estaría de acuerdo con esta regla. Termina su exitoso libro *Cómo funciona la música* con una sección en la que dice que le gusta la música que es liberada de «la prisión de la melodía, la estructura rígida y la armonía», pero también la que se ciñe a estas pautas. Se niega a superponer un género musical sobre otro.

Y terminaré este capítulo con otra observación de Byrne. Anteriormente, en su libro, señala que el mundo está «inundado» de música:

> Antes, teníamos que pagar por la música o hacerla nosotros mismos; tocarla, oírla y experimentarla era algo excepcional, una experiencia rara y especial. Ahora, oírla es omnipresente, y el silencio es la rareza por la que pagamos y que saboreamos.[18]

Quizá, en este mundo de ruido, el sonido más reparador puede que sea el silencio.

3.
QUIERO ESTAR SOLO

Nunca he vivido sola. Viví con mis padres hasta que fui a la universidad, luego compartí casa con amigos y después me mudé con mi pareja. Como resultado, si me quedo sola durante unos días, disfruto de la novedad de tener la casa para mí. Disfruto de la paz y la tranquilidad. Pero solo brevemente. Enseguida estoy en el jardín delantero podando o regando las plantas, no solo porque lo necesitan, sino porque sé que mis vecinos o incluso algún desconocido se pararán a charlar.

Lo extraordinario de pasar tiempo solo es la forma en que se estira el tiempo. Los días parecen no pasar y las tardes pueden parecer interminables. Después de haber escrito un libro sobre la psicología de la percepción del tiempo, sé muy bien cómo y por qué el tiempo puede deformarse, pero sigue sorprendiéndome cuando ocurre.

Y aquí hay una paradoja. ¿Por qué parece que hay muchas más horas al día cuando estoy sola y, sin embargo, hago menos cosas? Me acuesto y me quedo despierta hasta tarde, trasteo con el teléfono y veo la televisión más de lo normal. Como más al azar y rara vez limpio mi desorden hasta el día siguiente. No hay nadie más a quien consultar o tener en cuenta, lo que conduce a una desconcertante combinación de más libertad y falta de propósito.

Pero sin duda hay algo especial, incluso mágico, en estar sola. Y desde luego me siento más descansada. Cuando mi marido regresa de cualquier viaje en el que haya estado, siempre me alegro de verlo, pero también siento como si la rutina hubiera regresado. Y la rutina, para mí, tiende a ser plena, ocupada y sociable.

Los humanos hemos evolucionado para ser seres sociales, y la cooperación ha sido clave para nuestra supervivencia y éxito como especie. Nuestros antepasados que vivían al margen de las primeras sociedades se encontraban rápidamente en peligro, perseguidos por animales salvajes o asolados cuando una tribu hostil atacaba. Y con el desarrollo de sociedades más grandes y economías sofisticadas, la necesidad de cooperar, de confiar en los demás y de establecer relaciones se ha vuelto más importante, no menos. La noción de que los seres humanos han prosperado gracias al egoísmo ha sido demolida por una interminable fila de antropólogos, sociólogos y economistas.

En su reciente libro *El nivel interior*, continuación del enormemente exitoso *El nivel espiritual*, los renombrados académicos Richard Wilkinson y Kate Pickett se basan ampliamente en pruebas de estos campos y de la neurociencia evolutiva para llegar a la siguiente conclusión:

> Claramente, el cerebro humano es, en un sentido muy real, un órgano social. Su crecimiento y desarrollo han sido impulsados por las exigencias de la vida social. Esto es así porque la calidad de nuestras relaciones mutuas siempre ha sido crucial para la supervivencia, el bienestar y el éxito reproductivo.[1]

Es por estas razones que hemos evolucionado para encontrar difícil, incluso doloroso, el estar solos. Ese dolor es importante y sirve a un propósito evolutivo. El neurocientífico social John

Cacioppo argumentó que el dolor causado por la soledad es positivo en el sentido de que actúa como una señal para que busquemos nuevos amigos o encontremos la manera de mejorar nuestras relaciones actuales. Nos incita a mantener nuestros vínculos con otras personas. Compara los sentimientos de soledad con la sed: «Si tiene sed, busque agua. Si se siente solo, busque a otras personas». Durante muchos miles de años los humanos se han mantenido a salvo y han vivido mejor en grupos cooperativos, así que tiene sentido que exista un mecanismo de supervivencia que nos impulsa a conectar con los demás.[2]

Pero, a pesar de estos factores evolutivos y sociales, y del reciente interés de alto perfil en abordar la soledad, así como de la miseria y el estrés que sin duda puede causar esta, algunas personas —de hecho, muchas personas— anhelan estar solas y no pueden descansar realmente hasta que encuentran la soledad. Sartre dijo célebremente que «el infierno son los demás», y la Prueba del Descanso parece sugerir ciertamente que, si buscamos la paz celestial, la encontramos solos. Las cinco primeras actividades de la encuesta se realizan con frecuencia a solas, mientras que ver a amigos y familiares o hacer vida social ni siquiera figuraban entre las diez primeras. Algunas personas incluso seleccionaron pasar tiempo a solas como la actividad más reparadora de todas, especialmente las mujeres menores de treinta años.

Puede que esté pensando: «Bueno, todo depende de lo sociables que sean las personas; los introvertidos pueden añorar la soledad, pero seguramente los extrovertidos no». Sin embargo, cuando examinamos los factores de personalidad en la Prueba del Descanso, descubrimos que incluso los extrovertidos calificaban el tiempo que pasaban solos como más reparador que el que pasaban con otras personas, aunque es cierto que se sentían menos atraídos por la soledad que los introvertidos naturales.

Todos anhelamos algo de soledad, pero no demasiada, y solo en determinados momentos. Todos podemos identificarnos con el placer que siente Wordsworth al vagar «solitario como una nube», y la «dicha de la soledad» que experimenta cuando recuerda haber visto aquellos narcisos en estado salvaje mientras estaba tumbado en su sofá «en actitud pensativa». Pero es digno de mención que describa a los narcisos danzantes como una «compañía jocunda», y desde luego tan a menudo como el poeta recorría las cumbres y los collados del Distrito de los Lagos en solitario, también lo hacía a zancadas con su amigo Coleridge y su hermana Dorothy. Como siempre, el equilibrio y la elección son factores importantes en nuestra actitud hacia estar solos. Citando a otra gran escritora, esta vez la novelista francesa Colette, ganadora del Premio Nobel: «Hay días en los que la soledad es un vino embriagador y otros en los que es un tónico amargo».[3]

SOLITARIO VS. SOLO

Hoy en día, debido a que, más que nunca, vivimos en zonas urbanas, rodeados de gente, donde las comunicaciones modernas nos unen las 24 horas del día, puede dar la sensación de que casi nunca estamos solos. Pero, de hecho, esta es una falsa impresión. Por término medio, pasamos alrededor del 29 % del tiempo que estamos despiertos solos.[4] Merece la pena detenerse a digerir este hecho.

Gran parte de ese tiempo no apreciamos realmente que estamos solos. Estamos sentados frente a una pantalla haciendo alguna aburrida tarea de trabajo o viajamos solos a casa, pero en un tren, metro o autobús abarrotado. No vemos esto como «tiempo para mí» de calidad y la mayoría de las veces no es muy reparador. El estudio en el que se pita a las personas al azar a lo largo del día y se les pide que, cada vez que eso suceda, tomen muestras de su saliva para analizarlas, reveló que los niveles de la hormona del estrés cortisol eran de media más altos en los momentos del día en los que estaban solos. Y como era de esperar, los niveles de cortisol eran aún más altos en las personas que no solo se encontraban en un estado circunstancial de soledad, sino que también se sentían tristes y solas.[5]

Los psicólogos Christopher Long y James Averill han descubierto que, si está solo, es importante recordar que tiene muchas conexiones significativas con otras personas si quiere evitar caer en la soledad real.[6] Y la eminente historiadora de la soledad Barbara Taylor me contó que pide a sus alumnos que piensen en quién está con ellos en su cabeza cuando se hallan solos, y la mayoría, al considerar la pregunta detenidamente, responden que con las personas que más quieren, o unos pocos dicen que están con Dios.

Si siente que carece de relaciones significativas con personas que realmente le comprendan —o no tiene fe en un ser superior que pueda servirle para el mismo propósito—, entonces la soledad puede atacarle esté o no solo. Por supuesto, el aislamiento puede contribuir a la sensación de soledad, pero a menudo es la calidad de las relaciones que tiene en su vida —no el hecho inmediato de estar con gente— lo que determina si se siente solo.

La cantidad es otro factor. La soledad también está impulsada por la sensación de una persona de que existe un desajuste entre el número de amistades íntimas que le gustaría tener y el número que realmente tiene.

Investigadores de la Universidad Estatal de Iowa descubrieron que, entre los estudiantes universitarios, a medida que el número de amigos íntimos que tienen se acerca al número que consideran ideal, disminuye el sentimiento de soledad.[7] No importa lo alto o bajo que sea ese número —eso es un juicio subjetivo—, sino que, si una persona siente que hay un déficit de relaciones de calidad en su vida, pues de ese modo tiende a la soledad. Los investigadores de Iowa también hallaron algo que les sorprendió incluso a ellos. Cuando el número de amigos que tienen los estudiantes supera el número que desean, empiezan a sentirse más solos de nuevo. Puede que encuentren que tener un exceso de amigos supone una carga, o tal vez, aunque consideren a estos amigos como íntimos, no lo son lo suficiente. O quizá —y esto es lo más interesante— estos estudiantes tienen tantos amigos que sienten que no pasan suficiente tiempo a solas.

En una encuesta sobre la soledad, preguntamos a la gente qué es lo contrario de la soledad. Un tercio fue incapaz de responder a la pregunta, pero, de los que sí lo hicieron, la satisfacción con las relaciones sociales fue la respuesta más común, seguida de la felicidad y la amistad. Más tarde, un músico que conozco llamado Sean O'Hagan me paró por la calle para decirme que había escuchado los programas de radio que había presentado sobre la soledad y que desde entonces había estado pensando en esta cuestión. Lo resumió muy bien: «Lo contrario de la soledad es querer pasar tiempo a solas».

Quizá tenga razón. Quizá el verdadero signo de no sentirse solo sea anhelar la soledad.

PERDERSE CUANDO SE ESTÁ SOLO

Estar solo tiene un impacto en nuestro sentido del yo. Este impacto puede ser positivo o negativo, dependiendo del grado de soledad. Pensemos por un momento en la situación más extrema de soledad: el espantoso castigo, la reclusión en régimen de aislamiento.

Algunos presos que lo han experimentado dicen que al principio, cuando los trasladan a una celda de reclusión, es un alivio obtener algo de paz de otros reclusos, algo de tiempo para soñar despiertos, para descansar. Pero lo que empieza con tus pensamientos divagando libremente puede acabar dejando una mente arruinada. Como me dijo un hombre, Tabir, que había permanecido aislado durante muchos meses como preso político en el norte de África: «Nadie sabe que estás ahí, así que no eres nada. Eres cero».

La celda de Tabir no tenía cama ni retrete, solo una ventana pequeña y alta. Los largos días pasaban en silencio hasta que se ponía el sol. Entonces empezaban los ruidos: los gritos de los compañeros sometidos a tortura. Por espantoso que pareciera, estos gritos le reconfortaban en cierto modo, ya que le recordaban que aún estaba en un mundo compartido con otras personas.[8]

Craig Haney, profesor de Psicología de la Universidad de California en Santa Cruz, ha estudiado el impacto del aislamiento en los reclusos de la prisión de máxima seguridad Pelican Bay en California, donde más de mil reclusos están encerrados en solitario. Algunos han pasado más de una década en régimen de aislamiento. Y no le sorprenderá saber que se trata de una situación que dista mucho de ser tranquila.

Cada preso reacciona de forma diferente. Algunos sienten terror, el conocido «pánico al aislamiento», en el momento en que la puerta se cierra tras ellos. Otros descubren que pueden sobrellevarlo al principio, pero gradualmente pierden la esperanza y se deprimen. A medida que transcurren los días, la falta de estímulos pasa factura a las capacidades cognitivas de los reclusos y pueden empezar a experimentar lapsus de memoria. Haney también ha visto casos en los que estas personas pierden permanentemente el sentido de quiénes son: «He presenciado un caso extremo en el que la identidad de alguien queda tan gravemente dañada y esencialmente destruida que le resulta imposible reconstruirla».

En la vida cotidiana, utilizamos constantemente nuestras interacciones con la gente para establecer y reconfigurar nuestras propias identidades, por lo que una falta total de contacto con los demás puede llevar a algunos presos a preguntarse si siguen existiendo. El autor modernista David Markson explora esta idea en su brillante novela *La amante de Wittgenstein*, en la que la protagonista, Kate, se revela como la única persona que queda viva en el mundo. El monólogo interior de Kate vuelve constante e inconclusamente sobre cuestiones como el significado de la existencia y si, al ser la única persona que existe, realmente existe. Aunque, en un guiño al debate «solitario vs. solo» que hemos explorado antes, Markson también hace que su heroína musite que, «paradójicamente, había estado prácticamente tan sola antes de que ocurriera todo esto como lo estaba ahora».[9]

En un intento de aferrarse a algún sentido de sí mismo, Tabir pasaba las noches hablando consigo o cantando. A veces se peleaba con los guardias solo para experimentar alguna interacción humana, provocando un procedimiento conocido como «extracción de celdas». Si desobedecía una orden, negándose a entregar una bandeja de comida vacía, por ejemplo, un grupo de guardias armados acudía a la celda para inmovilizarlo. Aunque normalmente conllevaba cierto dolor físico, al menos lo ponía en contacto con otros seres humanos. A lo largo de su encarcelamiento, Tabir, al igual que el superviviente de Auschwitz Viktor Frankl antes que él, estaba convencido de que, le hicieran lo que le hicieran los guardias, nunca «conquistarían su mente». «Hagas lo que hagas —me dijo—, no dejes de luchar. Sonríe y sé feliz, y no tengas miedo de nadie». Tabir consiguió finalmente huir durante una visita al hospital. Luego viajó al Reino Unido y pidió asilo.

Mientras que el aislamiento extremo provoca una pérdida de identidad muy grave, si elegimos pasar poco tiempo solos, puede producirse un tipo de pérdida de identidad mucho más leve e incluso beneficiosa. La ventaja de elegir pasar tiempo a solas es que no tiene una identidad impuesta por los demás.

Es libre de dejar vagar su mente para examinar quién es y qué piensa realmente, sin la influencia de otros. Algunas personas hablan de alcanzar una nueva comprensión de sí mismas. Esto da sentido al deseo común de alejarse de todo en los momentos de su vida en que ha de tomar las decisiones más importantes.

Un estudio realizado con jóvenes de dieciocho a veinticinco años en Estados Unidos descubrió que pasar tiempo a solas se asociaba con una mayor creatividad.[10] Esto tiene sentido si se tienen en cuenta los beneficios de soñar despierto comentados anteriormente. Soñar despierto puede fomentar la creatividad, pero es más difícil hacerlo con otras personas presentes, por lo que el tiempo a solas da a la mente la oportunidad de divagar. La soledad también nos ayuda a lidiar con nuestras emociones, al darnos la oportunidad de reflexionar sobre lo que ha ocurrido en nuestras vidas y explorar nuestros recuerdos del pasado. Entonces, con suerte, podremos tomar las mejores decisiones sobre el futuro.

Esto ha dado lugar a llamamientos para que los líderes de las empresas, que están siempre en reuniones, contestando correos electrónicos o a merced de sus políticas de puertas siempre abiertas, pasen más tiempo a solas con el fin de ayudarles a tomar las decisiones éticas correctas.[11] A finales de los años 50 y principios de los 60, el entonces primer ministro Harold Macmillan era famoso por encontrar tiempo cada día para pasar una hora a solas leyendo a Jane Austen o a Anthony Trollope. Dudo mucho que algún primer ministro reciente haya tenido esa oportunidad.

En estos casos, estar solo es la ocasión perfecta para perderse, para refrescar el pensamiento, sin estar distraído continuamente por otras personas. No es un estado en el que quisiéramos estar todo el tiempo, pero en pequeñas dosis es indudablemente bueno para nuestro bienestar y puede ayudarnos a sentirnos descansados.

¿SOLEDAD VOLUNTARIA O IMPUESTA?

Lo que realmente importa es cuánto control tiene sobre el tiempo que pasa solo. Elegir pasar algún tiempo a solas es muy diferente de no tener ninguna opción al respecto. Por muy sociable que sea, sin duda disfrutará de algún tiempo a solas si puede elegir cuándo y cómo. Y por muy introvertido que sea, descubrirá que la soledad forzada le hace sentirse solo.

El problema de la soledad ha atraído últimamente una gran cobertura mediática. El Reino Unido tiene incluso un ministro para la Soledad, encargado de trabajar en todos los departamentos gubernamentales para abordar el problema. En Radio 4, promoví el Experimento sobre la Soledad de la BBC, una colaboración con tres psicólogos de universidades británicas y la Wellcome Collection en la que pedimos a los oyentes que rellenaran una encuesta.[12] Aunque era un proceso largo responder a las preguntas, que normalmente llevaba entre treinta y cuarenta minutos, participaron 55.000 personas de todo el mundo. Nos asombró la respuesta. Demuestra la seriedad con la que la gente se compromete con este tema.

Algunas personas hablan de una epidemia de soledad, y es cierto que el número total de personas solas está aumentando. Pero eso se debe simplemente a que ahora hay más gente en el mundo. Cuando se trata de proporciones, el panorama es más heterogéneo. La primera imagen que suele venirnos a la mente cuando pensamos en una persona solitaria es la de alguien mayor, atrapado en su casa, sin ver a nadie de una semana para otra y pasando solo el día de Navidad. Esta es la realidad para muchas personas mayores, pero Christina Victor, de la Universidad de Brunel, ha examinado datos en el Reino Unido que se remontan a 1948, y ha descubierto que la proporción de personas mayores que experimentan soledad crónica se ha mantenido estable durante setenta años, con entre un 6 % y un 13 % que afirma sentirse solo todo el tiempo o la mayor parte de él.[13]

Además, en nuestra encuesta, reflejando las conclusiones de varias otras, un porcentaje mayor de personas jóvenes que de personas mayores afirmaron sentirse solas a menudo, las de mediana edad estaban en un punto intermedio. Como digo, esta no es la imagen que solemos tener en mente de la soledad o el aislamiento y, de hecho, el 84 % de las personas que participaron en la encuesta creían que se sentirían o podrían sentirse solas en la vejez. Pero también dijeron que, mirando atrás, la época más solitaria de sus vidas fue cuando eran jóvenes.

Quizá la explicación sea que la soledad nos resulta difícil de sobrellevar cuando somos jóvenes, y empezamos a sobrellevarla mejor e incluso a desearla más a medida que maduramos. También es posible que apreciemos más el descanso de estar solos conforme envejecemos. Y podría estar relacionado con nuestra creciente capacidad para regular nuestras emociones. Una de las mejores cosas de envejecer es que mejoramos a la hora de consolarnos a nosotros mismos cuando las cosas van mal. Al igual que los bebés aprenden gradualmente (y para gran alivio de sus agotados padres) a autocalmarse y a volver a dormirse cuando se despiertan, de niños aprendemos poco a poco a mejorar el mal humor distrayéndonos o intentando relativizar las cosas.

Nuestra capacidad para regular nuestras emociones sigue mejorando después de alcanzar la edad adulta. Con los años de experiencia llega la percepción de que no siempre nos sentiremos así y de que hay pasos que podemos dar para sentirnos mejor. Me pregunto si estas habilidades tienen una relevancia especial para la soledad. Quizá simplemente nos acostumbramos a lidiar con un sentimiento desagradable y aprendemos que la mayoría de las veces es temporal. O tal vez tomamos medidas para moderarlo, buscando nuevas amistades o encontrando formas de revigorizar las antiguas.

Sea como sea, es importante que mitiguemos la soledad. La soledad crónica está asociada a una mala salud física. Las revisiones de la investigación han descubierto que las personas que dicen sentirse constantemente solas tienen un tercio más de riesgo de sufrir enfermedades cardíacas y derrames cerebrales,[14] una presión arterial más alta[15] y una menor esperanza de vida.[16] Se trata de resultados graves, pero muchos de los estudios son transversales, toman una instantánea en el tiempo, por lo que no podemos estar seguros de la dirección de la causalidad. Es posible que el aislamiento infeliz provoque más enfermedades, posiblemente al aumentar la inflamación en el organismo. Pero también podría ocurrir al revés. La mala salud podría venir primero, llevando a las personas a aislarse y sentirse solas porque su enfermedad les impide salir. O puede que las personas solitarias aparezcan en las estadísticas como menos sanas porque su soledad les ha robado la motivación para cuidar de su salud. Y, por supuesto, podría funcionar en ambos sentidos.

Aunque resulta complicado desentrañar exactamente lo que está pasando, los datos señalan definitivamente algo que cualquiera que se haya sentido solo alguna vez puede decirle: la soledad tiene un efecto significativo sobre el bienestar. Existen pruebas fehacientes de que puede provocar tristeza y afectar a la calidad de nuestro sueño.[17] También puede dar lugar a un círculo vicioso en el que las personas se encuentran tan solas que se retiran de las situaciones sociales y se vuelven muy sensibles a cualquier signo de rechazo, lo que a su vez les hace sentirse aún más solas. Las investigaciones han demostrado que, si una persona se siente sola, un año después es más probable que presente síntomas de depresión.[18]

Tendemos a pensar en la soledad como un fenómeno moderno resultante de los males de la vida moderna, en la que vivimos en unidades sociales atomizadas y comunidades desconectadas; sin embargo, la historiadora Barbara Taylor, que se dedica a estudiar la historia de la soledad, señala que la desagradable emoción de la soledad se ha descrito desde la Antigüedad, aunque no siempre se utilizara la palabra *soledad*. Antes del siglo XVII, la palabra *soledad* rara vez se aplicaba a las personas y se utilizaba más a menudo para definir algo apartado, como un árbol, un edificio aislado o —volviendo a Wordsworth— una nube. A lo largo de los siglos, la palabra *soledad* se fue utilizando cada vez más, a medida que crecía la idea de que el mundo moderno era un lugar alienante.

Mientras que la soledad se consideraba en general de forma negativa, el valor de la soledad ha supuesto, como admite Barbara Taylor, un reto mayor para los historiadores porque ha tenido muchos significados a lo largo de los siglos, a veces negativos y a veces positivos. Antes del siglo XVIII, la soledad se refería a menudo a la vida en el campo. Los ricos hablaban de «retirarse a la soledad», lo que significaba ir a su finca campestre. Pero lo cierto es que allí no estaban solos. Además del servicio, llevaban también a sus familias y, a menudo, a amigos íntimos. En la Antigüedad existía la sensación de que solo a través de la soledad podía una mente buscar la verdad. Esto estaba bien para los filósofos, porque, al igual que los dioses, podían sobrevivir solos, pero sería peligroso para los menos instruidos.[19] Esto encaja con una concepción de la soledad que Barbara Taylor ha encontrado en ocasiones a lo largo de su historia, como algo antinatural e incluso inmoral: «Eran misántropos, eran egoístas, no tenían ningún sentido de la responsabilidad hacia el hombre común». Uno de los temores era que el tiempo pasado a solas condujera a una «creatividad desenfrenada». Petrarca, Montaigne y Wordsworth, que escribieron en los siglos XIV, XVI y XVIII respectivamente, vieron los beneficios de la soledad, pero también hablaron del dolor y la ansiedad que podía causar.

Podemos ver ecos de esto en el Japón moderno de hoy, donde la palabra utilizada para referirse a la soledad voluntaria y soledad forzada es la misma: *kodoku*. Es un estado visto de forma tan positiva que hay cientos de libros sobre el tema; algunos incluso han llegado a ser todo un éxito en ventas, como *El poder de la soledad* y *La soledad es bella*. Viven solos el doble de hombres que de mujeres y las cifras van en aumento. Junko Okamoto, una escritora de Tokio que trabaja en empresas para ayudar a preparar a la gente para la jubilación, intenta concienciar sobre los inconvenientes de la soledad. Le preocupa que su glorificación oculte el hecho de que algunas personas realmente se sienten dolorosamente solas.

Para ser un país famoso por su cultura colectivista, el capital social es débil en Japón. Y con un sistema jerárquico en el trabajo y un respeto centrado en la Antigüedad, puede ser difícil entablar amistades sólidas en el lugar de trabajo. Con largas jornadas laborales antes de la jubilación hay poco tiempo para aficiones o amigos fuera del trabajo. Así que la jubilación puede llegar como un *shock*. Quizá estos libros que celebran la soledad aporten cierto consuelo, sugiriendo que es un estado que hay que venerar, en lugar de temer, pero a Okamoto le sigue preocupando que muchos no vivan solos por elección propia. Irónicamente, siente la voz de la soledad. Cuando intenta hacer hincapié en el lado negativo de esta emoción en los medios de comunicación, los comentarios que recibe le dicen que deje a la gente en paz, que les deje descansar.

Esta ambivalencia hacia la soledad no es nada nuevo. El gran novelista alemán Thomas Mann dijo: «La soledad da a luz a lo original que hay en nosotros, a la belleza desconocida y peligrosa: a la poesía. Pero también a lo contrario: a lo perverso, lo ilícito, lo absurdo».[20] Quienes hayan leído la obra de otros dos grandes escritores atraídos por la soledad, Emily Dickinson y Samuel Beckett, verán a dónde quería llegar Mann.

Queremos estar solos, pero también tememos estarlo. Y desconfiamos de otras personas que quieren soledad. Es raro invitar a alguien a salir y que decline diciendo que quiere pasar la tarde a solas. En su lugar, se necesita una excusa, porque ¿por qué preferiría pasar tiempo a solas que con amigos? «Lo siento, me estoy lavando el pelo» se ha convertido en un eufemismo de broma entre las mujeres que no quieren salir con alguien en una cita. Quizá también indique que está bien sola.

El deseo de soledad se ha patologizado a menudo, y las personas a las que les gusta pasar tiempo solas son vistas como «rebeldes autocomplacientes y peligrosos que corren el riesgo de perder la cabeza».[21] «Solitario» tiende a ser un insulto, no un cumplido, lo que implica que una persona es un poco rara, cuando no un sociópata declarado o algo peor. Piense en la frecuencia con la que la frase «Un poco solitario» parece utilizarse para describir a pedófilos y asesinos en serie.

En la premiada novela de William Trevor *El viaje de Felicia*, el gloriosamente siniestro Sr. Hilditch, que se aprovecha de mujeres jóvenes vulnerables, es retratado viviendo solo en casa de su difunta madre, abriendo una lata de sardinas para cenar y preparándose después una taza de Ovaltine antes de meterse en la cama. Sin duda, esto hace que la vida solitaria suene escalofriante.[22] Pasar algún tiempo solo tiende a verse como algo benigno, pero elegir una vida mayoritariamente solitaria se ve como algo excéntrico, un riesgo para la salud y la cordura. A menudo desconfiamos de quienes prefieren su propia compañía a la nuestra.

LOGRAR UN EQUILIBRIO

Si busca la soledad para descansar en la era moderna, la pregunta es la misma de siempre, aunque la formulemos de otra manera: ¿cómo conseguir un tiempo para mí que no se convierta en soledad?

En primer lugar, es importante recordar que no todo el mundo encuentra la soledad reparadora. Aunque obtuvo una puntuación alta en la Prueba del Descanso, algunas personas consideran que el tiempo a solas las lleva a rumiar lo que va mal en sus vidas, lo que les hace sentirse tristes o deprimidas. De las investigaciones de Christopher Long y James Averill se desprende que la soledad no es igual de nutritiva para todos. A los que no les gusta es más probable que se distraigan de la falta de compañía viendo la televisión o llamando por teléfono a la gente, cualquier cosa con tal de conseguir una conexión humana. Algunos se sienten ansiosos y desconectados.

No es sorprendente que a los introvertidos les guste más pasar tiempo a solas.[23] Las personas que tienen mejor humor cuando están solas tienden a tener un estado de ánimo inferior a la media cuando están con otras personas, mientras que las personas que son felices cuando comparten tiempo con otras pueden sentirse más tristes cuando están a solas. Pero no olvide que, cuando se trata de descansar, más que de divertirse, en la Prueba del Descanso la mayoría de los extrovertidos siguen eligiendo las actividades solitarias como las más reparadoras.

Disfrutar del tiempo a solas es algo que aprendemos a hacer gradualmente cuando somos niños, y puede que empiece antes. Incluso los bebés apartan la mirada cuando se sienten sobreestimulados. Donald Winnicott es un psicólogo cuyo trabajo puede reconfortar a los padres, puesto que escribió sobre la idea de no ser una madre perfecta, sino una «madre suficientemente buena» —al escribir en 1970, solo se refería a las madres—. Winnicott también hizo hincapié en la importancia de que los niños aprendan progresivamente a disfrutar de breves periodos de tiempo a solas. El desarrollo de esta capacidad era, según él, un logro importante. Llamaba a la soledad en la infancia «una posesión preciosísima».

Un estudio realizado con niños de entre siete y doce años en Grecia demostró que, incluso antes de abandonar la escuela primaria, los niños comprenden que la soledad puede ser útil. Cuanto mayores eran los niños griegos, más beneficios de la soledad podían enumerar; entre ellos, paz, tranquilidad, relajación, reflexión, concentración, resolución de problemas, planificación anticipada, soñar despiertos, liberarse de las críticas y una reducción de la ansiedad, la tensión y la ira. Dos tercios de los niños reconocieron que es un deseo humano querer estar solo a veces.[24]

Los adolescentes de EE. UU. y Europa pasan por término medio una cuarta parte de su tiempo solos, lo que, si se tienen en cuenta las horas que están en la escuela o con los amigos, es más tiempo del que pasan con sus familias.[25] Y cuanto más mayores se hacen, más valoran los momentos a solas. Este hallazgo lo reflejó una investigación realizada en Flandes (Bélgica) en la que se siguió a adolescentes durante varios años. El estudio descubrió que su miedo a pasar tiempo solos disminuía constantemente a medida que se acercaban a los dieciocho años y se hacían más independientes. Las chicas fueron las primeras en empezar a considerar positivamente la solitud, pero los chicos pronto las alcanzaron.[26]

Incluso podría haber un punto óptimo en la cantidad de tiempo a solas que beneficia a los adolescentes. Así lo ilustra una investigación realizada con un grupo de niños de diez a quince años en cuatro suburbios de Chicago.[27] Se les hizo sonar un pitido siete veces al día y se les pidió que rellenaran inmediatamente un cuestionario sobre la compañía con la que se encontraban en ese mismo momento, junto con información sobre cómo se sentían y si esa compañía era o no de su elección. Aquellos a los que les gustaba pasar algún tiempo solos estaban mejor adaptados psicológicamente en opinión de sus padres y sus profesores. Pero necesitaban pasar una cierta cantidad de tiempo a solas. Muy pocas veces esto se asociaba con estados de ánimo negativos.

Entonces, ¿dónde se encontraba la zona de habitabilidad? Lo ideal era pasar entre el 25 y el 45 % del tiempo no lectivo a solas. Lo cual, volviendo la vista al principio de este capítulo, es —afortunadamente— más o menos la cantidad media de tiempo que todos nosotros pasamos solos de todos modos, lo que sugiere que de adultos somos intuitivamente bastante buenos buscando la cantidad adecuada de soledad.

La soledad puede, por supuesto, significar cosas diferentes en lugares diferentes. En la escuela se espera que los alumnos sean sociables, tanto en el aula como fuera de ella. Los niños que prefieren estar solos durante los recreos en la escuela o leer un libro son vistos como solitarios y un poco raros. Lo «normal» es jugar juntos o charlar. Pero, por supuesto, no todos los que en la escuela se encuentran solos durante los recreos quieren estarlo. Los niños pueden ser crueles al rehuir a los demás. Y la propia naturaleza sociable del entorno escolar puede magnificar la soledad que sienten los alumnos que no tienen muchos amigos. En respuesta al Experimento sobre la Soledad de la BBC, una joven veinteañera ciega escribió un *post* desgarrador sobre la soledad de la hora del almuerzo cuando iba a la escuela, en el que incluía una lista de los consejos que le habían ayudado a encontrar gente con la que hablar, como sostener las puertas abiertas para que otros pasaran y así poder iniciar una conversación o pensar de antemano en temas que le permitieran charlar con los profesores durante el recreo. Si sabía que alguien tenía gatitos nuevos, preguntaba por ellos. Los profesores, después de todo, no podían simplemente ignorarla, e incluso una breve conversación marcaba la diferencia.

Afortunadamente, cuando entramos en la edad adulta y en el lugar de trabajo, en muchas situaciones no se exige socializar durante las pausas. (Aunque incluso esto depende de dónde se viva: los empleadores en Japón y cada vez más en las empresas tecnológicas californianas pueden esperarlo). Como hemos comprobado a lo largo de este capítulo, la clave para disfrutar de estar solo y encontrarlo descansado es la elección. Lo mismo ocurre, por supuesto, cuando se está con otras personas.

UNA SOLEDAD TRANQUILA

Es importante comprender hasta qué punto nuestra apreciación del tiempo a solas como algo reparador y no doloroso depende de la naturaleza y la fuerza de nuestras relaciones. El psicoterapeuta Jonathan Detrixhe ha estudiado las actitudes ante la soledad a través de la lente de la investigación psicológica sobre el apego.[28] Los niños pequeños que se sienten firmemente apegados a sus padres los ven como una base desde la que pueden explorar con seguridad. A esta temprana edad, los niños suelen querer a sus padres físicamente cerca, aunque a veces les resulte divertido escaparse. Pero, a medida que maduran, los niños se acostumbran a pasar tiempo lejos de sus padres e incluso solos. Cuando nos convertimos en adultos, por lo general, no vivimos con nuestros padres, y puede que los veamos en contadas ocasiones. Solemos compartir piso con pareja, compañeros o amigos, o solos. En cualquier caso, es mucho menos probable que nos sintamos solitarios cuando estamos a solas si tenemos un fuerte vínculo humano con alguien. La persona o personas a las que tenemos ese apego no tienen por qué estar físicamente presentes todo el tiempo, pero necesitamos saber que podemos recurrir a ellas.

Abraham Maslow es el psicólogo famoso por su jerarquía de necesidades, a menudo dibujada como una pirámide con las necesidades básicas, como la comida y el refugio, que son esenciales para la supervivencia, en la base de la pirámide, y las necesidades más elevadas, como el amor y la estima, apiladas más arriba. Las personas más felices de todas llegan a la cima de la pirámide, donde alcanzan la «autorrealización». Han realizado todo su potencial, convirtiéndose en todo lo que podrían ser. Parece un gran estado en el que permanecer.

Desgraciadamente, según Maslow, solo el 2 % de las personas lo consigue. Ahora bien, los métodos de Maslow han sido criticados por su falta de rigor. Tomó decisiones subjetivas sobre quién estaba y quién no estaba autorrealizado, declarando que Einstein, Beethoven, Eleanor Roosevelt y, curiosamente, él mismo lo estaban. Descubrió que tanto él como Albert, Ludwig y Eleanor eran creativos, espontáneos, curiosos, ingeniosos, tolerantes ante la incertidumbre y buenos aceptándose a sí mismos. También disfrutaban a diario de «experiencias cumbre», esos momentos en los que todo resulta fantástico, en los que se sentían completamente en el presente y nada más les preocupaba.

La razón por la que menciono todo esto es que Maslow descubrió que estos afortunados autorrealizadores eran más propensos que el resto de nosotros a buscar tiempo a solas. Este hallazgo parece respaldar lo que hemos revelado a lo largo de este capítulo, que la soledad se disfruta más y resulta más valiosa cuando es voluntaria y forma parte de una vida completa y satisfactoria.

Para sentirnos verdaderamente descansados, necesitamos alejarnos de los demás, escapar de su parloteo y, si fuera posible, también del ruido de nuestra propia mente. En las cantidades adecuadas, el tiempo que pasamos a solas puede permitirnos retirarnos y atender a nuestras emociones, lo que con suerte nos hará sentirnos renovados. También puede darnos la oportunidad de pensar más profundamente, de descubrirnos a nosotros mismos, incluso de estimular la creatividad y las nuevas ideas. Quizá deberíamos intentar dedicar parte de nuestra rutina a la soledad, pero sin presionarnos para conseguir sus beneficios de un modo inmediato. Si el atractivo de la soledad es una retirada de las presiones que nos imponen, lo último que queremos hacer es imponernos presiones diferentes. Estar solos nos da a todos la oportunidad de pasar algún tiempo sin que los demás nos juzguen, sin tener que mantener una cara social.

Las redes sociales pueden ser maravillosas para aliviar la soledad al permitir que la gente se conecte, pero la nueva cultura «siempre activa» de los medios de comunicación social también puede hacer que sea más difícil evitar las presiones externas. De alguna manera tenemos que asegurarnos de que no permitimos que las redes nos roben los beneficios de la soledad, o esta podría dejar de ser tan reparadora. Después de todo, ¿acaso podemos decir que «estar solo» es sinónimo de «soledad» en estas situaciones en las que, aunque físicamente no tengamos compañía, nos pasamos el rato comunicándonos con los demás a través de aplicaciones?

Termino este capítulo con una pregunta: ¿cuál es el mejor lugar para pasar tiempo a solas? Si se pregunta a la gente dónde suele pasar más tiempo en soledad, la respuesta es en casa. Pero, si se hace una pregunta ligeramente distinta, dónde le gustaría más pasar su tiempo a solas, se obtiene una respuesta bastante diferente: en la naturaleza.[29] Es a la naturaleza a la que nos dirigimos en el próximo capítulo.

2.
PASAR TIEMPO EN LA
NATURALEZA

A primera vista, parece un gran poste de luz pintado de verde. Pero no hay ninguna bombilla iluminadora en lo alto. Se trata de un pilar de hierro fundido, de cuatro metros de altura, que se alza en un claro cubierto de hierba en medio del bosque. ¿Qué es y por qué está ahí?

A mediados del siglo XIX, el poste se clavó en la turba hasta que solo se vio su parte superior por encima del suelo, en lo que se pensaba que era el punto más bajo de la zona y, de hecho, de Gran Bretaña, en el borde de Whittlesea Mere, un enorme pantano de Cambridgeshire. El lago iba a ser drenado para proporcionar más espacio para la agricultura, y el poste —obra de William Wells de Holmewood Hall, una casa señorial cercana— fue diseñado para medir el encogimiento y hundimiento de la tierra a medida que se drenaba el agua de la ciénaga.

Rápidamente, el poste indicador comenzó a emerger a medida que el terreno se hundía, un proceso que ha continuado a lo largo de las décadas.

En 1957, el poste era tan alto y estaba tan inestable que era necesario sostenerlo con cuerdas de acero que salían de la parte superior del pilar como cintas tensas de un mayo. Antes de ser desecado, Whittlesea Mere era el lago más grande de las tierras bajas de Inglaterra. En 1697, Celia Fiennes, que pasó casi veinte años recorriendo el país a caballo, lo describió así:

> [...] de tres millas de ancho y seis de largo. En medio hay una pequeña isla donde se cría una gran cantidad de Wildfowle [...] cuando se entra en la boca del Mer tiene un aspecto formidable y su [sic] a menudo muy peligroso a causa de los vientos repentinos que se levantan como huracanes.[1]

A pesar de estos huracanes, el lago era un lugar de recreo, con yates y regatas. En los inviernos más duros, la gente acudía al pantano para patinar y asistir a ferias sobre hielo.

Todo esto se perdió cuando las necesidades de la agricultura llevaron al drenaje. Pero unos 150 años después, en 2001, el proceso se invirtió cuando se inició el proyecto Great Fen. Tardará medio siglo en completarse y verá cómo miles de acres de tierras de labranza redundantes se vuelven a inundar para unirse a dos de las primeras reservas naturales de Gran Bretaña. El Great Fen proporcionará un hábitat a criaturas que no han estado presentes en la zona desde hace siglos, como el pechiazul, la grulla común e incluso el bisonte europeo. Las mariposas, como la emperatriz púrpura y la fritillaria bañada en plata, ya se han sentido atraídas por los humedales rehabilitados.

Pero la restauración de la ecología y la biodiversidad de esta zona del este de Inglaterra es solo una parte del plan. Una de las principales razones por las que el proyecto ha atraído millones de libras de financiación es porque dará a los habitantes de los alrededores la oportunidad de pasar tiempo en la naturaleza.

Esta parte de Gran Bretaña es llana. En un día gris incluso podría decirse que está desolada. No es la tradicional y pintoresca campiña inglesa. Pero es apacible y tiene su propio encanto, sobre todo ahora que la repoblación de la zona está surtiendo efecto. Hay una razón por la que conozco este sitio y le tengo un cariño especial. Crecí no muy lejos, y mi padre fue una de las personas que pusieron en marcha el plan de conservación del Great Fen.

Poco después de que empezara, me llevó a ver el proyecto, que sabe que no terminará hasta mucho después de su muerte, incluso puede que yo tampoco viva para verlo en todo su esplendor. Nos sentamos en lo alto de una cresta, observando las estrechas vías fluviales que cruzaban la tierra verde y brillante que se extendía en todas direcciones, viajando mentalmente en el tiempo para imaginar cómo podría haber sido hace un siglo y cómo podría ser dentro de un siglo, una vez terminada la inundación. Hay vistas de la naturaleza más bellas y, sin duda, más espectaculares en Gran Bretaña, pero aquella fue una experiencia conmovedora y me proporcionó una sensación de gran calma y contemplación inigualable.

Con un ornitólogo por padre, mi hermana y yo pasamos gran parte de nuestra infancia dando paseos por el campo. Mirando atrás, creo que tuvimos suerte, pero en aquella época solíamos quejarnos de la duración de estos paseos y del hecho de que en el camino nuestro padre nos fuera diciendo no solo la especie de cada pájaro, sino su sexo y si era de primer, segundo o tercer año, información que a mi hermana y a mí no nos interesaba. No veíamos el momento de llegar a casa y poner la tele.

Por el lado bueno, cuando el profesor nos pedía que trajéramos objetos para la mesa de la naturaleza en la escuela, era una tarea fácil. Todo lo que teníamos que hacer era ser lo suficientemente valientes como para hundir las manos en los bolsillos de la maltrecha chaqueta caqui de mi padre y podíamos sacar un nido de petirrojo abandonado, perdigones de búho regurgitados o esguinces de nutria (si se pregunta qué es eso, nada menos que excrementos de nutria).

Ahora que vivo en una ciudad y las oportunidades de ir al campo no son tan frecuentes, lo echo de menos. Cuando nos vamos de viaje rural, disfruto mucho de la experiencia y me decepciona, al asomarme a las ventanas de las casas vecinas, en las tardes soleadas, observar a la gente viendo la televisión. ¿Por qué no están fuera deleitándose con la naturaleza? ¿No es ese el objetivo de vivir en una zona rural? Si yo viviera en un lugar así, creo que saldría a pasear todo el tiempo.

Aunque, a decir verdad, probablemente no lo haría. Recuerdo mi infancia y cómo prefería ver la serie de policías motorizados *CHiPs* a pasear con mi padre junto al río. Y me doy cuenta de la frecuencia con la que ahora estoy en casa viendo la televisión para relajarme cuando podría estar fuera, en Londres, disfrutando de los cientos de obras de teatro, conciertos y otros actos culturales que tienen lugar cada noche… Del mismo modo que me gusta saber que a eso de las 19:30 horas se levanta el telón simultáneamente en todo el West End, aunque yo no esté allí para presenciarlo, es agradable saber que hay paisajes maravillosos a pocos metros de su puerta, si vive en medio del campo, que puede contemplar incluso desde su sofá, si le gusta pasar la mayoría del tiempo en casa. En ambas situaciones, la oportunidad no desaparece. Siempre puede hacerlo otro día. Quizá sea como la buena salud: uno la valora más cuando se la quitan. Para una persona urbanita como yo, pasar tiempo en la naturaleza es uno de los medios clásicos de evasión de la vida cotidiana, una forma estupenda de descansar y relajarse. A menudo, estar en el campo implica caminar, y ya hemos visto cómo eso puede resultar reparador, a pesar del esfuerzo físico que requiere.

Pero hay otras formas de disfrutar de la naturaleza sin tener que caminar.

UN BAÑO DE NATURALEZA

A lo largo de este libro hemos escuchado lo difícil que nos resulta a muchos de nosotros no hacer nada. Mientras que prácticas como la atención plena funcionan para algunos, para otros tales disciplinas y técnicas son irritantes. Creo que por eso se valora tanto estar en la naturaleza. Sentarse en silencio en la cima de una colina a contemplar los valles que le rodean (aunque haya conducido hasta allí) no le implica hacer nada ni mucho menos, pero de alguna manera es lo contrario de quedarse tumbado en el sofá. Del mismo modo, contemplar el fluir del agua tumbado en la orilla de un río se siente de algún modo más útil que estar tumbado en la cama. Puede haber ociosidad al estar en el campo, pero es una ociosidad excusable. Estamos haciendo algo, aunque solo sea estar en un lugar natural. Hay un significado en ello.

Tómese un momento para pensar dónde está su lugar favorito. Puede elegir cualquier sitio, dentro o fuera de casa. No siga leyendo hasta que se haya decidido por un lugar.

¿Ha escogido una habitación de su casa? ¿O quizás una cafetería? ¿Un *pub* atractivo? ¿O ha elegido algún lugar en la naturaleza? Su respuesta podría depender de su estado de ánimo (aunque, por supuesto, en este libro he sesgado su respuesta al plantear esta pregunta en un capítulo en el que ya le he hecho pensar en la naturaleza).

En un estudio finlandés se pidió a los habitantes de dos ciudades que marcaran en un mapa sus lugares preferidos y los menos favoritos, al tiempo que rellenaban un cuestionario para evaluar su estado de ánimo actual. Los centros de transporte no salieron bien parados, ya que resultaron ser lugares abrumadoramente impopulares. Pero, cuando se trataba de lugares que realmente gustaban a la gente, las respuestas dependían de su estado de ánimo. Los que se sentían positivos eran más propensos a elegir una zona residencial, como el salón de su casa, mientras que las personas con un estado de ánimo bajo solían preferir algún lugar en la naturaleza.[2]

Desde la infancia, aprendemos a regular nuestras emociones, a veces eligiendo conscientemente una actividad que sabemos que nos hará sentir mejor, como salir de la habitación e ir a dar un paseo cuando estamos enfadados, o poner música alegre cuando nos sentimos tristes. A veces ni siquiera somos conscientes de que lo estamos haciendo. Después de un día especialmente difícil en el trabajo, puede que nos encontremos dando un paseo por el parque local de camino a casa sin pensar en ello.[3] Muchos de nosotros parecemos tener el instinto de que hay algo que la naturaleza puede hacer por nosotros, que es reparadora, especialmente cuando no nos sentimos muy bien. La sorpresa es que hasta ahora a la ciencia le ha resultado difícil precisar exactamente qué es ese algo.

Subjetivamente, sabemos que la naturaleza nos tranquiliza. En Japón, pasar tiempo en el bosque se considera tan terapéutico que incluso tiene su propio nombre: «baño de bosque». En terapia, cuando se pide a un cliente que visualice una escena relajante, se le suele animar a pensar en un día soleado en la playa o en la vista de una montaña. Es cierto que nuestra visión idealizada de la naturaleza es bastante específica, no solo visualmente, sino incluso temporalmente; si alguien habla de mudarse al campo, nos lo imaginamos disfrutando del aire libre en un perfecto día de verano, no volviendo a casa a duras penas por un oscuro camino rural en una helada noche después de que su tren de vuelta a casa se retrasara una vez más.

Algunas personas llegan a describir el pasar tiempo en la naturaleza como una «cura». Cuando el escritor Richard Mabey padeció una depresión, conociendo su larga afición por la naturaleza, sus amigos intentaron animarle a dar paseos por el campo. Su psiquiatra incluso se ofreció a llevarlo a ver los milanos reales que volaban cerca. Pero nada de esto ayudó. Cuando fui a visitarlo a su casa de Norfolk, me dijo que este tipo de «cura fácil de la naturaleza» tenía de hecho el efecto contrario:

> Presenciar sin ninguna respuesta emocional lo que antes me había conmovido a veces más allá de las palabras, pero con suerte en palabras, solo me hizo sentir peor. Peor que nada. Me sentí rechazado por ello porque ya no podía conectar con lo que había sido lo más importante de mi vida.

Pero, tras mudarse a East Anglia y enamorarse, empezó a recuperarse lentamente, y la naturaleza comenzó a tener de nuevo un poderoso impacto sobre él:

> Me afectó psicológicamente su extraordinaria mutabilidad. Podía contemplar un trozo de marisma salada durante diez minutos y, al final de ese tiempo, sería completamente diferente de lo que era antes. Y esa sensación de cambio y de renovación al cambio caló muy hondo en mi psique. Fue lo que más profundamente me impresionó: formamos parte de un sistema vivo que no es ese terrible cliché inmemorial, estático y atascado en el fango que nos gusta imaginar que es el campo, sino un sistema mercurial, móvil y adaptable en el que el agua, especialmente, lo dirige todo.[4]

Curiosamente, en términos científicos no es fácil demostrar que la naturaleza tiene siempre un efecto calmante o qué factores son esenciales para que la naturaleza nos tranquilice. Para Richard Mabey, tenía que ser siempre cambiante, no estática. Algunos investigadores creen que las zonas verdes, con abundante vegetación, son esenciales; otros, que se trata del contraste con un entorno urbano ajetreado, o que el factor crucial en el poder de un paisaje para relajarnos es la ausencia de cualquier signo de intervención humana.

UNA HABITACIÓN CON VISTAS

En un hospital de Pensilvania, un profesor de Arquitectura llamado Roger Ulrich realizó un famoso estudio que dio el pistoletazo de salida a este campo de investigación. Descubrió que ni siquiera hay que estar entre la naturaleza para sentir sus beneficios. Basta con mirarla. En un estudio titulado «La vista a través de una ventana puede influir en la recuperación de una intervención quirúrgica», publicado en 1984, descubrió que los pacientes operados de la vesícula biliar necesitaban menos analgésicos y abandonaban el hospital casi un día antes si se recuperaban en una habitación del hospital con vistas a los árboles, en comparación con pacientes similares alojados en habitaciones con vistas a una pared de ladrillos.[5] Más de treinta años después, este estudio se sigue citando con frecuencia.

Pero, si nos fijamos en los detalles, no se sostiene tan bien. Por mucho que la mayoría de nosotros preferiríamos mirar por la ventana de un hospital a los árboles que a las paredes de ladrillo, no podemos estar absolutamente seguros de que el famoso estudio de Ulrich demostrara que una vista de la naturaleza nos ayuda a curarnos. Ulrich llegó a sus conclusiones tras examinar las notas médicas de nueve años de solo veintitrés pacientes que se alojaron en cada tipo de habitación. Con cifras tan pequeñas no podemos estar seguros de que no hubiera otras diferencias entre los pacientes asignados a los dos tipos de habitaciones, ni siquiera diferencias en la calidad de los cuidados que recibían. La sala de enfermería estaba más cerca de los pacientes con vistas a la pared de ladrillo, por lo que estos pacientes podrían haber sido ubicados allí porque estaban más enfermos, y eso podría explicar por qué permanecieron más tiempo en el hospital. O podrían haber acabado tomando más analgésicos porque los enfermeros y enfermeras estaban cerca y era más probable que respondieran a sus peticiones de más fármacos.

Pero el equipo hizo un seguimiento casi una década después con un estudio bastante mejor diseñado. Esta vez, los pacientes ni siquiera miraron por la ventana a la naturaleza real, sino fotografías de paisajes. Estos pacientes se habían sometido a cirugía en el Hospital Universitario de Uppsala (Suecia) antes de pasar su tiempo de recuperación en las camas del hospital frente a grandes fotografías en la pared. Algunos se enfrentaban a una foto de un arroyo arbolado o un bosque, mientras que otros miraban un cuadro abstracto, un panel blanco o una pared desnuda. En esta ocasión, los pacientes fueron asignados a diferentes grupos al azar, lo que hizo que los resultados fueran más convincentes y aún más fascinantes por ello. Los pacientes que miraban cualquiera de las escenas de la naturaleza se sentían menos ansiosos y necesitaban menos analgésicos.[6]

Para que quede claro, mirar a la naturaleza no va a curar la enfermedad. Pero este estudio sugiere que hacerlo nos permite descansar mejor, lo que es de especial interés para los lectores de este libro, pero también para los médicos, porque se sabe que el descanso ayuda al cuerpo a sanar más rápidamente.

A lo largo de los años se han realizado numerosos estudios, pero en este campo suelen ser muy pequeños, y a veces analizan a personas que ya han elegido pasar mucho tiempo en la naturaleza, lo que no puede decirnos si es beneficioso universalmente. Desde bicicletas estáticas situadas en el campo hasta granjas dirigidas por voluntarios con problemas de salud mental, los investigadores han estudiado distintas situaciones, con la esperanza de demostrar lo que intuimos: que la naturaleza proporciona un santuario de descanso. Algunos estudios han logrado constatar que es así, que caminar al aire libre en lugar de en interiores aumenta nuestra sensación de calma y tranquilidad. Otros han descubierto que la clave está en caminar, no en pasar tiempo en la naturaleza; es decir, mientras camine, no importa dónde lo haga. Es más, un estudio llegó a concluir que las personas que hacían ejercicio al aire libre en realidad se sentían menos tranquilas después.[7]

Pero mucho más recientemente se ha podido demostrar que incluso tomarse un microdescanso para mirar fotos del mundo natural podría marcar la diferencia en su estado de ánimo. Y cuando digo «micro», realmente quiero decir «micro». Estamos hablando de pausas de tan solo cuarenta segundos. En este estudio, a las personas se les encomendó una complicada tarea de ordenador, seguida de un microdescanso en el que miraban o bien la foto de un tejado de un bloque de oficinas vacío y gris, o bien una foto del mismo tejado, pero esta vez retocada digitalmente para que pareciera que estaba cubierto de musgo. No es sorprendente que la gente prefiriera el tejado verde. Pero ¿manifestaba alguna diferencia en la capacidad de concentración de los participantes el hecho de mirar esta foto durante tan poco tiempo cuando volvían a la tarea en el ordenador? Al principio, parecía que no. Todos volvieron a su labor aparentemente refrescados por la pausa y haciéndolo un poco mejor; sin embargo, al cabo de unos minutos, las personas que habían visto el sombrío tejado gris empezaron a flaquear, mientras que las del tejado verde solo mostraron una pequeña disminución de la atención.[8]

Esto sugiere que el poder de la naturaleza para reconfortarnos podría ser considerable. Sin duda, sugiere que, si se siente cansado en el trabajo y tiene la oportunidad de salir brevemente y disfrutar de un espacio verde cercano, debería plantearse hacerlo. No se preocupe si el jefe le grita: «¿Adónde va en horas de oficina?». Responda: «Solo salgo para mejorar mi productividad».

NACIDO PARA SER SALVAJE

Tomemos al pie de la letra que pasar tiempo en la naturaleza tiene beneficios terapéuticos, aunque todavía no se hayan realizado suficientes investigaciones buenas que demuestren que esto es aplicable en todas las situaciones. La siguiente pregunta es por qué esta experiencia resulta tan reparadora. Algunos expertos han sugerido que hemos evolucionado para amar la naturaleza, que en el pasado, cuando todos nuestros antepasados vivían en el campo, los que mejor se adaptaban a él tenían más probabilidades de sobrevivir. Se argumenta que hemos llevado con nosotros esta propensión a disfrutar de la naturaleza, aunque ahora la mayoría vivamos en pueblos y ciudades.

Roger Ulrich, del que hemos hablado anteriormente, cree que la naturaleza rica en vegetación es especialmente atractiva porque esa vegetación señala un entorno poco amenazador, rico en alimentos. Dice que preferimos lugares que se parezcan lo más posible a la sabana.[9] Pero yo no estoy muy convencida. Es cierto que me gusta la naturaleza rica en vegetación, pero para mí eso significa colinas verdes onduladas y valles fluviales, el paisaje clásico de Inglaterra en el que crecí. No veo cómo ese amor tiene algún vínculo con mis antepasados que vivieron en la sabana hace muchos miles de años. En cualquier caso, la sabana no me evoca imágenes de rica vegetación, sino una especie de paisaje más bien reseco y marrón.

Se ha afirmado que nuestra especie incluso prefiere la forma de los tipos de árboles que se encuentran típicamente en la sabana, con copas extendidas, en lugar de aquellos de forma más redondeada o cónica.[10] Muchos humanos han vivido y evolucionado durante los últimos 40.000 años en lugares sin este tipo de árboles, viviendo por encima de la línea arbórea, o en desiertos, o en islas tropicales. Ni siquiera toda África estaba cubierta de sabana. Pero, en cualquier caso, prefiero un viejo roble inglés o un sauce llorón, y algo de topiaria, como la que se puede encontrar en el que quizá sea mi jardín favorito de entre todos, el Great Dixter, en East Sussex.

Otra sugerencia es que los paisajes naturales atraen porque en el momento en que uno los ve parecen inmediatamente habitables, de un modo en que una vista urbana no lo hace. Yo diría que depende de a lo que cada uno esté acostumbrado. A mí me parece más habitable una calle de casas que una extensión de desierto o un bosque. También cabría preguntarse si la vegetación siempre es señal de seguridad. En la hierba alta de la sabana puede haber algún león al acecho. Del mismo modo, las cascadas pueden ser hermosas para admirarlas desde un malecón construido para ofrecer la vista perfecta sin mojarse, pero son letales si está haciendo *rafting* por un río plácido y de repente se ve arrastrado rápidamente hacia el borde de una caída. Los humanos han sobrevivido tanto tiempo cooperando y agrupándose en asentamientos, no vagando solos por la naturaleza en busca de descanso, con peligrosos depredadores merodeando en los alrededores. Así que, si la evolución tuviera algo que ver con los lugares que encontramos relajantes y apropiados para el descanso, entonces esos lugares deberían ser asentamientos seguros, no amplios paisajes abiertos.

El inconveniente de este tipo de hipótesis procedentes del campo de la psicología evolutiva es que son difíciles de probar. Se podría preguntar a la gente qué forma de árbol prefiere y comprobar que esto se aplica en todas las culturas (aunque un estudio de ese tipo rara vez se hace porque es muy difícil de organizar); pero, incluso si se establece una preferencia universal por una determinada forma de árbol, entonces hay que especular sobre cómo esta preferencia ayudaría a la supervivencia o a la reproducción, o se produciría como efecto secundario de alguna otra característica que ayuda a la supervivencia o a la reproducción. Y aquí es fácil insertar cualquier hipótesis que le convenga, ya sea que las mujeres están hechas para quedarse en casa y cuidar de los bebés, o que los hombres no pueden evitar ser violentos (afirmaciones que son injustas para ambas partes). En una crítica elegante y, para ser sinceros, bastante entretenida sobre las pruebas, los investigadores holandeses y belgas Yannick Joye y Agnes van den Berg han señalado varios fallos en la afirmación de que los humanos han evolucionado para sentirse bien contemplando paisajes con vegetación.[11] Por ejemplo, algunos estudios han demostrado que los efectos calmantes de la naturaleza se producen casi instantáneamente, pero es difícil saber por qué podríamos haber desarrollado esa respuesta. ¿Por qué podría ser útil sentirnos calmados al instante cuando nos topamos por casualidad con algo de vegetación? Esos árboles no van a ninguna parte, así que, a diferencia del dilema de lucha o huida cuando nos encontramos con un león, no hay necesidad de una respuesta urgente para esta cuestión.

Reconozco que, en el pasado, la gente necesitaba lugares donde poder descansar, relajarse y restaurarse de forma segura, algo que algunos paisajes pueden ofrecer más que otros. Pero, cuando hablamos de estar en la naturaleza, no siempre se da el caso de que, cuanto más salvaje es el paisaje, más nos gusta. En un estudio suizo, se envió a la mitad de los participantes a pasear por un bosque que se había dejado crecer de forma salvaje. Los participantes restantes caminaron por un bosque manipulado y gestionado, con montones de pinos recién talados apilados ordenadamente. Cuando se evaluó el estado de ánimo de los participantes al final del paseo, no fue el bosque silvestre el que marcó la mayor diferencia. De hecho, los que caminaron por el bosque administrado se sintieron significativamente mejor que el otro grupo. Así que, al menos en este estudio, la naturaleza domesticada puntuó mejor que la salvaje.[12]

Indudablemente, la estética de la naturaleza cambia con el tiempo y con la cultura. No existe una imagen fija del tipo de paisaje más atractivo, y mucho de lo que hoy supuestamente es «natural» suele estar más manipulado de lo que creemos. Las

Tierras Altas escocesas suelen considerarse una de las partes más salvajes de Gran Bretaña y, sin embargo, han sido moldeadas por los desmontes, la cría de ovejas y la caza del urogallo. Durante siglos, estos montes, páramos y lagos fueron concebidos por la mayoría de la gente como brutales y sombríos. Solo a partir del movimiento romántico, a finales del siglo xviii, tales paisajes han llegado a ser vistos generalmente como lugares hermosos y pacíficos. A menor escala, la planta más maravillosa para una persona puede ser considerada una mala hierba para otra. En algunas partes de Nueva Zelanda, mi querido agapanto, que cuido con tanto esmero en Londres, está clasificado como una maleza invasiva.

A menudo está implícita en las teorías evolucionistas la idea de que, como estar en la naturaleza es «parte de nuestra herencia humana», nos sentimos más a gusto en ella.[13] Yo también cuestionaría esa afirmación. Si ha crecido en una ciudad, el campo puede parecerle fangoso, maloliente, incómodo e incluso peligroso. Tengo amigos de ciudad que crecieron en el norte de Londres (y que siguen viviendo allí) a los que cruzar un campo lleno de vacas les resulta mucho más arriesgado que cruzar a toda prisa una autovía con mucho tráfico. Están acostumbrados a caminar por calles de noche en las que apuñalan a la gente o en las que el sonido de las sirenas de la policía y las ambulancias es una constante. Lo que les asusta es una noche en una casa de campo en la que no se oiga nada en el exterior, salvo el ulular de un búho. Creen que están destinados a ser asesinados.

Me gusta pasear por la campiña inglesa, por los Alpes o incluso por la selva, aunque debo confesar que no tuve una buena experiencia en un «safari» nocturno por el Amazonas cuando, a pesar de tener un guía con una potente linterna, no paraba de tropezar y tragar —sí, tragar— telas de araña que se habían tejido por los estrechos senderos. Supongo que incluso el más dedicado amante de los bosques ingleses ve normal que, al pasar una noche en el bosque, se piense en *El proyecto de la*

Bruja de Blair o en la noche de Mole en el bosque salvaje de *El viento en los sauces*. Es cierto que el campo ha sido durante milenios el lugar donde los seres humanos han encontrado comida y han hecho su hogar, sintiéndose como en casa. Pero también allí han sido atacados por salvajes bestias y por otros humanos; se han expuesto a las condiciones del entorno, y han sentido miedo, han enfermado y han muerto.

Hay un pequeño estudio que ilustra esto bastante bien. Se indicó a unos estudiantes que dieran un paseo, de entre dos opciones, solos por un parque campestre. La mitad de los estudiantes atravesaron una zona abierta donde podían ver por encima de los arbustos lo que había a lo lejos y era poco probable que se perdieran. Los otros caminaron por una parte del parque con menos visibilidad y un mayor número de árboles y maleza. Los estudiantes que caminaron por el paisaje abierto encontraron su paseo más reparador, mientras que los otros no lo disfrutaron, se mostraron todo el tiempo cautelosos y preocupados por si se perdían.[14]

Todo esto es realmente de sentido común. Las personas que sitúan el pasar tiempo en la naturaleza en lo alto de su lista de actividades de descanso no estaban influidas, supongo, por algún elemento profundo de psicología evolutiva. La influencia fue más bien cultural. Un día en un campo bonito y tranquilo es tranquilizador, sobre todo teniendo en cuenta que muchos de nosotros pasamos gran parte de nuestro tiempo en ajetreados entornos urbanos. Pero, si ese tiempo en el campo implica una noche fría en un bosque oscuro, o un día de lluvia torrencial en un páramo abierto, no es probable que se pueda calificar de «descansado» en absoluto.

UN DESCANSO ENTRE TANTA PREOCUPACIÓN

Si las propiedades relajantes de la naturaleza no se deben a nuestro pasado evolutivo, debemos buscar otras explicaciones de por qué su poder puede ser a veces tan profundo.

La naturaleza parece aleatoria, pero a menudo tiene cualidades fractales, en las que los patrones, sus estructuras geométricas, no solo se repiten, sino que lo hacen a diferentes escalas, en una especie de bucle. Imagínese una costa con formaciones rocosas, reproducidas una y otra vez, a veces más grandes, a veces más pequeñas. O las esponjosas nubes del cielo, de diferentes tamaños y bordes. O piense en un solo árbol. Cada hoja se ajusta al mismo patrón. Cada ramita es una versión a escala inferior del resto de ramas. Los psicólogos han descubierto que, cuanta más repetición hay en un paisaje, más disfrutamos de la escena.[15] Una hipótesis es que esta repetición permite a nuestro cerebro procesar rápidamente los paisajes con poco esfuerzo mental, en contraste con el panorama de una ciudad, que nos exige identificar una serie de tipos diferentes de edificios, puentes y vehículos. Así que, en lugar de gravarse en el cerebro, una escena campestre nos da el espacio para volver a centrar nuestra atención, lo que nos lleva a sentirnos un poco mejor después. Esto se conoce como «teoría de la restauración». Y funciona mejor para unos que para otros. Si es usted alguien a quien le cuesta concentrarse en una oficina ruidosa, entonces pasar diez minutos en paz en el parque durante su pausa para el almuerzo podría aportarle beneficios.

¿O la respuesta no está tanto en lo que podemos ver delante de nosotros como en acallar el ruido mental y, en particular, el parloteo negativo que tan mal nos puede hacer sentir? Una investigación realizada en la Universidad de Stanford nos da una pista de lo que ocurre en el cerebro cuando pasamos tiempo en la naturaleza.

Al principio del estudio, las personas se tumbaron en escáneres cerebrales mientras los investigadores buscaban actividad rumiativa, signos de que las personas se estaban preocupando por pensamientos negativos. Para complementar el escáner, los participantes también rellenaron un cuestionario sobre hasta qué punto sentían que se centraban en lo negativo. A continuación, se les condujo de uno en uno al punto de partida de un paseo de noventa minutos. A cada voluntario se le dio la ruta y se le indicó que tomara una serie de fotografías a lo largo del camino de cualquier cosa que les interesara. De hecho, la toma de fotografías no era más que una treta para desviar a los voluntarios del verdadero objetivo del estudio. También sirvió para comprobar, junto con el seguimiento por GPS, que los participantes realmente completaban el paseo y no hacían trampas y se dirigían al café más cercano.

La primera ruta llevó a la gente por un sendero natural descrito por los investigadores como «pradera californiana abierta, con robles dispersos y arbustos autóctonos, abundantes aves y ocasionales ardillas de tierra y ciervos». Suena encantador. Aunque, de hecho, el paseo estaba justo fuera de los terrenos de la Universidad de Stanford. Ahora bien, he estado allí y es un campus particularmente exuberante y verde, pero la ruta del paseo pasaba por localidades como Palo Alto (de la fama de Facebook) y Mountain View (de la fama de Google), y el bastante menos encantador Menlo Park. Así que hubo muchos recordatorios del mundo urbano. No es exactamente lo que yo llamaría un «paseo por el campo». Pero, aun así, resulta bastante agradable.

Asimismo, el paseo urbano fue el más urbano que el equipo pudo encontrar en los alrededores, aunque no estamos hablando del centro de San Francisco, con sus mendigos y otros elementos que recuerden a la pobreza en la ciudad. La carretera por la que anduvieron los voluntarios se llama El Camino Real. Es cierto que es una autopista con al menos tres carriles de tráfico en cada dirección, pero la mayoría de los edificios solo tienen una o dos plantas, por lo que se puede contemplar un gran cielo, y en los arcenes hay plantados cientos de árboles y vastos agapantos de color azul brillante (tan vastos que hacen que los agapantos de mi jardín parezcan ridículos). No es en absoluto una carretera bonita, pero con las aceras bien apartadas es lo suficientemente aceptable como para que la haya elegido para muchas carreras matutinas cuando me he alojado en moteles cercanos. Así que, al igual que la ruta por la naturaleza que los investigadores seleccionaron no era del todo natural, el trayecto urbano no era tan urbano. Estos podrían parecer defectos del estudio, pero curiosamente podrían hacer que los resultados fueran aún más sorprendentes.

A su regreso del paseo, cada persona rellenó de nuevo el cuestionario de rumiación antes de volver a introducirse en el escáner. Cabría esperar que un paseo de noventa minutos de cualquier tipo hubiera despejado la mente de los participantes, pero en realidad fue solo el paseo por la naturaleza el que fue seguido de un descenso en los niveles de rumiación. Esto fue respaldado por el escáner cerebral. Solo las personas que habían dado el paseo por la naturaleza mostraron una menor actividad en el córtex prefrontal subgenual,[16] la parte del cerebro asociada a los sentimientos de tristeza, rumiación y retraimiento.

Ha habido intentos de potenciar este efecto beneficioso animando a la gente a tener ciertos pensamientos mientras están en la naturaleza. En 2010 se inauguró el primer sendero del bienestar en una ruta de senderismo de la campiña finlandesa. Los carteles que van apareciendo a lo largo del sendero no dan a los caminantes información sobre la flora y la fauna. En su lugar, dicen cosas como «Respire despacio y deje que sus hombros se relajen», o «Sienta cómo mejora su estado de ánimo». Las señales se han hecho populares y puede que hayan ayudado a los senderistas a sentirse más relajados. Sin embargo, resulta difícil evaluar en qué medida estos carteles a lo largo del sendero contribuyen al bienestar.[17]

Otra forma de conseguir el efecto de las señales en la ruta de senderismo es asistir a una clase de atención plena al aire libre en la que se le anime a prestar atención a todos sus sentidos, escuchando los sonidos del bosque, observando el cambio de la luz, oliendo las hojas, sintiendo las texturas de la corteza y el musgo, incluso degustando bayas y setas (con una persona que sepa seleccionarlas). Sin duda, sería una experiencia reparadora para muchos, aunque podría ser difícil calcular cuánto descansamos si hemos de combinar dos actividades: caminar y prestar atención a nuestro alrededor. En mi experiencia, andar por el campo induce una atención plena «natural» sin necesidad de hacer ejercicios conscientemente.

Antes de empezar a hacer cambios deliberados en su forma de disfrutar el campo, merece la pena tener en cuenta los resultados de un estudio en el que se mostraron a la gente fotografías de las onduladas mesetas de Staffordshire. Los que sintieron una mayor conexión con la naturaleza no fueron los que se fijaron en los detalles de la fotografía, sino las personas que aprovecharon la oportunidad de una pausa para admirar la naturaleza y también para reflexionar sobre sí mismos, haciendo una introspección pacífica.[18]

Esta es la clave de la cuestión de por qué la naturaleza puede ayudarnos a dejar a un lado nuestras preocupaciones cotidianas. Para sacar el máximo partido de la naturaleza, tenemos que considerar el mundo natural, pero también a nosotros mismos. Nuestras experiencias en el mundo natural nos ayudan a situar nuestras preocupaciones en el contexto de un mundo más amplio. Incluso en un pequeño parque local, miles de criaturas siguen adelante con sus vidas, independientemente de los problemas de las nuestras. Y eso es solo un parque. Imagina lo que sucede en campo abierto.

En *Sightlines*, la escritora naturista Kathleen Jamie escribe sobre la vez que paseaba por un páramo escocés cuando vio una polilla flotando, moribunda, atrapada en un charquito de agua entre tres rocas. Trabajosamente, y lográndolo al segundo intento, utilizó una cucharilla para rescatar a la polilla. Estaba totalmente absorta en salvar aquella pequeña vida, e incluso entonces dudaba de que la polilla sobreviviera. En esas, de pronto se levantó demasiado deprisa, se sintió ligeramente mareada y le sorprendió la inmensidad de la tierra que la rodeaba.

> Allí estaba el amplio páramo, el lago y las hierbas de la brisa que se extendían a lo largo de kilómetros, todo escalando a mi encuentro. Me había quedado absorta en lo minúsculo, el ojo de una polilla, una pizca de liquen. Se me había concedido una visión de los incontables millones de diminutos procesos y acontecimientos que forman el páramo. Millones. Diminutas criaturas, flores, bacterias, abriéndose, creciendo, dividiéndose, arrastrándose en sus asuntos. Todo está ocurriendo ahí fuera y todo lo que tienes que hacer, chica, es mirar más allá de tus narices.[19]

El filósofo Massimo Pigliucci ha utilizado la idea de nuestra insignificancia individual, de que cada uno de nosotros no es más que uno de los billones de seres vivos del universo, para crear un pase de diapositivas terapéutico para sí mismo. Comienza con una imagen de su propia casa, y luego cada diapositiva se aleja más y más, como un niño que porta un sobre con el número de su casa, la calle, la ciudad, la región, el país, el continente, el mundo, el universo, y así hasta el infinito (y hasta el infinito + 1 -, ¿quién sabe?). Descubre que sentarse y simplemente ver estas diapositivas le recuerda que se está obsesionando con cosas que probablemente no importan mucho en el gran esquema de las cosas.

A lo largo de los años he entrevistado a varios astronautas, y todos me han contado la misma historia: cómo se llevaron libros al espacio para mantenerse ocupados durante su tiempo de descanso, pero apenas los abrieron. ¿La razón? La vista por la ventana. No podían resistirse a pasar cada momento libre mirando hacia la Tierra.

Miguel López-Alegría, que realizó tres misiones espaciales, además de vivir durante siete meses en la Estación Espacial Internacional, me habló de ese momento en el que la vista de la Tierra desde el espacio se revela por primera vez.

> Sientes una increíble cantidad de energía que resulta en fuerzas tremendamente fuertes sobre tu cuerpo, terminando en una parada muy abrupta de los motores, que es como pisar a fondo los frenos en un coche. Has estado cabizbajo mirando los instrumentos y las pantallas hasta ese momento y ahora por fin tienes la oportunidad de mirar hacia arriba. Es entonces cuando ves la Tierra. Es una sensación increíblemente difícil de captar y bastante emotiva. Resulta realmente impactante ver el lugar donde ha ocurrido la totalidad de la historia de la humanidad debajo de ti, con un aspecto muy parecido al que tiene en los mapas y globos terráqueos, pero siendo real. Se tiene la sensación de la inmensidad de la Tierra y de la población de la humanidad en comparación con los siete que estábamos a bordo en ese momento.

El impacto que esta visión puede tener en las personas se conoce como «efecto de visión de conjunto». Annahita Nezami hizo del efecto de visión de conjunto el tema de su doctorado. Entre los astronautas con los que habló, detectó un cambio en sus conciencias. Tras ver la Tierra como una frágil bola en el vacío del espacio, alimentada por una fina atmósfera, desarrollaron un intenso sentimiento de interconexión con otras personas, así como la fuerte sensación de una responsabilidad más amplia hacia el planeta. Los astronautas se quedaron con un deseo abrumador de apreciarlo y protegerlo. Stephen Hawking dijo que el mensaje cuando se ve la Tierra desde el espacio es claro: «Un planeta. Una raza humana».

Hay quien atribuye a las fotografías espaciales el mérito de haber encabezado el movimiento ecologista. Annahita cree que estas vistas podrían tener un valor terapéutico para concienciar al resto de los humanos. Su sueño es que todos los boletines meteorológicos de televisión terminen con una imagen de la Tierra desde el espacio, destacando las tormentas de arena o los huracanes, en cualquier lugar del mundo donde se estén produciendo, para darnos una perspectiva global y la sensación de que, aunque hayamos estado viendo las noticias centrados en el lugar donde vivimos, todos estamos conectados con un mundo más amplio.

Si lo desea, puede ver la Tierra en directo desde el espacio a través de una serie de cámaras montadas en el módulo Columbus de la Agencia Espacial Europea.[20] Mientras la miro ahora mismo, puedo ver una profunda negrura porque la estación espacial se encuentra actualmente sobre el Atlántico, donde es de noche. Pero, mientras estoy sentada inmóvil en mi escritorio durante la próxima hora y media, la Tierra seguirá girando alrededor del Sol y la estación espacial orbitará la Tierra por completo. La próxima vez que mire, veré desiertos marrones y desnudos en África Occidental bordeados de crestas de nubes. Esta vista es emocionante y, a la vez, reparadora.

Me pregunto si las experiencias positivas en la naturaleza hacen algo parecido, recordándonos que en el esquema de las cosas somos pequeños e insignificantes, y permitiéndonos poner en perspectiva nuestras preocupaciones cotidianas. Cuando estamos en la naturaleza, el mundo puede sentirse completo y quieto, dándonos la oportunidad de experimentar un sentido más profundo de la reflexión.[21] Una actividad que nos divierta, como salir a comer o a una fiesta, puede aportarnos felicidad hedónica. Pero existe otro tipo de bienestar más duradero, llamado «felicidad eudaimónica». Esta requiere actividades más profundas y proviene de encontrar un sentido a la vida y darnos cuenta de nuestro verdadero potencial. Estar en la naturaleza puede ayudarnos a alcanzar este estado del ser al permitirnos experimentar el sentido de nuestro lugar en el mundo.

La naturaleza también nos recuerda el paso del tiempo y ofrece esperanza de renovación. Al pasar junto al tocón podrido de un árbol o un arbusto moribundo, nos enfrentamos a la muerte y la decadencia, pero también percibimos signos de renacimiento, sobre todo cuando el largo invierno llega a su fin y comienzan a aparecer los primeros signos de la primavera. No es de extrañar que esta sea una época especialmente popular para estar en el campo.

Recuerdo haber visitado el volcán Monte St Helens, en el estado de Washington, que entró en erupción, destruyendo todo a su alrededor, allá por 1984. Diez años después, cuando fui allí, el paisaje seguía teniendo un aspecto postapocalíptico, con miles de troncos de árboles muertos esparcidos como cerillas por las laderas desnudas y calcinadas. Sin embargo, en medio de esta escena de devastación, había vida nueva. Las plantas brotaban. La renovación estaba en marcha. Fue una experiencia sorprendentemente fresca y esperanzadora.

Por muy atascados que nos sintamos en nuestra situación actual, por muy imposible que nos resulte ver una salida, una cosa es cierta: el tiempo seguirá avanzando. El futuro seguirá llegando y el pasado seguirá retrocediendo. La naturaleza nos recuerda esta verdad.

SUAVE FASCINACIÓN

En 2017, la Wellcome Collection de Londres hizo algo arriesgado. En lugar de que expertos comisarios planificaran cuidadosamente una exposición a lo largo de varios años, como es habitual, decidieron entregar un espacio de la galería al público.

Se pidió a la gente que trajera un objeto que resumiera su relación con la naturaleza.

El personal no estuvo muy convencido, incluso se manifestó preocupado. Hablamos de un local con excelente reputación que iba a permitir a visitantes comisariar su propia exposición. ¿Y si no era buena idea? ¿Y si no acudía nadie?

Sin embargo, para sorpresa de los trabajadores, el día señalado la gente hacía cola en la acera exterior de Euston Road, una de las vías más arduas y desagradables de Londres, con seis carriles de tráfico atronador constante y unos niveles de contaminación atmosférica de los más altos de la capital. Difícilmente podría haber un lugar más alejado de la naturaleza. Sin embargo, la gente hacía cola pacientemente, acunando sus objetos como si estuvieran en la cola del Antiques Roadshow. Salvo que no esperaban saber si la jarra de porcelana que nunca les gustó iba a hacer fortuna; en su lugar, traían artículos sin valor monetario, pero que tenían un significado real para ellos.

Se entregó una extraordinaria variedad de objetos para que el personal del museo pudiera elegir. A continuación, se describen solo algunos de ellos.

- Un barómetro redondo de madera, con forma de disco o una de esas viejas cintas métricas gigantes que tenía mi abuelo.

- Un lote de 81 bastones fabricados con los tallos secos de una cosecha de col rizada de Jersey cultivada en un huerto, luego cortados, lijados y barnizados, con mangos nudosos.

- Un cuadrado de césped artificial, verde brillante y aparentemente perfecto, hasta que se mira de cerca y se ve que han empezado a crecer malas hierbas por encima, como berros sobre un trozo de papel de cocina. Plantas reales encima de plantas falsas.

- Una tabla de mano para *bodysurf*; una pieza ovalada y lisa de madera, del tamaño de una tabla de cortar grande, puntiaguda en un extremo. Este instrumento ayuda a quienes practican *bodysurf* a coger una ola. En la parte trasera lleva grabado un nombre: Félix. Este era el hermano pequeño de Rosa, y se quitó la vida en 2012. Mientras Rosa aguardaba la resolución del examen forense, quiso atenuar la espera haciendo el reto de nadar en 32 baños salvajes durante 32 días, cada día en una masa de agua diferente. Rosa asegura que el poder del mar y de la naturaleza la ayudaron a sobrellevar el duelo.

- 168 juguetes en miniatura: diminutos coches Escarabajo alineados en una amplia cuadrícula con los colores del arco iris, como un miniaparcamiento perfectamente dispuesto. Mientras vivió en Australia, su propietario, Stephen Hall, de 47 años, se dedicó a coleccionar auténticos coches Volkswagen Escarabajo de tamaño real. Ahora coleccionaba versiones diminutas para su hijo pequeño.

- Dos ataúdes de cartón blanco de apenas 1 cm de largo: uno, decorado con rotulador rojo con el dibujo de un cangrejo, junto con las siguientes palabras: «En cariñosa memoria de los cangrejos de Medway Riverside Country Park»; el otro, con escritura negra bordeada por un dibujo de olas negras, decía: «En memoria de los valientes cangrejos que lucharon por sus vidas y esperaban no morir. R. I. P.». Estos ataúdes para cangrejos fueron hechos por dos hermanas que, a la edad de 10 y 12 años, estaban paseando a su perro cuando encontraron cientos de cangrejos muertos disecados en la arena. Llevaron algunos a casa en una bolsa para excrementos de perro y, queriendo honrar a los cangrejos apropiadamente, crearon ataúdes para ellos. Cinco años después, aún conservan los ataúdes y su contenido. Al describir su exposición, dicen: «Éramos demasiado formales».

Ante estas diversas experiencias de la naturaleza, los conservadores encontraron de algún modo una forma de agrupar los objetos en temas, aunque sus etiquetas resultaban bastante imprecisas, como «Cambio», «Imaginar», «Sostener» y «Ritual». Mi conclusión es, después de deambular por la galería y reflexionar sobre estos artefactos durante algún tiempo, que no me extraña que a los investigadores les resulte difícil precisar exactamente por qué la naturaleza puede tener tal efecto sobre nosotros. Por un lado, las personas que trajeron estas exposiciones parecían buscar la naturaleza allá donde iban, viéndola incluso en las herramientas y los coches. Por otro, estaban utilizando la naturaleza como metáfora para ayudarles a expresar sus pensamientos y sentimientos, a considerar la vida y la muerte, incluso a curarse a sí mismos.

La capacidad de la naturaleza para hacernos sentir restaurados depende, por supuesto, del significado que le atribuyamos. No deberíamos dar por sentado que le gusta a todo el mundo, o que siempre proporciona una escapada reparadora. Si es usted un agricultor que vive en la India rural, ¿es el campo su espacio de solaz o, por el contrario, le recuerda demasiado a su ajetreado lugar de trabajo? Una investigación realizada en Finlandia ha confirmado que los sitios que la gente califica como «más reparadores» pertenecen a categorías específicas: lugares asociados a recuerdos de la infancia, lugares donde la gente solía vivir, lugares relacionados con la identidad o lugares donde las personas sienten que pueden contemplar el presente y planificar el futuro. La forma de los árboles no importa, sino su significado.[22]

Incluso nuestro disfrute de algo tan aparentemente puro como el canto de los pájaros se ve afectado por los recuerdos que despiertan esos sonidos. En un estudio, los investigadores pidieron a las personas que imaginaran que, por fin, tenían la oportunidad de sentarse y tomarse un descanso tras un largo día de trabajo y una discusión con un amigo de camino a casa.

Entonces, oyen el canto de un pájaro. ¿Qué recuerdos o asociaciones les suscita? A las personas se les reprodujeron grabaciones de diez segundos del canto de cincuenta pájaros diferentes. Todos los participantes vivían en Inglaterra, pero los investigadores incluyeron deliberadamente pájaros de Australia, para que resultara una mezcla entre lo cotidiano y lo exótico: desde un melero de cara amarilla y una roseta carmesí, hasta el más familiar herrerillo colilargo y la humilde gallina.

El abanico de asociaciones era enorme. A algunos les recordaba a su hogar, o a pasar tiempo con su abuela cuando eran niños. Otros soñaban despiertos con viajar a la selva en aventuras familiares. Pero no todas las asociaciones fueron positivas. A ciertas personas les recordaba a *Doctor Who* o *Twin Peaks*, y, por supuesto, la película de Alfred Hitchcock *Los pájaros* hizo acto de presencia, al igual que las imágenes de las palomas posadas en los canales de las casas, dejando sus deposiciones por toda la fachada. Cuando se preguntó a la gente cómo de reconstituyentes consideraban los sonidos, estas asociaciones fueron clave. No le sorprenderá saber que, si el canto de los pájaros se asociaba a recuerdos negativos, no se sentían ni mucho menos descansados después.

Así que el paisaje perfecto para el descanso no tiene asociaciones negativas. En su lugar, encierra lo que los psicólogos denominan una «fascinación suave». Para distraernos lo suficiente de nuestros pensamientos pesimistas, pero permitirnos alcanzar el descanso, ese entorno natural necesita contener la cantidad justa de misterio, que sea fácil de asimilar de un vistazo pero que nos deje con ganas de más. A los diseñadores de jardines les gusta el truco de crear una pantalla de impacto instantáneo con la adición de un arco o una puerta que sugiera que hay algo más oculto al otro lado. La naturaleza puede hacer lo mismo. Piense en el mar. Distrae, pero es enigmático. Hay algo que observar, pero también mucho sobre lo que preguntarse más allá del horizonte o bajo las olas.

Ya he dicho que este es un campo plagado de pequeños estudios, pero cabe destacar esta reciente investigación sobre los tipos de paisaje que mejor nos restauran. Kayleigh Wyles, de la Universidad de Surrey, analizó una muestra de más de 4000 personas residentes en Inglaterra, que proporcionaron información sobre su experiencia de estar en la naturaleza durante la semana anterior. Los mayores sentimientos de restauración y conexión con la naturaleza procedían de las experiencias junto al mar y de los lugares oficialmente designados para ello, como las reservas naturales. ¿Y cuánto tiempo hay que permanecer allí? Las personas se sentían más descansadas si estaban en la naturaleza al menos treinta minutos.[23]

Hace poco, de vuelta en el Great Fen, sentada en la orilla a solas, repasé en mi mente todas estas teorías psicológicas diferentes y me pregunté cuál podría explicar mejor por qué tanta gente encuentra que pasar tiempo en la naturaleza es una experiencia reparadora. Creo que la razón no es tanto la naturaleza en sí, o cómo hemos evolucionado para verla a lo largo de milenios, sino cómo hemos aprendido a verla durante nuestras propias vidas.

Lo ilustra muy bien un estudio holandés que comparaba lo que pensaban los agricultores y los visitantes de diversos tipos de paisajes. Probablemente no le asombrará si le digo que a los agricultores les gustaban más las escenas de tierras cultivadas, ordenadas y a salvo de inundaciones, mientras que los visitantes preferían los prados y las vistas con bordes rocosos.[24] Para que la naturaleza nos resulte reparadora, la experiencia y el significado son importantes. También nuestras propias vidas son clave en esto; pero, al igual que esos astronautas que nos observan desde el espacio, imaginando a millones de diminutas personas correteando como hormigas, o dando a luz, o celebrando buenas noticias, o muriendo, el tiempo en la naturaleza nos permite ver las cosas con otros ojos.

Para mí, un lugar estupendo para hacerlo son los pantanos de Cambridgeshire, que poco a poco se están volviendo a inundar para crear un paisaje más natural. Por muchas razones, este sitio tiene más significado para mí que para la mayoría de las personas seguramente. Y aunque acudí a ese rincón del mundo a reflexionar sobre la a veces desconcertante psicología de estar en la naturaleza, me di cuenta rápidamente de otra cosa. Simplemente estaba allí sentada, no me preocupaba ni de este libro ni de ninguna otra cosa. Mi mente se aquietó momentáneamente. Estaba en paz.

1.
LECTURA

Seguro que recuerda haber jugado a este juego cuando era niño. Se trata de esperar a que alguien —con suerte, un adulto— esté sentado en una silla, con una pierna cruzada sobre la otra, y entonces, rápido como un rayo, le «cortas» bruscamente con la mano en la zona blanda de la parte delantera de la rodilla. Evoque en su mente la risa infantil y la protesta del adulto mientras patalea involuntariamente.

Muy divertido, pero ¿por qué menciono esto al principio de un capítulo sobre lo relajante que es leer? Bueno, aunque pueda parecer obvio que sentarse a leer un libro supone un momento de distensión, sorprendentemente pocos experimentos se han ocupado de demostrarlo. Un estudio notable se remonta a 1928 y fue realizado por un médico que ya hemos conocido: Edmund Jacobson, de la Universidad de Chicago. Se haría famoso como el hombre que inventó la relajación progresiva (de la que se habló en el capítulo sobre «No hacer nada en particular»). Esta, si lo recuerda, consiste en apretar y relajar sistemáticamente cada músculo del cuerpo, desde los dedos de los pies hasta la frente, como método para tranquilizarse.

Quizá recuerde también que Jacobson tituló su libro sobre el tema *¡Debe relajarse!*, lo que sugiere que no entendía realmente cómo funcionaba la relajación. De hecho, sabía muy bien que, cuando un médico pide a su paciente que se relaje, este tiende a hacer lo contrario y a tensarse. Y en el contexto de la medición del reflejo de la rodilla, que era el objetivo de su estudio de 1928, la magnitud de la sacudida aumenta si la persona está tensa de entrada. Jacobson quería saber qué tipo de actividad podría permitir a los pacientes relajarse mejor, embotando esta respuesta refleja involuntaria.

La respuesta, por supuesto, fue la lectura.

Jacobson llegó a esta conclusión por medios muy elaborados. La descripción del complejo aparato mecánico utilizado en su experimento ocupa más de una página de su artículo científico. Cada participante se sentaba en una silla Morris con un muslo sujeto a una tabla mediante correas de cuero. Un martillo electromagnético automático ajustado para administrar suaves golpes en la rodilla se sujetaba con una pinza, mientras que un sistema de cuerda y polea medía con precisión el alcance de la reacción refleja cuando el pie se disparaba en el aire, una medida que Jacobson denomina «la amplitud de la sacudida». Mientras tanto, se colocó un conjunto de palancas y varillas para medir si la propia rodilla se movía.

En su artículo, Jacobson menciona con cierta ironía que, al comienzo del experimento, cinco de los cuarenta participantes estaban «marcadamente nerviosos», lo que no es de extrañar si tenemos en cuenta que debían de pensar que habían entrado en una cámara de tortura. Por si todas las correas, martillos y poleas no fueran suficientes, las tablas especiales insonorizadas fijadas a las paredes podrían haber aumentado la ansiedad de los voluntarios, aunque en realidad estas tablas estaban ahí para evitar cualquier distracción del ruido exterior, más que para amortiguar los gritos de los participantes.

Todo este montaje puede parecer bastante ridículo, pero el experimento de Jacobson arrojó algunos resultados interesantes. Lo que descubrió fue que, si los golpes del martillo eran demasiado regulares —cada treinta segundos más o menos—, los participantes no se relajaban lo suficiente con la lectura como para suavizar el reflejo rotuliano; en cambio, si los golpes se producían a intervalos mayores, la lectura hacía su magia y la gente se tranquilizaba cada vez más, como demostraban los actos reflejos rotulianos progresivamente más suaves.

El estudio distaba mucho de ser perfecto. Para empezar, se indicó a los participantes que leyeran en voz alta, que no es como la mayoría de la gente suele leer en la intimidad. Y lo que es más importante, no parece que hubiera una condición de control en la que la mitad de los participantes no leyera, por lo que no podemos descartar la posibilidad de que los voluntarios simplemente se acostumbraran a los golpes en la rodilla y se relajaran más, independientemente de su lectura. Sin embargo, el experimento sí demostró que a la mayoría de los participantes la lectura les resultaba relajante, salvo a tres personas diagnosticadas de «neuroticismo» y a un desafortunado voluntario llamado J. C., que «no consiguió relajarse» debido a que las correas le quedaban «inusualmente apretadas».

Pero, a pesar de todas las debilidades de su estudio, Jacobson estaba claramente en lo cierto. Casi noventa años después, la lectura emerge en la Prueba del Descanso como la actividad más reparadora de todas. Un impresionante 58 % de los encuestados la seleccionaron. Y estas personas también parecen haber descifrado cómo vivir la buena vida, ya que eran especialmente propensas a puntuar alto en una escala que medía si una persona está «floreciendo», un concepto que combina autoestima, propósito, sentido y optimismo.[1]

Por supuesto, los más cínicos podrían preguntarse si tanta gente marcó la lectura en nuestra encuesta para parecer culta e inteligente, al modo en que los alumnos de sexto curso enumeran la lectura como un interés en sus formularios de solicitud para la universidad. La contrapartida a esta acusación es que todas las respuestas eran anónimas, y si la principal preocupación de los encuestados hubiera sido aparentar ser estudiosos, entonces parece poco probable que «no hacer nada» hubiera surgido entre las cinco primeras. Por tanto, tomo la palabra a la gente cuando dice que la lectura le resulta relajante.

RELAJANTE Y EXCITANTE

En efecto, hay personas que descubren que no pueden relajarse a menos que lleven un libro consigo.

SE BUSCAN RATONES DE BIBLIOTECA

SI LEES MUCHA FICCIÓN LIGERA Y DISFRUTAS HACIÉNDOLO, POR FAVOR, APÚNTATE COMO VOLUNTARIO EN BENEFICIO DE LOS AVANCES CIENTÍFICOS.

Este anuncio fue publicado en periódicos sudafricanos en la década de 1980 por Victor Nell, un psicólogo clínico zimbabuense deseoso de reclutar lectores para una serie de estudios sobre los hábitos de lectura de la gente. Cualquiera que leyera al menos una novela a la semana podía participar. De hecho, el voluntario medio leía cuatro libros a la semana, mientras que una familia de cuatro miembros llegó a afirmar que, entre todos, leían 101 libros al mes.[2] Como resultado de atraer a todos estos lectores voraces, Nell pudo llevar a cabo uno de los estudios más detallados sobre la lectura que tenemos y al que me referiré a menudo. Mi pregunta favorita era la siguiente: ¿qué haría si llegara a un hotel desconocido, a su hora preferida del día para leer, y luego se diera cuenta de que no tenía nada para leer? Las respuestas se agruparon en un «Índice de frustración» en el que los que obtuvieron las puntuaciones más altas llegaron a decir que se sentirían «desesperados», «desolados» o «desposeídos». Tan sorprendentes fueron las reacciones que Nell sugiere que casi podría decirse que estas personas eran adictas a tener una novela consigo.

Para la mayoría de la gente, por supuesto, la ausencia inmediata del último libro de Dan Brown o J. K. Rowling no va a dejarles con sudores fríos o presas de un ataque de pánico, pero, aun así, los libros son algo importante en la vida de la mayoría de nosotros. Solo en el Reino Unido las ventas de libros ascendieron a más de 1600 millones de libras en 2018. Esto nos da una idea del importante lugar que ocupan los libros en nuestro mundo.

Me sorprendió que la lectura ocupara el primer puesto en la Prueba del Descanso porque, recuerde, la gente no votaba por la actividad que le resulta más agradable, sino por la más descansada. Y la lectura no es un pasatiempo pasivo: requiere bastante esfuerzo. Es cierto que, a diferencia de correr, puede tumbarse en un sofá o en una hamaca mientras lo hace, pero exige un trabajo cognitivo a muchos niveles diferentes.

Leemos las letras. Formamos palabras a partir de ellas. Extraemos significado de esas palabras. Relacionamos ese significado con lo que hemos leído antes. Buscamos en nuestros propios recuerdos. Creamos imágenes en nuestra mente. Simulamos mentalmente la acción, las vistas y los sonidos de las escenas. Mientras tanto, utilizamos lo que los psicólogos denominan «teoría de la mente» para habitar en las cabezas de los personajes con el fin de comprender sus motivaciones, imaginar sus pensamientos, sentir sus sentimientos.

Curiosamente, la lectura no solo supone un esfuerzo cognitivo, sino también físico, de una forma que quizá no se espere. Una de las cosas que Victor Nell quería investigar cuando reclutó a sus ratones de biblioteca en 1988 fue qué ocurre fisiológicamente mientras la gente lee. Esto implicaba otro complicado experimento.

En primer lugar, Nell indujo el aburrimiento en sus voluntarios colocándoles unas gafas translúcidas y reproduciéndoles diez minutos de ruido blanco en los oídos. Después, hizo que los voluntarios participaran en una serie de actividades: leer durante treinta minutos, relajarse cinco minutos con los ojos cerrados, mirar fotografías, hacer cálculo mental o completar rompecabezas como este: «Cuando una manzana roja se corta por la mitad y se vuelve a partir por la mitad, ¿cuántos lados serán rojos y cuántos blancos?».[3]

Mientras tanto, Nell realizó numerosas mediciones. Colocó electrodos en la cara, la cabeza y el cuello de los participantes para evaluar su actividad muscular. Cronometró los intervalos entre sus latidos. Midió sus ritmos respiratorios. Todas estas medidas le ayudaron a calibrar cómo respondían los cuerpos de los voluntarios a las diferentes actividades.

Entonces, ¿cuál de estas sesiones cree que sus cuerpos revelarían como la más reparadora: el aburrimiento, la relajación, el cálculo mental y los rompecabezas, o la lectura? Teniendo en cuenta que estos ratones de biblioteca ya habían calificado el esfuerzo que tenían que realizar para leer por placer como cercano a cero, cabría esperar que su fisiología lo reflejara. Seguramente, leer no les supondría ningún esfuerzo físico. De hecho, los voluntarios estaban notablemente más excitados fisiológicamente durante la lectura que cuando estaban aburridos o relajados con los ojos cerrados. Es más, para ellos leer era más excitante que hacer rompecabezas y, en cierta medida, más incluso que hacer cálculos.

La conclusión que podemos extraer del estudio de Nell es que, aunque es relajante, sobre todo para los lectores empedernidos, la lectura es otra actividad de descanso que no tiene nada que ver con desconectar el cerebro o apagar el cuerpo. Lo que invita a preguntarse: ¿deberíamos leer antes de irnos a dormir?

UN LIBRO A LA HORA DE DORMIR

Muchas personas lo hacen, ya que consideran que la lectura ayuda a aquietar la mente. Pero no es obvio, desde una perspectiva psicológica o fisiológica, que un libro antes de acostarse sea una buena idea.

Los expertos en sueño suelen aconsejar adoptar una «higiene del sueño», lo que no significa cambiar las sábanas cada dos días, sino mantener el dormitorio estrictamente para dormir y nada más (por si se lo pregunta, hacen una excepción con el sexo). La idea es que llegue a asociar el dormitorio únicamente con un sueño reparador. Y con el tiempo, esta asociación se hace tan fuerte que se queda dormido con más facilidad.

Como era de esperar, estos expertos del sueño tienden a ser muy negativos ante la idea de ver la televisión en la cama, por no hablar de jugar con el teléfono, por miedo a la sobreestimulación. Pero los libros en general escapan a su ira. ¿Se trata solo de esnobismo cultural, o tienen razón al tratar la lectura de forma diferente? Las encuestas parecen respaldar la idea de que leer en la cama es preferible a ver la televisión si su objetivo es dormir bien. Una encuesta realizada a 5000 personas residentes en Gran Bretaña reveló que el 38 % de los que veían la televisión en la cama afirmaban dormir muy mal la mayoría de las noches, mientras que el 39 % de los que leían antes de acostarse decían que dormían muy bien.[4] Muchos psicólogos que investigan el sueño también recomiendan que, si se encuentra despierto durante un periodo prolongado en mitad de la noche, en lugar de inquietarse por lo mal que se va a sentir al día siguiente o preocuparse por todas las cosas que tiene que hacer, debería levantarse de la cama, sentarse en una silla (aunque haga frío) y leer un libro hasta que vuelva a sentir sueño. Si tiene suerte, cuando vuelva a la cama con la mente distraída y el cuerpo anhelando el calor acogedor de su edredón, se dormirá directamente.

Sin embargo, hemos visto que la lectura puede activar el cuerpo, no solo la mente —en cuyo caso, ¿cómo es que nos permite relajarnos lo suficiente como para quedarnos dormidos?—. Victor Nell sostiene que, en primer lugar, la lectura nos activa mental y físicamente. Pero luego, cuando dejamos el libro y se produce un descenso en nuestros niveles de excitación, es esta caída la que ayuda a inducir el sueño, de forma similar al descenso de la temperatura tras un baño caliente que nos hace dormitar. Es una hipótesis interesante, pero no me convence del todo. Para empezar, no explica por qué, por ejemplo, tantos de nosotros nos quedamos dormidos mientras leemos… ¿Y por qué no ocurre lo mismo cuando leemos un montón de molestos correos electrónicos, en lugar de un libro, justo antes de apagar la luz? Debería producirse un descenso de la activación cuando se cierra el portátil, pero en este caso caer directamente dormido no suele ser el resultado.

Así que sigue siendo un poco misterioso por qué la lectura, tan estimulante como parece, debería ser para tantos de nosotros la preparación perfecta para una noche de sueño. Quizá tenga que ver con los recuerdos de la infancia, cuando antes de apagar las luces nos leían a todos, algo que todavía a mí me hace caer rendida, como explicaré más adelante en este capítulo.

¿UN PASATIEMPO PEREZOSO?

Un aspecto intrigante de la investigación sobre el carácter reparador de la lectura es que gran parte de las mejores pruebas de ello han surgido casi por accidente. Sorprendentemente, pocos estudios han probado específicamente la lectura como forma de relajarse, pero algunos la han incluido como tarea neutral en investigaciones sobre otras actividades solo para descubrir que la lectura resultaba igual o incluso más descansada que la actividad investigada.

Por ejemplo, hubo un estudio estadounidense publicado en 2009 que investigaba el yoga. Supongo que los autores esperaban demostrar que el yoga era la forma definitiva de relajación. Por desgracia para ellos, eligieron algo inusualmente relajante con lo que compararlo. Aunque la presión arterial y los niveles de estrés descendieron tras treinta minutos de yoga, estos niveles bajaron en la misma proporción tras media hora dedicada a leer artículos de *Newsweek*.[5]

En otro experimento realizado en Australia, personas que practicaban regularmente taichí fueron sometidas a estrés realizando una hora de complicada aritmética mental en una habitación ruidosa, con insistentes recordatorios de que el tiempo de la tarea se estaba acabando. Al mismo tiempo, otro grupo pasó una hora aún más desagradable viendo un vídeo de sesenta minutos sobre personas que habían tenido experiencias horribles. Como era de esperar, al final de la sesión de visionado, todos se sentían bastante estresados. Durante la hora siguiente se les asignó meditar, caminar a paso ligero, leer un libro o practicar taichí. De nuevo, el montaje del experimento me sugiere que los investigadores esperaban demostrar que el taichí era la forma ideal de desestresarse y relajarse. Pero las mediciones fisiológicas revelaron que la sesión de lectura y las otras actividades fueron tan eficaces como el taichí para reducir los niveles de cortisol, la hormona del estrés, e inducir un estado de ánimo más tranquilo.[6]

Por supuesto, la mayoría de los lectores saben lo que a los investigadores a veces les cuesta comprender que la lectura sea una de las actividades más relajantes de la vida. Cuando unos investigadores de Chicago pidieron a unos adultos que llevaran un diario en el que enumeraran todo lo que hacían y su motivo para hacerlo, el 34 % de esos adultos leía libros con el objetivo específico de relajarse. En el 89 % de las ocasiones en que las personas leyeron, confirmaron que la lectura les suponía poco o ningún esfuerzo.[7]

En siglos anteriores, la idea de que la lectura pudiera ser descansada no habría sido una sorpresa. De hecho, la lectura se consideraba perezosa y autoindulgente. En la Inglaterra del siglo XVIII, sentarse con una novela se consideraba «como beber vino». Era un vicio perverso. Además de fomentar la indolencia y la laxitud, se pensaba que la lectura nocturna dañaba la postura y suponía un riesgo de incendio, ya que en aquella época se necesitaban velas para leer en las noches oscuras. Se comparaba a las bibliotecas con los burdeles y las tiendas de ginebra. Los «sofás de lectura» —que a nosotros nos suenan bastante suaves— fueron excoriados por moralistas y reformadores sociales.

En 2008, la académica Ana Vogrinčič compara las actitudes del siglo XVIII hacia la novela con el pánico moral en torno a ver la televisión hoy en día. «Si se consideraba que los lectores de novelas manchaban los libros con cera de vela y provocaban incendios, a los telespectadores se les asocia con comer comida basura y derramar kétchup sobre la alfombra», escribe.[8]

Hoy en día se podría sustituir la novela y, de hecho, el televisor por el *smartphone* o la tableta. Parece que tememos todo lo que es envolvente, consume tiempo y es divertido, sobre todo cuando es nuevo.

Incluso cuando Victor Nell llevó a cabo su investigación en 1988, detectó un resabio de la desaprobación en torno a la lectura de novelas, sobre todo de libros más populares o de ficción. Sus ávidos lectores admitieron que casi la mitad de lo que leían podría ser juzgado por un profesor de Literatura como «basura». Los lectores consideraban perfectamente aceptable leer en la cama, pero en cualquier otro momento del día la lectura les hacía sentirse culpables. Pensaban que deberían estar haciendo algo más activo, más útil.

DENTRO DE LA MENTE DEL LECTOR

Para comprender plenamente por qué la lectura es tan reparadora, merece la pena considerar lo que ocurre en nuestra mente cuando leemos. En cierto modo, tenemos más control sobre los libros que sobre otras formas de medios de comunicación. Podemos, por supuesto, pausar la televisión en directo, rebobinarla o apagarla, pero tendemos a no hacerlo mucho. Raymond Mar, de la Universidad de Toronto, ha descubierto que, una vez que nos comprometemos con una película o un programa de televisión, es muy probable que lo veamos hasta el final,[9] posiblemente porque gran parte del visionado se hace en compañía de otras personas.

Con un libro es diferente. Con la posible excepción de la más apasionante de las novelas de suspense, es poco probable que devoremos un libro de una sola sentada. E incluso cuando aparentemente estamos leyendo con atención, nos distraemos constantemente. Hacemos pausas sin ni siquiera pensarlo, releemos párrafos, volvemos a páginas anteriores o incluso nos desviamos por completo hacia otro lugar. Todo esto puede acarrear que tardemos más en terminar un libro, pero eso contribuye al descanso de la lectura.

Leemos un libro a nuestro ritmo y a nuestra manera. Esto significa que podemos tomar el control de las emociones que estamos experimentando. Si una historia de terror nos da demasiado miedo, podemos dejar el libro. Si el suspense de un *thriller* de espías es demasiado, podemos hacer trampa leyendo el final de la historia. Y como, junto con el autor, cocreamos los personajes en nuestras mentes, podemos decidir cómo de terrorífico hacer al villano o cómo de valiente hacer al héroe. Podemos inventar una calle que sea como la nuestra e imaginar que la acción tiene lugar cerca de casa si queremos. Podemos hacer que los personajes se parezcan a gente que conocemos, o que todo sea lo más extraño posible. El autor establece algunos límites, pero dentro de ellos nosotros mismos tenemos una gran libertad creativa.

Leer un libro suele llevarme al menos unos días, o incluso semanas. Soy una lectora de novelas tan lenta que mi inmersión en el mundo de *Middlesex*, de Jeffrey Eugenides, se ha prolongado durante un par de años. Sin embargo, cada vez que vuelvo a ella, experimento una cálida sensación de retorno. Ya estoy familiarizada con este otro mundo, en el que sigo la corriente de los acontecimientos y olvido mis otras preocupaciones.

El hecho de que podamos elegir la velocidad a la que leemos es un factor importante. Los entusiastas lectores sudafricanos reclutados por Victor Nell fueron invitados al laboratorio para ser observados mientras leían un libro que les estaba gustando. Con la ayuda de una ventana y de espejos hábilmente colocados, Nell pudo observar cómo los ojos de los lectores se movían por las páginas. De forma bastante sorprendente, descubrió que, en lugar de avanzar a toda velocidad cuando la historia era apasionante, los lectores ralentizaban considerablemente el ritmo para saborear las páginas que más les gustaban. Por el contrario, cuando llegaban a las partes aburridas, sus ojos mostraban que estaban leyendo por encima, que no perdían el tiempo en cosas que no les interesaban. Esta capacidad inconsciente de acelerar y ralentizar el ritmo de nuestra lectura, de detenernos y saborear las partes buenas, o de saltarnos los pasajes aburridos, contribuye a que la lectura sea tan absorbente y, por tanto, relajante.

Cuando leemos en silencio para nosotros mismos, hay pruebas de que articulamos esas voces en nuestra propia cabeza como una especie de discurso interior. Las investigaciones han demostrado que, incluso cuando no emitimos ningún sonido, leemos las palabras más despacio si las vocales son largas, como en la palabra *pastel*, y vamos más deprisa si las vocales son cortas, como en la palabra *gato*, casi como si la estuviéramos leyendo en voz alta.[10] Mientras tanto, las emociones generadas por los episodios del libro tienen un efecto en nuestra mente e incluso en nuestro cuerpo. Esto se ha demostrado midiendo la frecuencia cardíaca y la conductancia de la piel (es decir, cuánto sudan las yemas de los dedos), y también mediante neuroimagen. Por ejemplo, cuando los voluntarios leyeron fragmentos aterradores de las historias de Harry Potter, los investigadores detectaron respuestas aumentadas en la red de empatía del cerebro.[11] Esto demuestra que, en cierto sentido, lo que leemos es tan real para nuestra mente y nuestro cuerpo como las cosas que ocurren realmente en nuestra propia vida. La inmersión en los acontecimientos ficticios es muy profunda.

Cuando leemos, reflexionamos, miramos hacia delante y hacia atrás. Como escribió Philip Pullman, «el libro propone, el lector pregunta, el libro responde, el lector reflexiona». Al encuentro aportamos nuestra propia personalidad, nuestra experiencia previa de lectura, nuestras ideas preconcebidas y expectativas, así como nuestras esperanzas y temores.[12]

Los sentimientos y emociones que evoca un libro no tienen por qué ser fugaces. Pueden permanecer durante días. Las novelas que más nos gustan suelen ser las que evocan una atmósfera que se puede sentir cada vez que se recuerda el libro, incluso años después de haberlo terminado. En su ensayo *Cómo se debe leer un libro*, Virginia Woolf escribió:

> Espere a que se asiente el polvo de la lectura; a que se apacigüen el conflicto y el cuestionamiento; camine, hable, arranque los pétalos muertos de una rosa o quédese dormido. Entonces, de repente, sin que lo queramos, pues es así como la naturaleza acomete estas transiciones, el libro volverá, pero de forma diferente. Flotará hasta la cima de la mente como un todo.[13]

Hasta ahora, hemos hablado principalmente de la lectura de ficción, pero hay que tener en cuenta que muchas personas leen preferiblemente no ficción, y las evidencias demuestran que este género puede aportar tanto placer como relajación.[14] En la Prueba del Descanso no preguntamos a la gente qué leía. Podría haber sido en formato impreso o digital, ficción, no ficción, revistas, periódicos o, quién sabe, informes anuales. Y, por supuesto, la lectura no suele ser una cuestión de una cosa o la otra, realidad o ficción. En el estudio sudafricano, por ejemplo, los participantes que más ficción leían también eran los que más periódicos consultaban.

Personalmente, soy una gran aficionada a leer periódicos en la cama. No soporto no saber lo que pasa en el mundo. Los periódicos se aglomeran en el suelo junto a mi mesilla de noche, hasta que al final colecciono tal montón que no tengo más remedio que tirar los más viejos. Aun así, me supone un gran esfuerzo tener que deshacerme de ese suplemento de hace un mes o de la sección de noticias de hace semanas.

Le digo a mi marido —que no es un fan de mi pila de periódicos, refiriéndose a ella como un «nido de ratas»— que al menos no llego tan lejos como un amigo, el cual guarda todos los periódicos durante meses y se los lleva de vacaciones en un gran bolso. Luego lee cada periódico amarillento junto a la piscina antes de tirarlo y regresa a casa con un bolso vacío aplastado en el fondo de su maleta, listo para la siguiente acumulación de periódicos.

Por supuesto, la lectura detallada de los periódicos tiene un inconveniente: las noticias son, admitámoslo, principalmente malas, y la mayoría nos ofrecen un panorama sombrío del mundo. En la Universidad de Southampton, la profesora asociada Denise Baden ha descubierto que, como era de esperar, las noticias negativas pueden hacernos sentir tristes y ansiosos,[15] además de, lo que es decepcionante y más interesante, menos motivados para poner solución a los temas que nos deprimen. La gente suele decir que quiere leer noticias más positivas, y esto es algo que tanto los periódicos como las emisoras han intentado en diversas ocasiones, pero en realidad las historias que la gente elige leer, ver y escuchar son generalmente las negativas. A pesar de lo que podamos decir, en realidad nos gusta leer acerca de catástrofes naturales o escándalos políticos en los diarios. Y es que hay algo beneficioso a la hora de leer una historia negativa: como ver la Tierra desde el espacio, la desgracia ajena pone nuestras propias dificultades en perspectiva.

ESCAPANDO DE NOSOTROS MISMOS

Tanto la no ficción como la ficción nos llevan a los mundos de otras personas, mundos que se vuelven tan vívidos que la experiencia de la lectura y el propio contenido del libro se entrelazan. Los libros que se leen en vacaciones pueden parecer ambientados en el lugar donde se leen tanto como en el lugar inventado de la novela.

En gran parte, la lectura se siente descansada a pesar del esfuerzo que supone porque nos permite escapar de nuestros propios mundos. Podemos dejar atrás nuestros problemas, pero también hasta cierto punto nuestras mentes. La autora Rose Tremain espera que escribiendo ficción pueda hacer lo que ella denomina una pequeña contribución a la salud mental de la gente. Dice: «Ojalá cogiendo uno de mis libros, alguien pueda pensar: "Vale, durante la próxima media hora, estaré bien"».[16]

El psicólogo estadounidense Mihaly Csikszentmihalyi se refirió al estado de trance inducido por la lectura como «flujo». Otros lo llaman «lectura lúdica», del latín *ludo*, que significa «juego». Un lector lúdico del estudio sudafricano comentó:

> No elegí nacer y no puedo decir (con toda honestidad) que disfrute al 100 % de la vida. Así que, durante las pocas horas al día que leo «basura», me evado de las preocupaciones de los que me rodean, además de escapar de mis propias preocupaciones y distracciones.

Un encuestado de la prueba de Victor Nell (casualmente, miembro de aquella familia que decía que entre todos ellos leían 101 libros al mes) comentó que la lectura es una especie de enfermedad que hace que, por un lado, la vida pase de largo, pero, por otro, le permite escapar a un mundo más amplio.

Por supuesto, si lo que busca es distracción, no cualquier libro será suficiente. En un estudio en el que personas que sufrían dolor crónico leían relatos cortos o poemas en grupo, fue la literatura más desafiante y que invitaba a la reflexión la que los participantes consideraron que mejor les distraía de sus agonías. Cuanto más intrigante y desconcertante era la historia, como las de Antón Chéjov, D. H. Lawrence y Raymond Carver, más absortos se sentían y menos notaban su dolor.[17]

Nell dividió a sus lectores lúdicos en dos tipos: los que leían para evadirse de su mundo, que borraban todo pensamiento de lo que ocurría en sus vidas, y los que lo hacían por elevar su propia conciencia y utilizaban la lectura sobre la vida de los demás como una forma de reflexionar sobre la suya propia.

LECTURA SIN SENTIDO

En un extraordinario estudio neurocientífico sobre la lectura, investigadores de la Universidad del Sur de California utilizaron un programa informático para condensar veinte millones de historias personales publicadas en blogs de todo el mundo y reducirlas a solo cuarenta relatos. Estas son, por así decirlo, las cuarenta historias humanas esenciales. Los investigadores querían ver cómo respondían los cerebros de las personas que leían estas historias. ¿En qué medida responderían de forma diferente los cerebros humanos individuales a la misma historia? La respuesta no fue muy diferente. Tanto si las personas leían una historia en inglés como en farsi o en chino mandarín, e independientemente de los diferentes alfabetos y la disposición de las páginas, la respuesta cerebral era notablemente similar si la historia era la misma, lo que sugiere que la forma en que procesamos determinadas historias en el cerebro es universal.[18] Y lo que es aún más notable, los investigadores descubrieron que, observando los escáneres cerebrales, eran capaces de adivinar cuál de las cuarenta historias estaba leyendo un individuo tumbado en el escáner. El escáner casi leía la mente mientras que la mente leía el libro.

Pero lo más importante de esta investigación es que reveló que el cerebro no está en reposo ni completamente concentrado mientras leemos. La lectura activa una serie de áreas del cerebro, incluidas las que forman parte de la red de modo por defecto, esa misma red que se activa cuando supuestamente no pensamos en nada, pero en realidad nuestra mente está divagando. Los neurocientíficos solían pensar que esta red no podía activarse mientras las personas realizaban una tarea específica, a menos que realmente no estuvieran concentradas. Pero el estudio de la Universidad del Sur de California y otras investigaciones sugieren que, mientras leemos, la red está ocupada encontrando significado a las historias y dando sentido a ese significado en relación con nuestros propios recuerdos del pasado, nuestros pensamientos sobre el futuro y nuestras relaciones con los demás. Así que, aunque supuestamente estemos inmersos en el mundo de otra persona, no podemos evitar ver ese mundo en relación con el nuestro.

Las investigaciones de la psicóloga de la Universidad de Princeton Diana Tamir lo corroboran. Pidió a la gente que se tumbara en un escáner cerebral leyendo fragmentos de todo tipo, desde ficción, como *Tarzán de los monos*, de Edgar Rice Burroughs, y *Tess la de los d'Urbervilles*, de Thomas Hardy, hasta no ficción, como *La vida inmortal de Henrietta Lacks*, de Rebecca Skloot, y el menos conocido *Coleccionismo de rocas, gemas y minerales: Identificación, valores y usos lapidarios*, de Patti Polk. Algunos de estos libros me parecen más estimulantes que otros, pero Tamir y sus colaboradores descubrieron que la lectura de cualquiera de ellos provocaba actividad en la red de modo por defecto, aunque en diferentes áreas según lo que estuvieran leyendo los participantes.[19] Lo que estaba claro era que, incluso cuando estamos leyendo sobre ágatas, jaspes y depósitos sedimentarios, que, admitámoslo, a la mayoría de nosotros no nos parecen terriblemente emocionantes, seguimos aportando un mundo de experiencias y pensamientos a esa lectura.

Quizá el hecho de que no siempre prestemos estricta atención al libro que tenemos delante forme parte del placer de la lectura. Los psicólogos lo llaman «lectura sin atención», y estoy segura de que está familiarizado con el concepto. ¿Con qué frecuencia se sorprende a sí mismo mirando fijamente la mitad de una página y, en realidad, no está leyendo, sino pensando en otra cosa? ¿Y cuántas veces descubre que, después de haber leído unas cuantas páginas, no puede recordar ni una palabra porque ha estado ocupado planeando qué hacer en el jardín este próximo verano o dónde ir de vacaciones?

La lectura puede facilitar el vagabundeo mental, proporcionando el punto de partida perfecto para una ensoñación, estimulándonos a volar lejos de nuestro entorno actual, no necesariamente al lugar de la historia, sino a uno especial de nuestros propios recuerdos, o incluso a algún sitio en el que nunca hayamos estado. Por supuesto, siempre es difícil saber qué pasa por la mente de los demás. Pero las investigaciones sobre la lectura sin sentido sugieren que todos pensamos de forma muy parecida.

Curiosamente, algunos investigadores han descubierto que nuestros ojos siguen moviéndose por las líneas de una página, pero nuestra mente está en otra parte la mayoría de las veces cuando leemos algo fácil. Aunque otros han concluido que esto sucede cuando estamos leyendo algo más difícil.[20] En cualquier caso, hay signos reveladores que indican a los científicos que se está produciendo una lectura sin atención. Para empezar, la gente parpadea con más frecuencia, pero hay una segunda pista, derivada acertadamente de un experimento con Sherlock Holmes. El psicólogo Jonathan Smallwood pidió a la gente que leyera la historia de Conan Doyle *La liga de las cabezas rojas* y descubrió que, si las personas estaban realmente concentradas en el texto, disminuían ligeramente la velocidad cuando llegaban a una palabra larga y desconocida; sin embargo, si sus mentes estaban en otra parte, pasaban como si nada por delante de estas palabras más complejas.[21]

El novelista y psicólogo Charles Fernyhough, al que conocimos en el capítulo sobre soñar despierto, adora leer libros, además de escribirlos. Sin embargo, admite ser un lector muy distraído. Pero esa, dice, es una de las razones por las que disfruta tanto leyendo. Se pregunta si hay algo especial en ese momento de ruptura de la concentración a mitad de la lectura que nos ofrece algún tipo de línea directa hacia el estado de reposo en el que la mente puede vagar libremente. ¿Es la lectura un atajo para ayudar a la mente a divagar?

Se podría suponer que los autores quieren que nos concentremos en las frases que han dedicado tantas horas a elaborar, pero algunos, como Virginia Woolf, se alegran de que nos distraigamos. Ella escribió que dejar que nuestra mente divague cuando leemos nos permite ejercitar nuestros propios poderes creativos.

>¿No hay una ventana abierta a la derecha de la estantería? ¡Qué delicioso es dejar de leer y mirar hacia fuera! Qué estimulante es la escena, en su inconsciencia, su irrelevancia, su perpetuo movimiento: los potros galopando por el campo, la mujer llenando su cubo en el pozo, el asno echando la cabeza hacia atrás y emitiendo su largo y acre gemido.

Así que esto nos da dos formas principales en las que la lectura es reparadora. A veces nos distrae de nuestras propias preocupaciones y otras veces hace lo contrario. En lugar de alejarnos de nuestro propio mundo, nos permite reflexionar sobre nuestras propias vidas mientras nuestra mente divaga. Una vez más, vemos este conflicto en el corazón del descanso. Nos distrae, pero también nos pone cara a cara con nosotros mismos, permitiéndonos viajar mentalmente en el tiempo hacia nuestro pasado y hacia nuestro futuro. Podemos utilizarlo tanto para bloquear nuestra propia autoconciencia como para potenciarla.

Con algunas de las actividades de descanso que abordo en este libro, buscamos ordenar nuestra mente, despejarnos, estar en el momento. Pero quizá también esté bien desordenarla. Quizá añadir nuevos pensamientos, historias de otras personas y perspectivas ajenas sobre el mundo pueda resultar igual de reparador.

Y hay un tercer aspecto de la lectura que nos proporciona otra razón por la que esta puede ayudarnos a sentirnos verdaderamente descansados.

LA COMPAÑÍA DE UN BUEN LIBRO

Las cinco principales actividades de descanso se realizan en gran medida en solitario; para muchos, alejarse de otras personas es un elemento esencial del descanso. Pero aquí es donde la lectura es especial. No solo nos permite escapar de otras personas, sino que simultáneamente nos proporciona compañía, una compañía que, además de ser más interesante, resulta más reparadora que la de las personas reales, una compañía a la que puede ignorar cuando lo desee, sin dar ninguna explicación. Este tipo de compañía puede ser tan poderosa que incluso puede proteger contra los sentimientos de soledad causados por el aislamiento. En el capítulo sobre estar solo, se planteó la pregunta «¿Con quién está usted cuando está solo?». A veces la respuesta es «Con un personaje de un libro». El gran novelista estadounidense John Steinbeck dijo: «Nos pasamos la vida intentando estar menos solos. Uno de nuestros antiguos métodos es contar una historia, apostando a que el oyente diga —y sienta—: "Sí, así es, o al menos así lo siento yo. No estás tan solo como creías"». [22]

Dos profesoras de Enfermería de EE. UU. que pasaron muchos años trabajando con personas mayores se dieron cuenta de que aquellos que disfrutaban leyendo por placer rara vez parecían sentirse solos. Los personajes de los libros eran su compañía. Una de sus pacientes era una mujer de ochenta y seis años con una enfermedad cardíaca que le impedía salir de su piso. Cuando los conferenciantes le preguntaron cómo se sentía al estar confinada en casa y sola, señaló sus libros y dijo: «No estoy sola. Tengo el mundo entero aquí conmigo».[23] La investigación posterior de los conferenciantes descubrió que otras personas mayores estaban de acuerdo. Los que más leían, independientemente de si eran periódicos o libros, se sentían menos solos por término medio.

Numerosas investigaciones han estudiado cómo la lectura de novelas puede mejorar nuestros niveles de empatía, incluso hacernos mejores personas, gracias a los viajes que hemos realizado a la mente de otras personas. A diferencia de lo que ocurría en el siglo XVIII, ahora se tiende a considerar la lectura como algo bueno, pero creo que se ha descuidado su valor como ayuda al descanso. Así que, si quiere leer para descansar, ¿importa lo que lea?

QUÉ LEER PARA RELAJARSE

A veces la gente elige libros específicos teniendo en cuenta los beneficios terapéuticos. Esto se conoce oficialmente como «biblioterapia». La palabra se utiliza de forma bastante amplia, pero puede significar desde una novela de Jane Eyre para aliviar el dolor de un corazón roto hasta manuales prácticos para vencer la ansiedad o la depresión. Aunque la prescripción de novelas suele recibir más publicidad y es muy posible que funcione, es este último tipo de biblioterapia el que se ha probado sistemáticamente y demostrado su eficacia.

Si el descanso es su deseo, ¿qué puede decirnos la ciencia sobre qué tipo de libro leer? Quizá recuerde que los lectores lúdicos admitieron que la mitad de lo que leían sería calificado por su profesor de Literatura como «basura». Entonces, ¿debería intentar impresionar a este profesor? ¿O no?

El libro concreto que elija depende de su gusto personal, pero la clave está en escoger cualquier libro que pueda hacerle entrar en el estado de flujo de Csikszentmihalyi. Se trata de un estado tan envolvente que ni siquiera detecta el paso del tiempo. No se trata de que este pase rápido porque se esté divirtiendo. Es como si estuviera experimentando algo que sucede fuera de la línea temporal. Según su teoría de la experiencia óptima, cuando está involucrado en la actividad adecuada para usted, nada más importa. Para que una actividad promueva un estado de flujo, se requieren varias condiciones: implica cierto esfuerzo, pero está dentro de sus capacidades y le proporciona algún tipo de recompensa inmediata.

Para algunas personas, la lectura es la única actividad que cumple estas condiciones. Y, de hecho, Csikszentmihalyi descubrió que, de todas las cosas que ponían a la gente en un estado de flujo, la lectura era la que el mayor número de personas declaraba.[24] Pero volvamos a la pregunta: ¿cuánto esfuerzo debemos poner en la tarea?

Puede parecer una obviedad decir que lo menos posible, pero entonces consideremos otras actividades que conducen a la fluidez, como la jardinería o la pintura. O incluso más enérgicamente, la escalada en roca. Las personas que hacen estas cosas realizan sin duda un esfuerzo considerable y, sin embargo, afirman tener experiencias óptimas.[25]

Por eso creo que es un error suponer que, para descansar, un libro tiene que ser sencillo. La gente habla de las novelas de aeropuerto, el *chick lit* o *dude lit* perfecto para llevarse de vacaciones. Pero quizá sean exactamente el tipo de libros que no hay que llevarse. En la vida cotidiana, cuando tiende a leer solo a la hora de acostarse, quizá descubra que únicamente puede concentrarse durante unas pocas páginas en un libro más difícil antes de rendirse al agotamiento y dormirse. En vacaciones, por el contrario, puede que disponga de horas libres durante el día en las que esté completamente despierto. Esta podría ser su única oportunidad en el año de sumergirse profundamente en algo más complejo. Y cuanto más absorto esté, más probabilidades tendrá de alcanzar ese estado de flujo. Y cuanto más sumergido esté en el estado de flujo, más descansado se sentirá.

Así que abordar por fin *Una breve historia del tiempo*, o *Ulises*, o *À La Recherche du Temps Perdu*, mientras toma el sol junto a la piscina, podría ser el camino hacia la relajación definitiva. ¿Por qué no probarlo?

Cuando la gente selecciona libros para sí, algunos empiezan las novelas de una en una y dedican todo el tiempo de lectura a ese único libro, mientras que otros dejamos que se amontonen en pequeñas torres acumuladoras de polvo junto a la cama, con quizá una docena de libros en marcha a la vez, algunos de los cuales sin duda nunca terminaremos. Si usted es de este tipo de personas (como yo; además de la pila de periódicos junto a mi cama, hay una montaña de libros), y siempre que pueda recordar por dónde se quedó en la lectura, tiene la opción, en un momento dado, de coger un libro que de algún modo encaje o contraste con su estado de ánimo.

Numerosos estudios han descubierto que, cuando la gente se siente desgraciada, tiende a elegir algo edificante con la esperanza de sentirse mejor, mientras que las personas que están de buen humor tienden a no querer alterarlo.[26] Sin embargo, esto sugeriría que todo el mundo elige libros alegres, ya sea para mejorar un estado de ánimo negativo o para mantener uno positivo, y por supuesto sabemos que esto no es lo que ocurre en la vida real. Los *thrillers* llenos de miseria y violencia son bastante populares, y, al igual que a la gente le gustan las películas llorosas, también se sienten atraídos por los libros tristes. Como ejemplo tenemos la exitosa novela *El duelo es esa cosa con alas*, de Max Porter, que es una lectura bastante compleja y a la vez desgarradoramente triste.

ALERTA *SPOILER*

Algunas personas encuentran una novela aún más relajante si ya conocen el final. Es posible que usted odie los *spoilers*, pero curiosamente estos no solo nos permiten procesar el libro con mayor fluidez mientras leemos, sino que, por término medio, la gente afirma disfrutar más de un libro, en lugar de menos, si sabe lo que ocurre.

La mayoría de las investigaciones sobre los *spoilers* utilizan relatos cortos, en los que las personas han invertido menos tiempo que cuando leen una novela entera, así que no estoy del todo convencida de que a la gente no le molesten. Dicho esto, algunos leen deliberadamente la última página de una novela y luego disfrutan leyendo desde el principio para ver cómo se desarrolla la historia hasta alcanzar su clímax. Y, por supuesto, a muchas personas les encanta releer sus novelas favoritas en las que el argumento, el ambiente y los personajes les resultan muy familiares.

Sin embargo, otras personas definitivamente no soportan saber lo que va a ocurrir en un libro. El caso más extremo es el de un ingeniero ruso que fue acusado de apuñalar a un colega con el que pasaba un largo y oscuro invierno encerrado en una estación de investigación antártica. Algunos informes afirmaban que el motivo del apuñalamiento fue que el colega regalaba insistentemente los finales de los únicos libros que tenían en la estación de investigación. Ahora bien, puede que no sea cierto —algunos informes refutaron este motivo—, pero incluso el hecho de que tenga visos de verdad demuestra lo mucho que nos puede gustar no saber el final hasta que lleguemos.

Depende mucho del tipo de literatura que estemos leyendo. Saber (alerta de *spoiler*) que Romeo y Julieta van a morir no nos impide desear todo el tiempo que alguien intervenga antes de que sea demasiado tarde, mientras que conocer antes del final la identidad del asesino en una novela policíaca es otra cosa. Además, en Shakespeare la trama no es la única razón para leer la obra. Gran parte del placer está en la belleza del lenguaje y la compleja psicología de los personajes. Por supuesto, no hay que olvidar que existen algunas novelas construidas deliberadamente para que el final llegue primero y el resto del libro se dedique a trazar cómo llegó a producirse dicho desenlace. Pero, incluso en estos casos, a menos que haya leído el libro antes, la lenta revelación sigue siendo una gran parte del placer. Las investigaciones han demostrado que, cuanta más ficción lee la gente por simple placer, más desea disfrutar de una historia sin revelar. Por el contrario, a las personas que no se deleitaban tanto comprometiéndose con los pensamientos y las emociones dentro de un libro no les importaba conocer la trama.[27]

Para algunos de los ratones de biblioteca sudafricanos, releer libros era incluso más agradable que leerlos por primera vez, a pesar de conocer el final. Uno afirmó que hay tan pocos libros realmente placenteros en el mundo que lee sus libros favoritos lo más rápido posible con la esperanza de olvidar la trama y así volver a disfrutarlos (¡hasta diez veces!).

LECTURA EN VOZ ALTA

Antes de dejar el tema de la lectura, quiero volver a lo de que «te lean», que es muy especial. Hace muchos años visité un programa en una urbanización de una zona desfavorecida de Oxford en el que se animaba a las madres a leer en voz alta a sus bebés. Al principio, las madres se mostraron escépticas, pues creían que, hasta que los bebés no pudieran hablar, no tenía sentido leerles porque no lo entenderían. Pero pronto vieron cuánto prestaban atención y cómo el oír las palabras de sus madres parecía tranquilizarlos. Ahora hay pruebas fehacientes de que incluso la lectura a bebés de tres meses puede mejorar la alfabetización de los niños más adelante, simplemente acostumbrándolos a pasar tiempo mirando libros.[28]

Hoy en día, no solo los niños escuchan mientras otra persona lee. Hay una nueva tendencia de grupos de lectura compartida que funciona como una especie de club de lectura, pero, en lugar de acudir a la reunión con el libro leído, en la sesión una persona lee en voz alta la obra escogida mientras todos la escuchan. El grupo comparte la experiencia, momento a momento. En cierto modo, es lo más parecido a ir al teatro o al cine.

En la mayoría de los grupos, un animador o actor experimentado realiza la lectura en voz alta. En otros, los miembros del grupo lo hacen por turnos. De cualquier forma, confío en que no sea como en nuestras clases de literatura en el colegio, en las que repasábamos trabajosamente *El rey del castillo*, luego *Brighton Rock*, *Oliver Twist* y *Macbeth*, cada uno de nosotros leyendo por turnos un párrafo en tono monótono, sin atrevernos a parecer estúpidos poniendo énfasis alguno en nuestra interpretación.

Para mí, el hecho de que me lean es absolutamente reparador. Me he resistido a hablar mucho del sueño en este libro, pero, en mi caso, escuchar a alguien leer es lo que me hace caer rendida. Desde hace muchos años mi marido me lee en la cama. Al principio, cuando íbamos de mochileros y teníamos más tiempo, yo también leía en voz alta. Hoy en día siempre le toca a él. Si él no lee, puedo tardar siglos en dormirme, pero, si lo hace, es como si apagara un interruptor en mi cabeza. Me dice que en menos de una página estoy dormida, profundamente dormida.

Le sorprende que sea capaz de dormirme cuando él está poniendo tanto empeño en «hacer todas las voces», y sin embargo lo hago. A la noche siguiente tiene que ponerme al corriente de lo sucedido. He «leído» docenas de libros de esta forma, desde *Middlemarch* de George Elliot hasta *El americano tranquilo* de Graham Greene, y, más recientemente, las memorias de Tracey Thorn sobre su infancia en Hertfordshire, *Otro planeta*. Algo en el hecho de que otra persona se encargue de la lectura aquieta instantáneamente mi mente acelerada y me hace dormir. Mi marido debe seguir leyendo un rato después de que me haya dormido, eso sí. De lo contrario, vuelvo a despertarme. En cualquier caso, es como si me hubieran vertido en el oído una poción mágica para dormir.

Por supuesto, algunas personas recurren a la tecnología para proporcionar este servicio, con audiolibros que ganan en popularidad e incluso aplicaciones para dormir que proporcionan historias tranquilizadoras diseñadas para ser soporíferas, que están especialmente construidas para que cualquier cosa interesante solo ocurra al principio. Los narradores leen despacio en tonos tranquilizadores, manteniendo todo en un mismo nivel. No ponen todas las voces. Estas aplicaciones están consiguiendo cientos de miles de descargas, y algunos autores han descubierto que pueden ganar más escribiendo deliberadamente novelas que adormecen a la gente que haciéndolo con la idea de atrapar a sus lectores.

Así que lea para sí mismo o busque a alguien que le lea. Hágalo con atención o sin atención. Depende de usted. La lectura nos permite descansar al cambiar la naturaleza de nuestro vagabundeo mental. Parece alejarnos de la rumiación, de los patrones de pensamiento repetidos sobre lo que está mal. E incluso, si soñamos despiertos mientras leemos, al menos nos ayuda a volver a soñar despiertos. Mientras que, si quiere descansar pero no quiere sentirse solo, una novela le permite precisamente eso.

Y si estas razones no le han convencido para seguir leyendo, hay otro beneficio de la lectura del que quizá no haya oído hablar. Se preguntó a más de 3000 personas cuánto tiempo dedicaron a leer libros, revistas o periódicos durante la semana anterior. El 41 % no leyó ningún libro. Otros eran lectores empedernidos. Se realizó un seguimiento de la muestra durante una década y durante ese tiempo murió algo más de una cuarta parte de las personas, pero la buena noticia para los ratones de biblioteca fue que vivieron una media de casi dos años más que aquellos que solo leían periódicos y revistas. Se tuvieron en cuenta la salud, la riqueza y la educación al inicio del estudio, y aun así la diferencia persistió.[29] Resulta sorprendente que una actividad sedentaria pueda tener un impacto tan positivo en la salud, pero quizá la lectura sea una forma de descanso más especial de lo que creemos.

LA RECETA PERFECTA
PARA DESCANSAR

Espero haberle convencido de que el descanso importa. Tenemos que empezar a tomárnoslo más en serio. Como el sueño, el descanso no es un lujo. Si queremos vivir bien y prosperar, el descanso es esencial.

La forma exacta de descansar mejor dependerá de sus preferencias y elecciones. Pero, teniendo en cuenta las conclusiones de las docenas de estudios científicos tratados en este libro, he aquí mi guía paso a paso sobre cómo maximizar sus posibilidades de descansar bien.

1. Asegúrese de descansar lo suficiente

Del mismo modo que toma nota del número de horas que duerme cada noche para asegurarse de que no le falta el sueño, debería empezar a contar cuántas horas descansa.

Piense en el día de ayer. ¿Tuvo tiempo suficiente para recargar sus baterías mentales y físicas? ¿Pudo hacer una pausa y reflexionar? ¿Tuvo la oportunidad de pensar y no solo de hacer? ¿Pero tuvo también la oportunidad de desconectar?

Las personas con los niveles más altos de bienestar en la

Prueba del Descanso descansaban entre cinco y seis horas al día. Esto parece mucho y puede que esté pensando que no hay forma de que pueda lograrlo, pero es probable que ya esté descansando más de lo que cree.

Las encuestas sobre el uso del tiempo muestran que, por término medio, los hombres del Reino Unido disponen de la friolera de seis horas y nueve minutos para dedicar cada día a actividades de ocio, mientras que las mujeres tienen unas decentes cinco horas y veintinueve minutos.[1] Se trata, por supuesto, de promedios, y algunas personas, especialmente los padres de niños pequeños o quienes cuidan de familiares, dispondrán casi con toda seguridad de mucho menos tiempo libre que este. También hay que recordar que estas cifras se promedian a lo largo de la semana, por lo que algunos encuestados podrían haber tenido solo una o dos horas libres por las tardes entre semana, pero sí disponer de mucho tiempo de ocio durante el fin de semana.

No es cierto que, cuanto más se descanse, mejor. En la Prueba del Descanso, aunque las personas que nos dijeron que descansaban cero horas al día tenían puntuaciones de bienestar considerablemente más bajas que las que descansaban más tiempo, las puntuaciones también descendieron entre los que descansaban más de seis horas al día. Quizás se trataba de personas que habían experimentado un descanso forzado debido a una enfermedad o al empleo. Esto encaja con otras investigaciones que han descubierto que las personas con bajas por enfermedad de larga duración son las menos propensas a disfrutar de su tiempo de ocio, mientras que la única ventaja de tener poco tiempo libre disponible es que, cuando se dispone de él, se disfruta más.[2] Y haciéndose eco de los resultados de nuestra Prueba del Descanso, el investigador del uso del tiempo Jonathan Gershuny ha descubierto que el disfrute de la actividad de ocio aumenta hasta alcanzar un pico a medida que aumenta la cantidad de tiempo libre de que dispone una persona, pero luego vuelve a descender si tiene demasiado tiempo libre.[3]

No se preocupe si el tiempo de descanso óptimo de cinco horas al día le parece inalcanzable. Hay más formas de sacar descanso de su apretada agenda de las que podría pensar. Y, por supuesto, cinco horas de descanso no significa que tenga que reservar de alguna manera esa cantidad de tiempo para no hacer nada. Para algunas personas, cocinar o salir a correr el fin de semana es relajante y agradable, y podrían contarlo como parte de su tiempo de descanso. Como hemos visto a lo largo de este libro, el descanso es cualquier cosa que una persona en particular cuenta como descanso.

Y no debemos obsesionarnos demasiado con el número exacto de horas de descanso que necesita. Si cree que descansa lo suficiente, probablemente esté en lo cierto, aunque sea bastante menos de cinco horas diarias de media.

2. Elija los ingredientes adecuados para el descanso

Para conseguir un descanso de la máxima calidad tiene que averiguar cuáles son los elementos esenciales de la vida que más contribuyen a que logre una sensación de descanso. Las actividades reparadoras que he tratado en este libro nos proporcionan los ingredientes para un descanso digno.

- Tomarse un descanso de otras personas.
- Descansar la mente y el cuerpo.
- Ejercitar el cuerpo para descansar la mente.
- Distraerse de preocupaciones.
- Permitir que la mente divague.
- Darse permiso para no lograr nada en particular.

Por supuesto, algunos de estos ingredientes para el descanso le gustarán más que otros. Para crear la receta perfecta pregúntese cuáles valora y cuáles no. Elija tantos como desee.

Por ejemplo, solo el 15 % de las personas considera que el ejercicio es reparador, pero para esta minoría de individuos es un ingrediente esencial.

El siguiente paso es pensar qué combinación de actividades le proporciona los ingredientes para crear su receta personal para el descanso. Por supuesto, puede que el plato para el descanso que prepare no sea uno de los diez más elegidos por otras personas. Eso no importa.

En EE. UU., los investigadores llegaron a la conclusión de que la clave de por qué los estudiantes encontraban sus fines de semana descansados era que los sábados y los domingos eran los únicos días de la semana en los que sentían que tenían control sobre su propio tiempo.[4] Mientras los estudiantes no tuvieran que trabajar, no importaba lo que hicieran el fin de semana. Los días podían estar repletos de acción. La cuestión era que hacían lo que querían, y eso les hacía sentirse relajados. Esto es instructivo. Como hemos visto a lo largo de los capítulos anteriores, muchas cosas diferentes pueden clasificarse como descanso. La clave para que los estudiantes se sintieran descansados fue que se entregaran a una combinación de actividades: algunas, directamente relajantes; otras, lo suficientemente distractoras como para permitirles desvincularse psicológicamente de su trabajo.

Lo importante es tomarse el tiempo necesario para considerar por qué una actividad puede o no resultarle reparadora. ¿Qué repondrá mejor sus niveles de energía cuando se sienta agotado? ¿Qué le distraerá realmente tanto de sus propios pensamientos agobiantes como de las exigencias de otras personas? ¿Qué le permitirá bajar el ritmo o parar sin que se sienta culpable o sienta que los demás le juzgan?

También es importante tener en cuenta el momento. Diferentes actividades de descanso funcionarán mejor en diferentes situaciones. Si está físicamente agotado, entonces está bien dejarse caer frente al televisor. Pero, si su mente está fatigada por el trabajo y las preocupaciones, dar un paseo al aire libre podría mejorar más su estado de ánimo.

3. Dese permiso para descansar

Una vez que haya elegido sus ingredientes ideales para el descanso y, de alguna manera, sacado tiempo para ponerlos en práctica, hay otro paso que debe dar. Necesita darse permiso para descansar. ¿Con qué frecuencia sigue adelante cuando está cansado, en lugar de permitirse un descanso? Y recuerde que levantarse temprano no es moralmente mejor. Le conviene o no. Si puede arreglárselas para empezar el día con un descanso, es decir, quedándose un rato en la cama despierto, hágalo.

4. Cuando se sienta estresado, prescríbase quince minutos de su actividad de descanso favorita

¿Existe alguna actividad que marque la diferencia rápidamente cuando se encuentra apurado de tiempo? ¿Una que le transporte instantáneamente lejos de sus preocupaciones y calme su mente? Puede que sea la atención plena. Podría ser la música. O la lectura. Incluso es posible que no figure entre las diez mejores actividades de la Prueba del Descanso.

Solía sentirme culpable por pasar quince minutos dando vueltas en el jardín después de comer un día entre semana, cuando en realidad debería volver al trabajo. Pero, a raíz de investigar sobre el descanso, he replanteado ese tiempo en mi pequeño invernadero o en los parterres como una actividad que mejora mi bienestar. Ahora digo que me «receto» quince minutos de jardinería para mi salud mental, y definitivamente me siento mejor por ello. Me ayuda a concentrarme y a trabajar con más intensidad cuando vuelvo a mi escritorio.

5. Aprecie los momentos libres

Dado que muchos de nosotros estamos realmente ocupados gran parte del tiempo, es importante fijarse en esos momentos en los que, de hecho, está descansando.

Los estudios sobre el uso del tiempo que he mencionado sugieren que descansamos más de lo que creemos, por lo que un primer paso hacia una mayor sensación de descanso es hacer un esfuerzo consciente para apreciar esos momentos libres. Solo si se da cuenta de que está descansando, podrá saborearlo como es debido.

Intente descansar intencionada y conscientemente. Haga macetas si quiere, o no haga nada en particular, pero aprecie la naturaleza satisfactoria y relajante de ese hacer macetas y holgazanear. Obsérvelo, valórelo. No permita que se le escapen momentos preciosos de descanso.

6. Replantee su tiempo perdido como descanso

Si tenemos poco tiempo, también podemos aprovechar las oportunidades inesperadas para descansar. Piense en el estudio del capítulo «No hacer nada en particular», en el que algunas de las personas encerradas en una habitación sin nada que hacer optaron por darse descargas eléctricas para aliviar el aburrimiento. En otras ocasiones, estos mismos individuos podrían haberse deleitado con la oportunidad de relajarse un rato, pero, como este descanso les fue impuesto, no lo vieron de esa manera. En este caso, verse obligados a no hacer nada les parecía una especie de tortura. De hecho, tanto que los participantes en el estudio prefirieron infligirse un poco de dolor real.

Si lo piensa, a menudo vemos las oportunidades de descansar de esta forma negativa, aunque rara vez con consecuencias tan extremas. Las cosas que interrumpen nuestras apretadas agendas y nos dejan sin nada que hacer durante unos instantes se ven como retrasos frustrantes, como tiempo muerto, como algo intensamente agravante y molesto. Acabamos con un estado de ansiedad cuando podríamos estar simplemente relajándonos.

Así que, en lugar de sentirse enfurecido y estresado por un retraso de diez minutos en un viaje en tren, ¿por qué no revalorizar este tiempo como una oportunidad para descansar un rato? En lugar de llenar esos quince minutos entre que se termina un informe y se acude a una reunión respondiendo a unos cuantos correos electrónicos, ¿por qué no sentarse tranquilamente o dar un paseo? ¿Y qué le parece rebautizar la espera en una larga cola en la oficina de correos como un agradable tiempo de inactividad, como una oportunidad para hacer una pausa, soñar despierto, recargar las pilas?

7. Deje de fetichizar el ajetreo

A estas alturas puede que algunos de ustedes estén pensando: «Todo esto está muy bien, puede que sea cierto para otras personas, pero, en mi caso, con las largas horas que trabajo, mis compromisos familiares y todas las demás cosas que debo hacer, realmente no tengo tiempo para descansar».

Le entiendo. Pero aun así le insto a que eche un vistazo a su horario diario y a que considere cómo ve su abrumadora e interminable lista de tareas pendientes. Debemos ser conscientes de que es habitual que la gente sobrestime el número total de horas que trabaja. Siempre que planteo esta pregunta al público en eventos en directo, la mayoría de las personas de la sala dicen que trabajan entre cuarenta y cinco y cincuenta horas a la semana, muy por encima de la media real de horas de trabajo de las personas con un empleo a tiempo completo: treinta y nueve a la semana. Pero luego, si se pide a las mismas personas que tomen como ejemplo concreto la semana anterior, tienden a descubrir que han trabajado menos horas de las que pensaban. Puede que les pareciera una semana ajetreada, pero, aunque trabajaron horas extra un par de días, no fue todos los días. Y puede que, después de todo, un día sí que se fueran temprano.

Aun así, adaptarse al descanso puede ser difícil. Hay dos formas de abordar este problema. Una es reservar un par de horas cada pocos días para dedicarlas a completar todas las pequeñas tareas de su lista de pendientes. Si las hace de una sola vez, se sorprenderá de cuántas de las tareas que le han estado rondando durante días en realidad solo tarda unos minutos en terminarlas. Y tacharlas de la lista (ya sea en el papel, en la pantalla o en su mente) puede resultar inmensamente satisfactorio.

Además, una vez que haya completado parte de las tareas más pequeñas, se sentirá con más energía para asumir algunas de las más grandes. Pero, aun así, no conseguirá hacerlo todo. Ni mucho menos. Y aquí es donde entra en juego el otro enfoque. Acepte que su lista de tareas pendientes nunca terminará.

La meta es una quimera; su persecución, una tontería. Piénselo: aunque, por algún milagro, una tarde haya tachado todas las tareas de su lista, el día siguiente le traerá más tareas. Por muy diligente y organizado que sea, surgirán imprevistos y ocurrirán cosas cotidianas. Las tuberías gotearán, la gente le sorprenderá, los acontecimientos le superarán, llegará otro correo electrónico a su bandeja de entrada, alguien le enviará un mensaje de texto pidiéndole que haga algo. Pero no pasa nada. Su lista de tareas pendientes no tiene fin. Ya lo ha aceptado. Se pondrá con estas nuevas tareas tan pronto como pueda. No hay que estresarse precipitadamente. Por ahora, descanse.

Existen docenas de técnicas de gestión del tiempo que le podrían ayudar a hacer un uso más eficiente tanto de sus horas de trabajo como de ocio, pero pocas han sido probadas empíricamente, y atiborrar más tareas en menos tiempo es intrínsecamente intranquilizador. Tal vez sea cierto que pierde algo de tiempo en el trabajo charlando y que podría concentrarse más durante la jornada para salir del trabajo un poco antes, pero quizá sea divertirse un poco con los compañeros y consultar Instagram de vez en cuando lo que hace que su trabajo sea agradable o incluso soportable.

El escritor Oliver Burkeman sugiere que, si se siente constantemente presionado por el tiempo, debería decidir activamente qué va a dejar de hacer. Sugiere dejar un grupo de lectura, por ejemplo. O aceptar que nunca será un buen cocinero y renunciar a intentar recetas complicadas. O dejar de esforzarse por perseguir a ese amigo con el que siempre es tan difícil quedar. Es un consejo excelente, con una salvedad. Elija con mucho cuidado a qué va a renunciar. No cometa el error de renunciar a la única actividad que le resulta descansada y que le permite hacer frente a todo lo demás.

En lugar de eso, abandone la actividad con la que antes disfrutaba pero que ahora se ha convertido en una tarea. Yo tuve que dejar las clases de español después de tantas veces hacer los deberes en el metro diez minutos antes de entrar en el aula. Por mucho que quisiera hablar español, por mucho que me gustara la profesora, era una demanda más de mi tiempo que no podía sobrellevar. Y debido a esta falta de horas, las clases, aunque interesantes, me estresaban en lugar de darme placer. En este caso, dejarlo fue la decisión correcta, pero abandonar un coro, por ejemplo, solo porque lleva un poco de tiempo y esfuerzo llegar a los ensayos podría ser contraproducente si es la única actividad de su semana que le hace sentirse realmente renovado.

8. Simplemente diga «No»

Liberar bloques de tiempo puede requerir un cambio más radical en su horario. Esto puede resultar doloroso para quienes llenamos en exceso nuestras agendas. Pero aquí tiene un consejo extraído de uno de mis libros que puede ayudarle.

Tenemos tendencia a creer que en el futuro dispondremos de más tiempo libre. Sin embargo, los estudios sobre la percepción del tiempo demuestran que esto no es cierto. No nos convertiremos en versiones mejor organizadas o más disciplinadas de nuestro yo actual. Todo seguirá llevándonos más tiempo del previsto porque seguiremos desviándonos por tareas inesperadas o cosas que salen mal. A menos que tomemos la decisión consciente de reducir el número de actividades y eventos a los que nos comprometemos, el año que viene no tendremos más tiempo para nosotros mismos que este año.

Entonces, si alguien le invita a una conferencia de dos días dentro de seis meses, ¿qué debe hacer? Le sugiero que se haga esta pregunta: ¿la idea de encajar una conferencia de dos días en las próximas dos semanas le llena de pavor porque está ya sobrecargado de compromisos? Si la respuesta es afirmativa, debería rechazar la invitación a la conferencia de dentro de seis meses porque es muy poco probable que, pasado ese tiempo, esté menos ocupado que ahora.

¿O qué le parece este otro ejemplo? Le piden que forme parte de un comité el año que viene. ¿Ha leído los documentos de la reunión a la que va a asistir mañana? No. Pues entonces no forme parte de otro comité. Porque, si lo hace, se encontrará en la misma situación que ahora, a menos que piense tomar medidas para cambiar su horario habitual, algo que —la experiencia debería decírselo— es poco probable que pueda hacer.

9. Anote las pausas en su agenda, así como las citas

Se trata de una sugerencia que va a contracorriente de nuestra cultura de listas de tareas pendientes, de nuestro deseo de ser organizados y de ceñirnos a un horario. Lo que le sugiero es que programe periodos de tiempo de inactividad. Sí, ponga «Descanso» o «Pausa» en su horario, por extraño que pueda sonar.

Decida al comienzo de la jornada cuándo hacer tres o cuatro pausas. No tienen por qué ser largas. Unos minutos bastarán. Decida lo que va a hacer durante esas pausas y asegúrese de que realmente se califica como una pausa: lo ideal sería estar fuera, al aire libre, o al menos en una sala diferente del edificio. Podría consistir en ir a reunirse con un amigo de otro departamento y charlar un rato. O podría significar ir a la cocina a prepararse —y tal vez también a sus compañeros— una taza de té. Si su jefe le mira con recelo, recuerde decirle que todas las pruebas demuestran que tomarse microdescansos no solo es bueno para el bienestar personal, sino que ayuda a la productividad en el lugar de trabajo. Todos salimos ganando.

Estas pausas deben implicar, sin duda, alejarse de su puesto de trabajo. Conectarse a Facebook durante unos minutos o ver algo en YouTube puede ser una distracción, pero no es tan reparador como levantarse de la silla y alejarse de la pantalla.

E intente por todos los medios no almorzar en su mesa. Algunas empresas lo han prohibido, lo cual es bueno, pero no tanto como garantizar que los empleados dispongan realmente de tiempo en su jornada laboral para hacer una pausa adecuada para comer. Esto sería realmente un gran avance, o más bien una vuelta a los buenos viejos tiempos. Piense en las pausas de una hora para comer y las pausas regulares para tomar el té. ¿Cuándo fue la última vez que disfrutó de alguna de las dos? Las empresas más ilustradas de hoy en día comprenden el valor que tiene para sus empleados, además de para los resultados obtenidos, el tiempo fuera del escritorio. Si, como es probable, su empresa no cuenta con una cantina en las instalaciones o ha cerrado la cafetería y ha despedido al personal, organícese para salir en grupo a almorzar como es debido o deténgase durante quince minutos para tomar un té y una galleta.

Así que programe sus recesos, sin miedo a romper su horario. Al fin y al cabo, se supone que esto es descansar.

10. Añada pequeños momentos de descanso a su vida

Mire a ver si alguna de las tareas inevitables de la vida podría hacerse con más tranquilidad. Nos acostumbramos a las prisas para acaparar lo máximo posible. Intentamos hacerlo todo con la mayor eficacia. Pero no tenemos por qué hacerlo.

De vez en cuando, ¿qué le parece darse un baño en vez de ducharse? Y para compensar el consumo extra de agua caliente, ¿qué tal si va de tiendas a pie, en lugar de coger el coche? No siempre tenemos que hacer la elección que ahorra tiempo, pero se ha convertido en un hábito. Tomar el camino largo a través del parque puede hacernos perder diez minutos, pero podría mejorar nuestro bienestar durante el resto del día.

No suele ser imprescindible comprobar sus correos electrónicos en cuanto se sienta en el tren. Puede mirar por la ventanilla los jardines traseros de la gente, preguntándose por sus vidas. Aproveche cuando pueda para hacer todas las cosas que no podía en la escuela: soñar despierto, quedarse embobado, garabatear un papel. Considere la posibilidad de hacer un rompecabezas, o incluso (y sé que aquí se abre un debate de amor/odio) inténtelo con un libro de colorear para adultos.

11. Cree una caja de descanso

Si le gusta el nuevo concepto de «autocuidado», puede que le atraiga esta idea. Si no está familiarizado con este movimiento, eche un vistazo a Instagram. Allí encontrará un sinfín de sugerencias sobre autocuidado.

Es cierto que a menudo parecen girar en torno a gastar dinero. Estoy totalmente a favor de mimarme, pero ¿por qué tiene que implicar aceites de lujo, velas perfumadas, rodillos faciales, almohadas de baño, mantas de cachemir o bombones artesanos? Soy partidaria de darnos un capricho de vez en cuando, pero ¿es realmente una buena idea coger un Uber para ir al trabajo un lunes por la mañana lluvioso, o pasar un fin de semana sí y otro no en un *spa* de lujo?

Me lo merezco, por lo visto. O eso es lo que me repiten las personas que intentan venderme cosas. Y a pesar de todo mi escepticismo, está claro que tienen algo entre manos. La industria del autocuidado está en auge. Se afirma que solo en Estados Unidos mueve ya 4,2 billones de dólares al año.

Pero, si el comercialismo desenfrenado es el lado negativo, también hay un lado más positivo en el autocuidado, un lado que me gusta ver como una señal de que las nuevas generaciones están empezando a comprender el significado del descanso mejor que las anteriores, reclamando el relax y dedicándose tiempo para recuperarse de las tensiones cotidianas.

Los blogueros que experimentan problemas de salud mental describen ahora sus propias rutinas de autocuidado, dando a menudo consejos útiles sobre cómo tomar el control de las pequeñas cosas de la vida. Algo similar a las sugerencias para llenar la cajita feliz que mencioné en el capítulo sobre escuchar música. La idea es que el contenido sea personalizado. Por supuesto, una caja feliz no va a evitar un problema grave de salud mental ni a sustituir la ayuda profesional, pero algunas personas descubren que este tipo de autocuidado les hace sentirse un poco mejor cuando van cuesta abajo mentalmente o mientras esperan un consejo o tratamiento más serio.

Esto me lleva a preguntarme si podríamos hacer nuestra propia «caja de descanso» personalizada con los artículos que mejor nos indujeran al descanso. La mía contendría una aguja de ganchillo y algo de lana, algunas semillas para plantar, un libro de relatos cortos en el que sumergirme, una lista de reproducción de música relajante, una tarjeta con algunos ejercicios de estiramiento y quizás —sin olvidar que el descanso no tiene por qué ser sedentario— unos calcetines para correr.

¿Qué habría en su caja de descanso? Aquí le dejo una vacía.

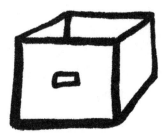

12. No deje que su búsqueda de descanso se convierta en intranquilidad

El descanso puede emplearse estratégicamente. Lo que tenemos que hacer es encontrar mejores formas de gestionar los ritmos de descanso y actividad, de ajetreo y ociosidad, en nuestras vidas, sin dejar que el descanso se convierta en otro trabajo de nuestra lista de tareas pendientes.

Aunque haga caso de mi llamamiento a abrazar el descanso, a disfrutar más de él y a tomárselo en serio, no se exceda. No se convierta en un adicto al descanso ni en un aburrido del mismo. No llene su agenda de momentos ociosos ni sienta que debe atenerse diligentemente a sus descansos. A veces necesita «descansar del descanso». Vivir bien implica equilibrio, variedad y moderación. Y eso también se aplica al descanso.

Suponiendo que acabe de terminar este libro (y no simplemente saltado a la última página en busca de consejos), entonces ha hecho una de las cosas más reparadoras que puede hacer. El acto de leer ya le ha puesto en camino de incorporar más descanso a su propia vida. Enhorabuena.

Agradecimientos

Fue hace varios años cuando recibí una llamada del escritor y psicólogo Charles Fernyhough preguntándome si me gustaría unirme a un pequeño grupo dirigido por Felicity Callard, de la Universidad de Durham. Querían solicitar una gran subvención para pasar casi dos años en la Wellcome Collection de Londres explorando un único tema con artistas, poetas e historiadores, entre otros profesionales. El tema que habían elegido era el descanso. Me uní al equipo y —muchos meses de trabajo después—, para mi sorpresa, ganamos la subvención del Wellcome Trust. Llamamos a nuestro grupo Hubbub e invitamos a más de cuarenta personas a colaborar con nosotros. Algunas se mencionan en el libro, y cada una de ellas ha influido en mi percepción del descanso, a veces a partir de una conferencia o una obra de arte, a veces a través de un simple comentario sabio. En particular, me gustaría dar las gracias aquí a Felicity Callard, James Wilkes, Charles Ferryhough y Kimberley Staines, y, de la Wellcome Collection, a Harriet Martin, Rosie Stanbury, Chris Hassan, Simon Chaplin y Natalie Coe, que nos brindaron un enorme apoyo al permitirnos envolvernos en el mundo del descanso (un trabajo más duro de lo que parece).

Como parte de Hubbub, tuve la idea de la Prueba del Descanso y es gracias al editor de encargos de BBC Radio 4 Mohit Bakaya, a la editora de la Unidad de Ciencia de BBC Radio Deborah Cohen y al editor de Comisiones del Servicio Mundial Steve Titherington que se lanzara tanto en Radio 4 como en el World Service y llegara a una audiencia tan amplia. Ben Alderson-Day, Giulia Poerio y Gemma Lewis trabajaron increíblemente duro para desarrollar y analizar la prueba, junto con otras personas de Hubbub que ya he mencionado. Un agradecimiento especial a la productora de la serie de Radio 4 *Anatomía del reposo* Geraldine Fitzgerald, que coge mi trabajo y con su gran esfuerzo lo convierte en programas maravillosos, por los que suelo llevarme la mayor parte del mérito. Es una buena amiga, además de una trabajadora enormemente creativa. También estoy agradecida a todas las personas que cedieron su tiempo para ser entrevistadas, algunas de las cuales se mencionan en el libro.

Desde entonces, he seguido pensando en el descanso, y decidí hacer algo que no habíamos hecho como parte de Hubbub: investigar en detalle cada una de las actividades de descanso más populares. Lorna Stewart es una investigadora muy inteligente y me ha prestado una ayuda inestimable con los capítulos sobre la televisión, el baño y la lectura. Y, por supuesto, si cientos de académicos no se hubieran tomado la molestia de realizar experimentos, yo no podría reseñar aquí esas pruebas. En lo que respecta a cómo utilizamos nuestro tiempo libre, el trabajo de Mihaly Csikszentmihalyi y Jonathan Gershuny ha sido especialmente influyente.

El capítulo sobre la soledad se basa en el Experimento sobre la Soledad de la BBC, en el que tuve la suerte de colaborar con tres mujeres inteligentísimas: Pamela Qualter, Manuela Barreto y Christina Victor. Muchos académicos se tomaron la molestia de enviarme documentos o responder a mis preguntas; entre ellos, David Vincent, Birgitta Gatersleben, Roy Raymann y Miles Richardson. Mathijs Lucassen, Charles Fernyhough, Catherine Loveday y Adam Rutherford tuvieron la gentileza de leer algunos de mis capítulos e hicieron comentarios útiles.

Gracias a todos en Canongate, que son unos editores maravillosos, entusiastas y eficientes. Gracias especialmente a Lucy Zhou y Andrea Joyce, y sobre todo a mi editor, Simon Thorogood, que es calladamente sabio y astuto. Tanto él como mi fantástico agente Will Francis, de Janklow & Nesbitt, hicieron que este libro fuera mucho mejor, al igual que la meticulosa y paciente correctora Octavia Reeve.

Por último, gracias a mi marido, Tim, que fue testigo directo de por qué escribir un libro sobre el descanso no siempre es reparador, pero se tomó la molestia de leer los borradores y hacer excelentes sugerencias.

Notas

Las fuentes en línea citadas a continuación fueron consultadas en julio de 2019.

UNA LLAMADA AL DESCANSO

1   Peterson, A. H., «How Millennials Became the Burnout Generation». BuzzFeed, 05.01.2019. Https://www.buzzfeednews.com/article/annehelenpetersen/millennials-burnout-generation-debt-work.

2   Health & Safety Executive, «Work-related Stress, Depression or Anxiety Statistics in Great Britain». HSE, 31.01.2018. Http://www.hse.gov.uk/statistics/causdis/stress.pdf.

3   Consejo Nacional de Seguridad (2017), *Fatigue in the Workplace: Causes & Consequences of Employee Fatigue.* Illinois: Consejo Nacional de Seguridad.

4   Fundación para la Salud Mental (mayo de 2018), *Stress: Are We Coping?* Londres: Fundación para la Salud Mental.

5   Baines, E. & Blatchford, P. (2019), *School Break and Lunch Times and Young People's Social Lives: A Follow-up National Study, Final Report.* Londres: Instituto de Educación de la UCL.

6   Rhea, D. J. & Rivchun, A. P. (2018), «The LiiNK Project: Effects of Multiple Recesses and Character Curriculum on Classroom Behaviors and Listening Skills in Grades K-2 Children». *Frontiers in Education,* 3, 9.

7   Medic, G. *et al.* (2017), «Short and Long-term Health Conse-
    quences of Sleep Disruption». *Nature and Science of Sleep,* 9,
    151-61.

10. *MINDFULNESS*

1   Si quiere probarlo, hay una descripción más larga en el excelente
    libro de Mark Williams y Danny Penman (2011) *Mindfulness*
    (Londres: Piatkus).

2   De un relato de la visita de Jon Kabat-Zinn a Bodhitree en 1994.
    Bodhitree 25.03.2017, https://bodhitree.com/journal/from-the-
    archives/.

3   Goleman, D. & Davidson, R. J. (2017), *The Science of Meditation:
    How to Change Your Brain, Mind and Body.* Londres: Penguin.

4   Véase esta excelente revisión para conocer el estado de la eviden-
    cia sobre *mindfulness.* Creswell, J. D. (2017), «Mindfulness Inter-
    ventions». *Annual Review of Psychology,* 68, 491-516.

5   Consulte de nuevo a Creswell para obtener resúmenes de todos
    estos temas.

6   Creswell, J. D. (2017), «Mindfulness Interventions». *Annual
    Review of Psychology,* 68, 491-516.

7   Goleman, D. & Davidson, R. J. (2017), *The Science of Meditation:
    How to Change Your Brain, Mind and Body.* Londres: Penguin.

8   Baer, R. A. *et al.* (2004), «Assessment of Mindfulness by Self-re-
    port: The Kentucky Inventory of Mindfulness Skills». *Assess-
    ment,* 11 (3), 191-206.

9   Giluk, T. L. (2015), «Mindfulness, Big Five Personality, and
    Affect: A Meta-analysis». *Personality and Individual Differences,*
    47, 805-81.

10 Gawrysiak, M. J. *et al.* (2018), «The Many Facets of Mindfulness
    & the Prediction of Change Following MBSR». *Journal of Clini-
    cal Psychology,* 74 (4), 523-35.

11 Shapiro, S. L. *et al.* (2011), «The Moderation of Mindfulness-ba-
    sed Stress Reduction Effects by Trait Mindfulness: Results from

a Randomised Controlled Trial». *Journal of Clinical Psychology*, 67 (3), 267-77.

12 Galante J. *et al*. (2017) «A Mindfulness-based Intervention to Increase Resilience to Stress in University Students (The Mindful Student Study): A Pragmatic Randomised Controlled Trial». *The Lancet Public Health*, 3 (2) 72-81.

13 Langer, E. J. (2014), *Mindfulness*. Boston: Da Capo Lifelong Books.

9. VER LA TELEVISIÓN

1   Lee, B. & Lee, R. S. (1995) «How and Why People Watch TV: Implications for the Future of Interactive Television». *Journal of Advertising Research*, Nov/Dic.

2   Vuelva a ver a Lee & Lee.

3   Greenwood, D. N. (2008), «Television as an Escape from Self». *Personality and Individual Differences*, 44, 414-24.

4   Pearlin, L. I. (1959), «Social and Personal Stress and Escape in Television Viewing». *Public Opinion Quarterly*, 23 (2), 255-9.

5   Conway, J. C. & Rubin, A. M. (1991), «Psychological Predictors of Television Viewing Motivation». *Communication Research*, 18 (4), 443-63.

6   Tichi, C. (1991), *The Electronic Hearth*. Oxford: Oxford University Press.

7   Kubey, R. *et al*. (1990), «Television and the Quality of Family Life». *Communication Quarterly*, 38 (4), 312-24.

8   Krants-Kent, R. & Stewart, J. (2007), «How Do Older Americans Spend Their Time?». *Monthly Labor Review Online*, 130 (5), 8-26.

9   Valkenburg, P. M. & Van der Voort, T. H. A. (1994), «Influence of TV on Daydreaming and Creative Imagination: A Review of Research». *Psychological Bulletin*, 116 (2), 316-39.

10 Tukachinsky, R. & Eyal, K. (2018), «The Psychology of Marathon Television Viewing: Antecedents and Viewer Involvement». *Mass Communication and Society*, 21 (3), 275-95.

11 Sung, Y. H. *et al.* (2015), *A Bad Habit for Your Health? An Explo-ration of Psychological Factors for Binge-watching Behaviour.* Puerto Rico: 65ª Conferencia Anual de la Asociación Interna-cional de Comunicación.

12 Frey, B. S. *et al.* (2007), «Does Watching TV Make Us Happy?». *Journal of Economic Psychology,* 28 (3), 283-313.

13 Szabo, A. & Hopkinson, K. L. (2007), «Negative Psychological Effects of Watching the News on the Television: Relaxation or Another Intervention May Be Needed to Buffer Them!». *International Journal of Behavioral Medicine,* 14 (2), 57-62.

14 Werneck, A. O. *et al.* (2018), «Associations Between TV Viewing and Depressive Symptoms Among 60,202 Brazilian Adults: The Brazilian National Health Survey». *Journal of Affective Disorders,* 236, 23-30.

15 Scanlan, J. N. *et al.* (2011), «Promoting Wellbeing in Young Unemployed Adults: The Importance of Identifying Meaningful Patterns of Time Use». *Australian Occupational Therapy Journal,* 58 (2), 111-19.

16 Nguyen, G. T. *et al.* (2008), «More Than Just a Communication Medium: What Older Adults Say About Television and Depres-sion». *The Gerontologist,* 48 (3), 300-10.

17 Lucas, M. *et al.* (2011), «Relation Between Clinical Depression Risk and Physical Activity and Time Spent Watching Televi-sion in Older Women: A 10-year Prospective Follow-up Study». *American Journal of Epidemiology,* 174 (9), 1017-27.

18 Shiue, I. (2016), «Modeling Indoor TV/Screen Viewing and Adult Physical and Mental Health: Health Survey for England, 2012». *Environmental Science and Pollution Research,* 23 (12), 11708-15.

19 Fancourt, D. & Steptoe, A. (2019), «Television Viewing and Cog-nitive Decline in Older Age: Findings from the English Longitu-dinal Study of Ageing». *Scientific Reports,* 9 (2851).

20 Mesquita, G. & Rubens, R. (2010), «Quality of Sleep Among University Students: Effects of Night-time Computer Television Use». *Arquivos de Neuro-Psiquiatria,* 68 (5), 720-5.

21 Custers, K. & Van den Bulck, J. (2012), «Television Viewing, Internet Use, and Self-Reported Bedtime and Rise Time in Adults: Implications for Sleep Hygiene Recommendations from an Exploratory Cross-Sectional Study». *Behavioral Sleep Medicine*, 10, 96-105.

22 Mitesh, K. & Tobias, R. (2011), «A Note on the Relationship Between Television Viewing and Individual Happiness». *The Journal of Socio-Economics*, 40 (1), 53-8.

23 Kubey, R. W. & Csikszentmihalyi, M. (1990), «Television as Escape: Subjective Experience Before an Evening of Heavy Viewing». *Communication Reports*, 3 (2), 92-100.

24 Hammermeister, J. *et al.* (2005), «Life Without TV? Cultivation Theory and Psychosocial Health Characteristics of Television-free Individuals and their Television-viewing Counterparts». *Health Communication*, 17 (3), 253-64.

25 Reinecke, L. *et al.* (2014), «The Guilty Couch Potato: The Role of Ego Depletion in Reducing Recovery through Media Use». *Journal of Communication*, 64 (4), 569-89.

8. SOÑAR DESPIERTO

1 Bowie había muerto a principios de ese mes, a los sesenta y nueve años. Puedo decirles dónde estaba cuando me enteré de la noticia: lo han adivinado, estaba en la cama.

2 Fernyhough, C. & Alderson-Day, B. (2016), «Descriptive Experience Sampling as a Psychological Method». En Callard, F. *et al.* (eds.), *The Restless Compendium*. Londres: Palgrave Pivot.

3 Por supuesto, como han señalado algunos psicólogos cognitivos, solo porque una persona esté tumbada en un escáner cerebral no podemos estar seguros de que esté sola en sus pensamientos, introspectiva. Podrían estar preguntándose cuánto tiempo más tienen que estar allí observando su curioso entorno. Véase Gilbert, S. J. *et al.* (2007), «Comment on "Wandering minds"». *Science*, 317, 43b.

4   Biswal, B. *et al.* (1995), «Functional Connectivity in the Motor Cortex of the Resting Human Brain Using Echo-planar MRI». *Magnetic Resonance in Medicine*, 34 (4), 537-41.

5   Shulman, G. L. (1997), «Searching for Activations that Generalize Over Tasks». *Human Brain Mapping*, 5 (4), 317-22.

6   Raichle, M. E. (2010), «The Brain's Dark Energy». *Scientific American*, 302, 44-9.

7   Para saber más sobre el vagabundeo mental y la prueba del descanso, escuche *The Anatomy of Rest*, Episodio 2: «Does the Mind Rest?». BBC Radio 4, 20.10.2016. Https://www.bbc.co.uk/programmes/ b07vq2by.

8   Raichle, M. E. *et al.* (2001), «A Default Mode of Brain Function». *Proceedings of the National Academy of Science*, 98 (2), 676-82.

9   Gilbert, S. J. *et al.* (2007), «Comment on "Wandering Minds"». *Science*, 317, 43B.

10 Fox, M. D. & Raichle, M. E. (2007), «Spontaneous Fluctuations in Brain Activity Observed with Functional Magnetic Resonance Imaging». *Nature Reviews Neuroscience*, 8, 700-11.

11 Raichle, M. E. (2015), «The Restless Brain: How Intrinsic Activity Organizes Brain Function». *Philosophical Transactions of the Royal Society B*, 370 (1668). Https://doi.org/10.1098/ rstb.2014.0172.

12 Smith, K. (2012), «Neuroscience: Idle Minds». *Nature*, 489 (7416), 356-8.

13 Karlsson M. P. & Frank, L. M. (2009), «Awake Replay of Remote Experiences in the Hippocampus». *Nature Neuroscience*, 12 (7), 913-18.

14 Bar, M. (2009), «The Proactive Brain: Memory for Predictions». *Philosophical Transactions of the Royal Society B*, 364, 1235-43.

15 Powell, H. (2016), «The Quest for Quies Mentis». En Callard, F. *et al.* (eds.), *The Restless Compendium*. Londres: Palgrave Pivot.

16 Killingsworth, M. A. & Gilbert, D. T. (2010), «A Wandering Mind is an Unhappy Mind». *Science*, 330, 932.

17 Smallwood, J. & Andrews-Hanna, J. (2013), «Not All Minds that Wander Are Lost: The Importance of a Balanced Perspective on the Mind-wandering State». *Frontiers in Psychology*, 4, 441.

18 Leger, K. A. *et al.* (2018), «Let It Go: Lingering Negative Affect in Response to Daily Stressors Is Associated with Physical Health Years Later». *Psychological Science*, 1283-90.

19 Clancy, F. *et al.* (2016), «Perseverative Cognition and Health Behaviors: A Systematic Review and Meta-Analysis». *Frontiers of Human Neuroscience*, 10, 534.

20 Smallwood, J. & Andrews-Hanna, J. (2013), «Not All Minds that Wander Are Lost: The Importance of a Balanced Perspective on the Mind-wandering State». *Frontiers in Psychology*, 4, 441.

21 Entrevista a Michael Scullin, *All in the Mind*. BBC Radio 4, 16.05.2018. Https://www.bbc.co.uk/programmes/b0b2jh7g.

22 Kerkhof, A. (2010), *Stop Worrying*. Milton Keynes: Open University Press.

23 Scullin, M. K. *et al.* (2018), «The Effects of Bedtime Writing on Difficulty Falling Asleep: A Polysomnographic Study Comparing To-do Lists and Completed Activity Lists». *Journal of Experimental Psychology: General*, 147 (1), 139-46.

7. UN BUEN BAÑO CALIENTE

1   Un excelente artículo que resume las prácticas de baño de la Antigua Grecia hasta el siglo xx es Tubergen, A. C. & Linden, S. V. D. (2002), «A Brief History of Spa Therapy». *Annals of the Rheumatic Diseases*, 61 (3), 273-5.

2   Frosch, W. A. (2007), «Taking the Waters: Springs, Wells and Spas». *The FASEB Journal*, 21 (9), 1948-50.

3   Antonelli, M. & Donelli, D. (2018), «Effects of Balneotherapy and Spa Therapy on Levels of Cortisol as a Stress Biomarker: A Systematic Review». *International Journal of Biometeorology*, 62 (6), 913-24.

4   Matzer F. *et al.* (2014), «Stress-Relieving Effects of Short-Term Balneotherapy: A Randomized Controlled Pilot Study in Healthy Adults». *Forsch Komplementmed*, 21, 105-10.

5   Rapoliene, L. (2014), «The Balneotherapy Links with Seafarers' Health in Randomized Clinical Trials». *Sveikatos Mokslai Health Sciences*, 24 (6), 119-27.

6   Naumann, J. (2018), «Effects and Feasibility of Hyperthermic Baths for Patients with Depressive Disorder: A Randomized Controlled Clinical Pilot Trial». bioRxiv 409276. Https://doi.org/10.1101/409276.

7   Walker, M. (2017), *Why We Sleep*. Londres: Allen Lane.

8   Horne, J. A. & Reid, A. J. (1985), «Night-time Sleep EEG Changes Following Body Heating in a Warm Bath». *Electroencephalography & Clinical Neurophysiology*, 60 (2), 154-7.

9   Van den Heuvel, C. (2006), «Attenuated Thermoregulatory Response to Mild Thermal Challenge in Subjects with Sleeponset Insomnia». *Journal of Sleep and Sleep Disorders Research*, 29 (9), 1174-80.

10 Raymann, R. J. E. M. *et al.* (2007), «Skin Temperature and Sleeponset Latency: Changes with Age and Insomnia». *Physiology & Behavior*, 90 (2-3), 257-66.

11 Whitworth-Turner, C. *et al.* (2017), «A Shower Before Bedtime May Improve the Sleep Onset Latency of Youth Soccer Players: This Is Interesting». *European Journal of Sport Science*, 17 (9), 119-28.

12 Faulkner, S. H. *et al.* (2017), «The Effect of Passive Heating on Heat Shock Protein 70 and Interleukin-6: A Possible Treatment Tool for Metabolic Diseases?». *Temperature*, 4 (3), 292-304.

13 Monk, R. (1991), *Ludwig Wittgenstein: The Duty of Genius*. Londres: Vintage.

14 Suzuki, H. (2015), «Characteristics of Sudden Bath-related Death Investigated by Medical Examiners in Tokyo, Japan». *Journal of Epidemiology*, 25 (2), 126-32.

15 Kim, S. Y. (2006), «A Case of Multiple Organ Failure Due to Heat Stroke Following a Warm Bath». *Korean Journal of Internal Medicine*, 21 (3), 210-12.

16 Lee, C. W. (2010), «Multiple Organ Failure Caused by Non-exertional Heat Stroke After Bathing in a Hot Spring». *Journal of the Chinese Medical Association*, 73 (4), 212-15.

17 Kosatcky, T. & Kleeman, J. (1985), «Superficial and Systemic Illness Related to a Hot Tub». *American Journal of Medicine*, 79 (1), 10-12.

18 Peake, J. M. (2017), «The Effects of Cold Water Immersion and Active Recovery on Inflammation and Cell Stress Responses in Human Skeletal Muscle After Resistance Exercise». *Journal of Physiology*, 595 (3), 695-711.

19 Robiner, W. N. (1990), «Psychological and Physical Reactions to Whirlpool Baths». *Journal of Behavioral Medicine*, 13 (2), 157-73.

6. UN BUEN PASEO

1 Thoreau, H. D. (1851), *Walking. Project Gutenberg.* Https://www.gutenberg.org/ebooks/1022.

2 Solnit, R. (2000), *Wanderlust: A History of Walking.* Londres: Penguin.

3 Oppezzo, M. & Schwartz, D. L. (2014), «Give Your Ideas Some Legs: The Positive Effect of Walking on Creative Thinking». *Journal of Experimental Psychology: Learning, Memory, and Cognition*, 40 (4), 1142-52.

4 Webb, C. E. *et al.* (2017), «Stepping Forward Together: Could Walking Facilitate Interpersonal Conflict Resolution?». *American Psychologist*, 72 (4), 374-85.

5 Gros, F. (2014), *A Philosophy of Walking.* Londres: Verso.

6 Samson, A. (2017), «Think Aloud: An Examination of Distance Runners' Thought Processes». *International Journal of Sport and Exercise Psychology*, 15 (2), 176-89.

7   Sianoja, M. *et al.* (2018), «Enhancing Daily Well-being at Work through Lunch Time Park Walks and Relaxation Exercises: Recovery Experiences as Mediators». *Journal of Occupational Health Psychology*, 23 (3), 428-42.

8   Chekroud, S. R. (2018), «Association Between Physical Exercise and Mental Health in 12 Million Individuals in the USA Between 2011 and 2015: A Cross-sectional Study». *Lancet Psychiatry*, 5 (9) 739-46.

9   Datos de Salud Pública de Inglaterra publicados en 2018 sobre caminar a paso ligero y la inactividad física en personas de cuarenta a sesenta años. Public Health England, 04.06.2018. Https://www.gov.uk/government/publications/brisk-walking-and-physical-inactivity- in-40-to-60-year-olds.

10 Jakicic, J. M. *et al.* (2016), «Effect of Wearable Technology Combined With a Lifestyle Intervention on Long-term Weight Loss: The IDEA Randomized Clinical Trial». *Journal of the American Medical Association*, 316 (11), 1161-71.

11 Kerner, C. & Goodyear, V. A. (2017), «The Motivational Impact of Wearable Healthy Lifestyle Technologies: A Self-determination Perspective on Fitbits with Adolescents». *American Journal of Health Education*, 48 (5), 287-97.

12 Lee, I. *et al.* (2019), «Association of Step Volume and Intensity with All-Cause Mortality in Older Women». *JAMA Internal Medicine*, 29.05.2019. Doi:10.1001/jamainternmed.2019.0899.

13 Etkin, J. (2016), «The Hidden Cost of Personal Quantification». *Journal of Consumer Research*, 42 (6), 967-84.

5. NO HACER NADA EN PARTICULAR

1   Greaney, M. (2016), «Laziness: A Literary-historical Perspective». En Callard, F. *et al.* (eds.), *The Restless Compendium*. Londres: Palgrave Pivot.

2   Traon, A. P. L. *et al.* (2007), «From Space to Earth: Advances in

Human Physiology from 20 Years of Bed Rest Studies». *European Journal of Applied Physiology*, 101, 143-94.

3   Baines, E. & Blatchford, P. (2019), *School Break and Lunch Times and Young People's Social Lives: A Follow-up National Study, Final Report.* Londres: UCL Institute of Education.

4   Bellezza, S. *et al.* (2017), «Conspicuous Consumption of Time: When Busyness and Lack of Leisure Time Become a Status Symbol». *Journal of Consumer Research*, 44 (1), 118-38.

5   Greaney, M. (2016), «Laziness: A Literary-historical Perspective». En Callard, F. *et al.* (eds.), *The Restless Compendium.* Londres: Palgrave Pivot.

6   Oficina de Estadísticas Laborales de EE. UU., *Selected Paid Leave Benefits*, tabla 6. Departamento de Trabajo de Estados Unidos, 07.03.2017. Https://www.bls.gov/news.release/ebs2.to6.htm.

7   Kasperkevic, J. (2017), «Why is America so Afraid to Take a Vacation?». *The Guardian*, 07.09.2015. Https://www.theguardian.com/money/2015/sep/07/america-vacation-workaholicculture-labor-day.

8   Strandberg, T. E. *et al.* (2018), «Increased Mortality Despite Successful Multifactorial Cardiovascular Risk Reduction in Healthy Men: 40-year Follow-up of the Helsinki Businessmen Study Intervention Trial». *The Journal of Nutrition, Health and Aging*, 22 (8), 885-91.

9   Brooks, B. *et al.* (2000), «Are Vacations Good for Your Health? The 9-year Mortality Experience After the Multiple Risk Factor Intervention Trial». *Psychosomatic Medicine*, 62, 608-12.

10 Kim, S. *et al.* (2017), «Micro-break Activities at Work to Recover from Daily Work Demands». *Journal of Organizational Behavior*, 38 (1), 28-44.

11 Danziger, S. *et al.* (2011), «Extraneous Factors in Judicial Decisions». *Proceedings of the National Academy of Sciences*, 108 (17), 6889-92.

12 Glockner, A. (2016), «The Irrational Hungry Judge Effect Revisi-

ted: Simulations Reveal that the Magnitude of the Effect is Overestimated». *Judgment and Decision Making*, 11 (6), 601-10.

13 Sievertsen, H. H. (2016), «Cognitive Fatigue in School». *Proceedings of the National Academy of Sciences*, 113 (10) 2621-4.

14 Bosch, C. & Sonnentag, S. (2018), «Should I Take a Break? A Daily Reconstruction Study on Predicting Micro-Breaks at Work». *International Journal of Stress Management*. Http:// dx.doi.org/10.1037/str0000117.

15 Bönstrup, M. (2019), «A Rapid Form of Offline Consolidation in Skill Learning». *Current Biology*, 29 (8), 1346-51.

16 Sonnentag, S. & Zijlstra, F. R. H. (2006), «Job Characteristics and Off-job Activities as Predictors of Need for Recovery, Well-being, and Fatigue». *Journal of Applied Psychology*, 91, 330-50.

17 Jacobson, E. (1979), «Some Highlights of My Life». *Journal of Behavior Therapy & Experimental Psychiatry*, 10, 5-9.

18 Jacobson, E. (1977), «The Origins and Development of Progressive Relaxation». *Journal of Behavior Therapy & Experimental Psychiatry*, 119-23.

19 Nathoo, A. (2016), «From Therapeutic Relaxation to Mindfulness in the Twentieth Century». En Callard, F. *et al.* (eds.), *The Restless Compendium*. Londres: Palgrave Pivot.

20 Wilson, T. *et al.* (2014), «Just Think: The Challenges of theDisengaged Mind». *Science*, 345, 75-7.

21 Stiles, A. (2012), «The Rest Cure, 1873-1925». *Branch*, 10. Http:// www.branchcollective.org/?ps_articles=anne-stiles-the-rest-cure-1873-1925.

22 Chin, A. *et al.* (2017), «Bored in the USA: Experience Sampling and Boredom in Everyday Life». *Emotion*, 17 (2), 359-68.

23 Mann, S. (2016), *The Upside of Downtime: Why Boredom Is Good*. Londres: Robinson.

24 Cowan, N. *et al.* (2004), «Verbal Recall in Amnesiacs Under Conditions of Diminished Retroactive Interference». *Brain*, 127, 825-34.

25 Y si piensa que Dewar podría haber sido engañada por los participantes que se pasaban el recreo repasando las palabras en su cabeza, ella tenía una astuta forma de evitarlo. Lo que hizo fue hacer que la gente memorizara palabras en un idioma extranjero, asegurándose de que las palabras fueran difíciles de pronunciar, lo que evitó en cierta medida que la gente pudiera pronunciar las palabras en voz alta como ayuda para memorizarlas. Esto demostró que el recuerdo de las palabras mejoraba realmente sin hacer nada.

26 Las soluciones son las siguientes: «Bien está lo que bien acaba», y «Más vale pájaro en mano que ciento volando».

27 Crivelli, F. *et al.* (2016), «Somnomat: A Novel Actuated Bed to Investigate the Effect of Vestibular Stimulation». *Medical & Biological Engineering & Computing*, 54 (6), 877-89.

28 Smith, R. P. (1958), *How to Do Nothing with Nobody All Alone by Yourself.* Nueva York: Tin House Books. También hay un resumen encantador en Brainpickings, 24.10.2014. Https://www.brainpickings.org/2014/10/24/how-to-do-nothing-with-nobody-all-alone-by-yourself/.

4. ESCUCHAR MÚSICA

1 Rhodes, J. (2015), *Instrumental.* Edinburgh: Canongate, 2014.

2 Sack, K. (1998), «Georgia's Governor Seeks Musical Start for Babies». *New York Times*, 15.01.1998.

3 Rauscher, F. H. *et al.* (1993), «Music and Spatial Task Performance». *Nature*, 365, 611.

4 Chabris, C. F. (1999), «Prelude or Requiem for the "Mozart Effect"?». *Nature*, 400, 826-7.

5 Schellenberg, E. *et al.* (2006), «Music Listening and Cognitive Abilities in 10 and 11 Year-olds: The Blur Effect». *Annals of the New York Academy of Sciences*, 1060, 202-9.

6 Pietchnig, J. *et al.* (2010), «Mozart Effect-Schmozart Effect: A Meta-analysis». *Intelligence*, 38, 314-23.

7 Nantais, K. M. & Schellenberg, E. G. (1999), «The Mozart Effect: An Artefact of Preference». *Psychological Science*, 10 (4), 370-3.

8 Trahan, T. *et al.* (2018), «The Music that Helps People Sleep and the Reasons They Believe it Works». *PLOS One*, 13 (11) e0206531. doi:10.1371/journal.pone.0206531.

9 Saarikallio, S. & Erkkila, J. (2007), «The Role of Music in Adolescents' Mood Regulation». *Psychology of Music*, 35 (1), 88-109.

10 Konečni, V. *et al.* (1976), «Anger and Expression of Aggression: Effects on Aesthetic Preferences». *Scientific Aesthetics*, 1, 47-55.

11 North, A. C. & Hargreaves, D. J. (2000), «Musical Preferences During and After Relaxation and Exercise». *American Journal of Psychology*, 113, 43-67.

12 Bruner, G. C. (1990), «Music, Mood and Marketing». *Journal of Marketing*, 54 (4) 94-104.

13 Juslin, P. *et al.* (2008), «An Experience Sampling Study of Emotional Reactions to Music: Listener, Music and Situation». *Emotion*, 8 (5), 668-83.

14 Linneman, A. *et al.* (2015), «Music Listening as a Means of Stress Reduction in Daily Life». *Psychoneuroendocrinology*, 60, 82-90.

15 Summers, P. (2018), *The Spirit of This Place: How Music Illuminates the Human Spirit*. Chicago: University of Chicago Press, 70.

16 Garrido, S. *et al.* (2017), «Group Rumination: Social Interactions Around Music in People with Depression». *Frontiers in Psychology*, 8, 490.

17 Summers, P. (2018), *The Spirit of This Place: How Music Illuminates the Human Spirit*. Chicago: University of Chicago Press, 150.

18 Byrne, D. (2012), *How Music Works*. Edinburgh: Canongate, 137 & 332.

3. QUIERO ESTAR SOLO

1   Wilkinson, R. & Pickett, K. (2018), *The Inner Level*. Londres: Allen Lane, 117.

2   Hawkley, L. C. & Cacioppo, J. T. (2010), «Loneliness Matters: A Theoretical and Empirical Review of Consequences and Mechanisms». *Annals of Behavioral Medicine*, 40 (2), 218-27.

3   Colette (1974), *Earthly Paradise*. Londres: Penguin.

4   Larson R. W. *et al.* (1982), «Time Alone in Daily Experience: Loneliness or Renewal?». En Peplau, L. A. & Perlman, D. (eds.), *Loneliness: A Sourcebook of Current Theory, Research and Therapy*. Nueva York: Wiley.

5   Matias, G. P. *et al.* (2011), «Solitude and Cortisol: Associations with State and Trait Affect in Daily Life». *Biological Psychology*, 86, 314-19.

6   Long, C. R. & Averill, J. R. (2003), «Solitude: An Exploration of the Benefits of Being Alone». *Journal for the Theory of Social Behavior*, 33 (1), 21-44.

7   Russell, D. W. *et al.* (2012), «Is Loneliness the Same as Being Alone?». *The Journal of Psychology*, 146 (1-2), 7-22.

8   Esto es de una entrevista que realicé para *The Truth about Mental Health: Four Walls*, BBC World Service, 16.06.2013.

9   Markson, D. (1988), *Wittgenstein's Mistress*. Illinois: Dalkey Archive Press.

10 Bowker, J. (2017), «How BIS/BA and Psycho-behavioral Variables Distinguish Between Social Withdrawal Subtypes during Emerging Adulthood». *Personality and Individual Differences*, 119, 283-8.

11 Akrivou, K. *et al.* (2011), «The Sound of Silence: A Space for Morality? The Role of Solitude for Ethical Decision Making». *Journal of Business Ethics*, 102, 119-33.

12 El Experimento sobre la Soledad de la BBC fue ideado por Pamela Qualter, Manuela Barreto y Christina Victor. Los resultados pueden consultarse aquí: Hammond, C. (2018), «Who

Feels Lonely? The Results of the World's Largest Loneliness Study». *The Anatomy of Loneliness*, BBC Radio 4, 01.10.2018. Https://www.bbc.co.uk/programmes/articles/2yzhfv4DvqVp-5nZyxBD8G23/who-feels-lonely-the-results-of-the-world-s-largest-loneliness-study.

13 La Campaña para Acabar con la Soledad. «Is Loneliness a Growing Problem?». Https://www.campaigntoendloneliness.org/ frequently-asked-questions/is-loneliness-increasing/.

14 Valtorta, N. K. *et al.* (2016), «Loneliness and Social Isolation as Risk Factors for Coronary Heart Disease and Stroke: Systematic Review and Meta-analysis of Longitudinal Observational Studies». *Heart*, 102 (13), 1009-16.

15 Hawkley, L. C. *et al.* (2010), «Loneliness Predicts Increased Blood Pressure: 5 Year Cross-lagged Analyses in Middle-aged and Older Adults». *Psychology and Aging*, 25 (1), 132-41.

16 Holt-Lunstad, J. *et al.* (2015), «Loneliness and Social Isolation as Risk Factors for Mortality: A Meta-analytic Review». *Perspectives on Psychological Science*, 10 (2), 227-37.

17 Heinrich, L. M. & Gullone, E. (2006), «The Clinical Significance of Loneliness: A Literature Review». *Clinical Psychology Review*, 26 (6), 695-718.

18 Cacioppo, J. T. *et al.* (2010), «Perceived Social Isolation Makes Me Sad». *Psychology and Aging*, 25 (2), 453-63.

19 La entrevista que le hice a Barbara Taylor está en *La anatomía de la soledad*. BBC Radio 4, 02.10.2019. Https://www.bbc.co.uk/ programmes/moooomj8.

20 Mann, T. (1912) Death in Venice and Other Tales. London: Vintage Classic Europeans

21 Detrixhe, J. *et al.* (2014), «A Lonely Idea: Solitude's Separation from Psychological Research and Theory». *Contemporary Psychoanalysis*, 50 (3), 310-31.

22 Trevor, W. (2010), *Felicia's Journey*. Londres: Penguin.

23 Maes, M. *et al.* (2016), «Loneliness and Attitudes toward Aloneness in Adolescence: A Person-centred Approach». *Journal of Youth Adolescence*, 45, 547-67.

24 Galanki, E. P. (2004), «Are Children Able to Distinguish Among the Concepts of Aloneness, Loneliness and Solitude?». *International Journal of Behavioral Development*, 28, 435-43.

25 Larson, R. W. (1997), « The Emergence of Solitude as a Constructive Domain of Experience in Early Adolescence». *Child Development*, 68 (1), 80-93.

26 Danneel, S. *et al.* (2018), «Developmental Change in Loneliness and Attitudes toward Aloneness in Adolescence». *Journal of Youth Adolescence*, 47, 148-61.

27 Larson, R.W. (1997), «The Emergence of Solitude as a Constructive Domain of Experience in Early Adolescence». *Child Development*, 68 (1), 80-93.

28 Detrixhe, J. *et al.* (2014), «A Lonely Idea: Solitude's Separation from Psychological Research and Theory». *Contemporary Psychoanalysis*, 50 (3), 310-31.

29 Larson, R. W. (2014), «A Comparison of Positive and Negative Episodes of Solitude». *Master's Thesis*, Amherst: University of Massachusetts.

2. PASAR TIEMPO EN LA NATURALEZA

1 Morris, C. (ed.) (1949), *The Journeys of Celia Fiennes*. Londres: The Cresset Press, 67.

2 Korpela, K. M. (2003), «Negative Mood and Adult Place Preference». *Environment and Behavior*, 35 (3), 331-46.

3 Jonson, S. A. K. (2011), «The Use of Nature for Emotional Regulation: Towards a Conceptual Framework». *Ecopsychology*, 3 (3), 175-85.

4 Puede escuchar la entrevista que le hice a Richard Mabey en *All in the Mind*. BBC Radio 4, 26.06.2012. Https://www.bbc.co.uk/sounds/play/b01k1nl3.

5   Ulrich, R. S. (1984), «View Through a Window May Influence Recovery from Surgery». *Science*, 224, 420-1.

6   Ulrich, R. *et al.* (1993), «Exposure to Nature and Abstract Pictures on Patients Recovering from Open Heart Surgery». *Psychophysiology: Journal of the Society for Psychophysiological Research*, 30, S7.

7   Para una excelente revisión del pequeño número de estudios en esta área, véase Thompson, C. J. (2011), «Does Participating in Physical Activity in Outdoor Natural Environments Have a Greater Effect on Physical and Mental Well-being than Physical Activity Indoors? A Systematic Review». *Environmental Science & Technology*, 45 (5), 1761-72.

8   Lee, K. E. (2015), «40-second Green Roof Views Sustain Attention: The Role of Micro-breaks in Attention Restoration». *Journal of Environmental Psychology*, 42 (2015) 182-9.

9   Ulrich, R. S. (2008), «Biophilic Theory and Research for Healthcare Design». En Kellert, S. R. *et al.* (eds.), *Biophilic Design: The Theory, Science and Practice of Bringing Buildings to Life*. Nueva Jersey: John Wiley.

10   Lohr, V. L. & Pearson-Mims, C. H. (2006), «Responses to Scenes with Spreading, Rounded and Conical Tree Forms». *Environment and Behavior*, 38, 667-88.

11   Joye, Y. & Van den Berg, A. (2011), «Is Love for Green in our Genes? A Critical Analysis of Evolutionary Assumptions in Restorative Environments Research». *Urban Forestry & Urban Greening*, 10 (4), 261-8.

12   Martens, D. *et al.* (2011), «Walking in "Wild" and "Tended" Urban Forests: The Impact on Psychological Well-being». *Journal of Environmental Psychology*, 31, 36-44.

13   Parsons, R. (1991), «The Potential Influences of Environmental Perception on Human Health». *Journal of Environmental Psychology*, 11, 1-23.

14 Gatersleben, B. & Andrews, M. (2013), «When Walking in Nature Is Not Restorative: The Role of Prospect and Refuge». *Health & Place*, 20, 91-101.

15 Hagerhall, S. M. (2004), «Fractal Dimensions of Landscape Silhouette Outlines as a Predictor of Landscape Preference». *Journal of Environmental Psychology*, 24, 247-55.

16 Bratman, G. N. *et al.* (2015), «Nature Experience Reduces Rumination and Subgenual Prefrontal Cortex Activation». *PNAS*, 112 (28), 8567-72.

17 Korpela, K. *et al.* (2017), «Enhancing Wellbeing with Psychological Tasks Along Forest Trails». *Urban Forestry & Urban Greening*, 26, 25-30.

18 Richardson, M. & Sheffield, D. (2015), «Reflective Self-attention: A More Stable Predictor of Connection to Nature than Mindful Attention». *Ecopsychology*, 7 (3), 166-75.

19 Jamie, K. (2012), *Sightlines*. Londres: Sort of Books.

20 Earth Science & Remote Sensing Unit High Definition Earth Viewing System. NASA, 30.04.2014. Https://eol.jsc.nasa.gov/ESRS/HDEV/.

21 Kaplan, R. & Kaplan, S. (1989), *The Experience of Nature: A Psychological Perspective*. Cambridge: Cambridge University Press.

22 Ratcliffe, E. & Korpela, K. (2017), «Time- and Self-related Memories Predict Restorative Perceptions of Favorite Places Via Place Identity». *Environment and Behavior*, 50 (6), 690-720.

23 Wyles, K. J. *et al.* (2017), «Are Some Natural Environments More Psychologically Beneficial than Others? The Importance of Type and Quality on Connectedness to Nature and Psychological Restoration». *Environment and Behavior*, 51 (2), 111-43.

24 Van den Berg, A. *et al.* (1998), «Group Differences in the Aesthetic Evaluation of Nature Development Plans: A Multilevel Approach». *Journal of Environmental Psychology*, 18, 141-57.

1. LECTURA

1   Diener, E. *et al.* (2009), «New Well-being Measures: Short Scales to Assess Flourishing and Positive and Negative Feelings». *Social Indicators Research*, 97, (2), 143-56.

2   Nell, V. (1988), «The Psychology of Reading for Pleasure: Needs and Gratifications». *Reading Research Quarterly*, 23 (1), 6-50.

3   Hay cuatro lados rojos y ocho lados blancos.

4   The Sleep Council (2013), *The Great British Bedtime Report.* Published by the consumer education arm of the trading body for bed manufacturers.

5   Rizzolo, D. *et al.* (2009), «Stress Management Strategies for Students: The Immediate Effects of Yoga, Humor, and Reading on Stress». *Journal of College Teaching and Learning*, 6 (8), 79-88.

6   Jin, P. (1992), «Efficacy of Tai Chi, Brisk Walking, Meditation, and Reading in Reducing Mental and Emotional Stress». *Journal of Psychosomatic Research*, 36 (4) 361-70.

7   Smith, C. E. (2000), «The Real-world Reading Practices of Adults». *Journal of Literacy Research*, 32 (1), 25-52.

8   Vogrinčič, A. (2008), *The Novel-Reading Panic in 18th-Century England: An Outline of an Early Moral Media Panic.* Ljubljana: University of Ljubljana.

9   Mar, R. A. *et al.* (2011), «Emotion and Narrative Fiction: Interactive Influences Before, During, and After Reading». *Cognition and Emotion*, 25 (5), 813-33.

10 Huestegge, L. (2010), «Effects of Vowel Length on Gaze Durations in Silent and Oral Reading». *Journal of Eye Movement Research*, 3 (5) 1-18.

11 Hsu, C. T. *et al.* (2014), «Fiction Feelings in Harry Potter: Haemodynamic Response in the Mid-cingulate Cortex Correlates with Immersive Reading Experience». *Neuroreport*, 25 (17), 1356-61.

12 Pullman, P. (2006), «The War on Words». *The Guardian*, 06.11.2006.

13 Woolf, V. (1932), «How One Should Read a Book». En *The Common Reader. Second Series*. Londres: Vintage.

14 Alexander, J. & Jarman, R. (2018), «The Pleasures of Reading Non-fiction». *Literacy*, 52 (2), 78-85.

15 Baden, D. (2015), «Shock! Horror! Behind the Ethics and Evolution of the Bad News Business». *The Conversation*, 27.03.2015. Http://theconversation.com/shock-horror-behind-theethics-and-evolution-of-the-bad-news-business-39211.

16 *Guardian Review*, 07.04.2018.

17 Billington, J. *et al.* (2016), «A Literature-based Intervention for People with Chronic Pain». *Arts & Health*, 8 (1), 13-31.

18 Dehghani, M. *et al.* (2017), «Decoding the Neural Representation of Story Meanings Across Languages». *Human Brain Mapping*, 38, 6096-106.

19 Tamir, D. I. *et al.* (2016), «Reading Fiction and Reading Minds: The Role of Simulation in the Default Network». *Social, Cognitive and Affective Neuroscience*, 11 (2), 215-24.

20 Feng, S. *et al.* (2013), «Mind Wandering While Reading Easy and Difficult Texts». *Psychonomic Bulletin & Review*, 20 (3), 586-92.

21 Franklin, M. S. *et al.* (2011), «Catching the Mind in Flight: Using Behavioral Indices to Detect Mindless Reading in Real Time». *Psychonomic Bulletin Review*, 18 (5), 992-7.

22 Steinbeck, J. (1930), «In Awe of Words». *The Exonian*, 75th Anniversary Edition, Exeter: Exeter University.

23 Rane-Szostak, D. & Herth, K. A. (1995), «Pleasure Reading, Other Activities, and Loneliness in Later Life». *Journal of Adolescent & Adult Literacy*, 39 (2), 100-08.

24 Massimini, F. *et al.* (1988), «Flow and Biocultural Evolution». En Csikszentmihalyi, M. & Csikszentmihalyi, I. S. (eds.), *Optimal Experience: Studies of Flow in Consciousness*. Cambridge: Cambridge University Press.

25 Šimleša, M. *et al.* (2018), «The Flow Engine Framework: A Cognitive Model of Optimal Human Experience». *Europe's Journal of Psychology*, 14 (1), 232-53.

26 Mar, R. A. *et al.* (2011), «Emotion and Narrative Fiction: Interactive Influences Before, During and After Reading». *Cognition and Emotion*, 25 (5), 818-33.

27 Rosenbaum, J. E. & Johnson, B. K. (2016), «Who's Afraid of Spoilers? Need for Cognition, Need for Affect, and Narrative Selection and Enjoyment». *Psychology of Popular Media Culture*, 5 (30), 273-89.

28 Evangelou, M. *et al.* (2005), *Birth to School Study: A Longitudinal Evaluation of the Peers Early Education Partnerhip.* Oxford: Oxford University Research Reports SSU/2005/FR/017.

29 Bavishi, M. D. *et al.* (2016), «A Chapter a Day: Association of Book Reading with Longevity». *Social Science & Medicine*, 164, 44-8.

LA RECETA PERFECTA PARA DESCANSAR

1   Oficina Nacional de Estadística, *Leisure Time in the UK.* ONS, 24.10.2017. https://www.ons.gov.uk/economy/nationalaccounts/satelliteaccounts/articles/leisuretimeintheuk/2015.

2   Oficina Nacional de Estadística, *Leisure Time in the UK.* ONS, 24.10.2017. Https://www.ons.gov.uk/economy/nationalaccounts/satelliteaccounts/articles/leisuretimeintheuk/2015#those-employedfull-time-took-the-least-leisure-time-but-enjoyed-it-most.

3   Gershuny, J. (2011), *Time-Use Surveys and the Measurement of National Well-being.* Oxford: Centre for Time-use Research, Department of Sociology, University of Oxford.

4   Ragsdale, J. M. *et al.* (2011), «An Integrated Model of Weekday Stress and Weekend Recovery of Students». *International Journal of Stress Management*, 18 (2), 153-80.